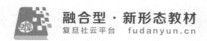

融合型·新形态教材
复旦社云平台 fudanyun.cn

幼儿保育专业系列教材

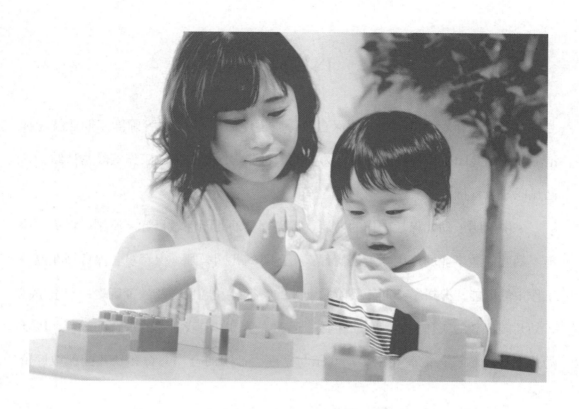

幼儿保教基础

YOUER BAOJIAO JICHU

U0276634

主　编　张　徽　黎晓莉

编　委（按姓氏笔画排序）

王　斐　刘佩杏　李青青

张倩倩　张　徽　黎晓莉

复旦大學 出版社

内容简介

本书以最新发布的《幼儿园保育教育质量评估指南》《保育师国家职业技能标准》及《幼儿园工作规程》等文件为标准，将课程内容与保教工作实际密切结合，凸显职业教育特色。

书中阐明了幼儿保教工作的内涵、特点以及幼儿园保教目标、原则、任务，梳理了幼儿保教事业的产生与发展历程；概述了幼儿园教师、保育员、保育师在保教工作中的职能，分析了不同年龄阶段幼儿的特征、发展目标及教育策略；着重呈现了幼儿园保教的工作内容，包含生活、运动、学习、游戏活动的保育和教育，以及幼儿园环境创设；最后介绍了幼儿园与家庭、社区的合作共育和幼儿园保教评价工作。

本书注重贴近保教人员岗位实际，注重职校学生学习特点，并提供了丰富的学习资源，包括PPT教学课件、练习题及答案解析等，可登录复旦社云平台（www.fudanyun.cn）查看、获取。

本书既可作为幼儿保育专业学生的教材，也可作为托幼园所、早教中心等从业人员的参考用书。

复旦社云平台
数字化教学支持说明

为提高教学服务水平，促进课程立体化建设，复旦大学出版社学前教育分社建设了"复旦社云平台"，为师生提供丰富的课程配套资源，可通过"电脑端"和"手机端"查看、获取。

【电脑端】

电脑端资源包括 PPT 课件、电子教案、习题答案、课程大纲、音频、视频等内容。可登录"复旦社云平台"（www.fudanyun.cn）浏览、下载。

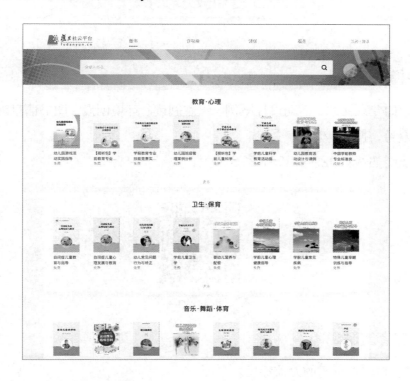

Step 1　登录网站"复旦社云平台"（www.fudanyun.cn），点击右上角"登录/注册"，使用手机号注册。

Step 2　在"搜索"栏输入相关书名，找到该书，点击进入。

Step 3　点击【配套资源】中的"下载"（首次使用需输入教师信息），即可下载。音频、视频内容可通过搜索该书【视听包】在线浏览。

【手机端】

PPT 课件、音视频、阅读材料：用微信扫描书中二维码即可浏览。

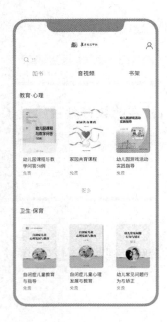

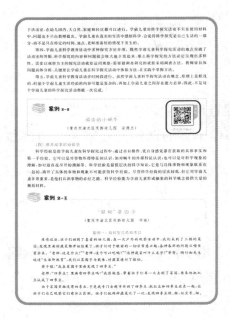

扫码浏览

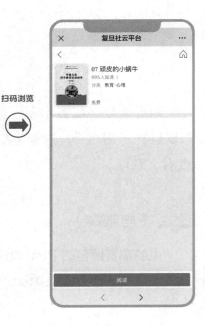

【更多相关资源】

更多资源，如专家文章、活动设计案例、绘本阅读、环境创设、图书信息等，可关注"幼师宝"微信公众号，搜索、查阅。

平台技术支持热线：029-68518879。

"幼师宝"微信公众号

【本书配套资源说明】

1. 刮开书后封底二维码的遮盖涂层。

2. 使用手机微信扫描二维码，根据提示注册登录后，完成本书配套在线资源激活。

3. 本书配套的资源可以在手机端使用，也可以在电脑端用刮码激活时绑定的手机号登录使用。

4. 如您的身份是教师，需要对学生使用本书的配套资料情况进行后台数据查看、监督学生学习情况，我们提供配套教师端服务，有需要的老师请登录复旦社云平台（官方网址：www.fudanyun.cn），进入"教师监控端申请入口"提交相关资料后申请开通。

前言

　　幼儿保育专业是2019年由中华人民共和国教育部研究确定的《中等职业学校专业目录》中增设的新专业，并在《职业教育专业目录（2021年）》中保留，属于教育类专业。教育部2020年4月发布的《关于做好中等职业学校国控专业设置管理工作的通知》，明确指出自2020年起，不再增设中职学前教育专业点，已设置该专业的幼儿师范学校、中等师范学校应逐步缩小招生规模，其他中职学前教育专业分批转设为幼儿保育或相关专业。目前中等职业学校正根据教育部要求做好新旧目录衔接，相关专业重点培养保育员，培养能胜任托幼机构、早教中心等保育岗位的、具备一定的幼儿保教理论知识和实践操作能力的应用型人才。根据国家教育政策形势的变化，根据教育部落实专业建设中有关职业院校开发或更新专业课程教材的要求，本书编写团队编写了这本《幼儿保教基础》。

　　"幼儿保教基础"是幼儿保育专业学生必修的专业基础课，在实现幼儿保育专业培养目标中起着非常重要的作用。本教材以《幼儿园工作规程》《幼儿园教育指导纲要（试行）》《3—6岁儿童学习与发展指南》《中华人民共和国家庭教育促进法》《保育师国家职业技能标准》等为指导，在强调理论学习的同时，又强调保教实践。通过学习，使学生了解托幼机构的保教活动规律，树立正确的保教观念，增强对幼儿保教工作的兴趣，掌握科学的保教工作方法及基本技能，为学生较快地适应工作岗位打下良好基础。本教材可作为幼儿保育专业学生的教材，也可作为托幼机构、早教中心等从业人员的参考用书。

　　本书共分为十个模块，分别是：模块一"幼儿保教工作概述"，模块二"幼儿园保教的目标、任务和原则"，模块三"幼儿教师、保育员与幼儿"，模块四"幼儿园生活活动的保育与教育"，模块五"幼儿园运动活动的保育与教育"，模块六"幼儿园学习活动的保育与教育"，模块七"幼儿园游戏活动的保育与教育"，模块八"幼儿园环境创设"，模块九"幼儿园与家庭、社区的合作共育"，模块十"幼儿园保教评价"。

　　为了突出职业能力导向，注重实践应用能力的培养，本教材在编写体例上做了如下安排：每一个模块设有【模块导读】，整体解读本模块的内容，让学生了解本模块的学习内容与方向。【模块导读】后设有【学习目标】和【内容结构】，让学生了解在学习过程中应掌握的重要内容及整个模块的框架结构。除了深入浅出的理论知识外，每一个模块内容都通过案例导入，以设疑的方式引出具体的任务。同时模块还提供了案例分析、知识链接、经验小贴士、图表，在内容上避

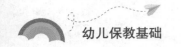

免从理论到理论的论述，而是贴合幼儿保育工作的实际需要。每一个模块结束部分设有【模块小结】和【思考与练习】。【模块小结】归纳、梳理重点内容，帮助学生快速回顾本模块的知识点；【思考与练习】包含单选、判断、简答和材料分析或实训任务等题型，帮助学生巩固本模块所学的知识，并运用理论知识分析保教情境中的问题或者模拟完成保教任务。

本教材由张徽主持编写并确定教材体例和模块内容，张徽、黎晓莉担任主编，各模块编者如下：模块一、模块六由东莞市商业学校黎晓莉编写；模块二、模块八由上海市新陆职业技术学校李青青编写；模块三、模块五由上海市贸易学校张倩倩编写；模块四由上海市新陆职业技术学校张徽编写；模块七由山东聊城大学教育科学学院王斐编写；模块九由广西幼儿师范高等专科学校刘佩杏编写；模块十由王斐、黎晓莉、张徽共同编写。全书由张徽、黎晓莉统稿。

本教材在编写过程中，参考、借鉴、引用了相关文献和参考资料，在此向这些作者表示感谢和敬意。本教材在编写过程中得到了复旦大学出版社编辑团队的大力支持，在此一并致谢。

由于本教材涉及范围广，内容多，不足之处恳请广大读者提出宝贵意见，以期进一步修改完善。

张　徽　黎晓莉

目录

模块 一

幼儿保教工作概述

任务一 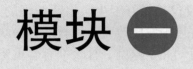 幼儿保教工作的内涵与意义

任务二 → 幼儿保教事业的产生与发展

模块导读

　　这里有孩子们的纯真快乐，这里有保教人员的责任与关爱，这里也是未来的我们踏入社会的第一步，没错，这里就是幼儿园。

　　当一名保育员不仅仅是做好卫生、生活护理的工作，还意味着更多。当今，人们对保育员工作的认识和理解正在逐渐发生改变。保教结合是幼儿园教育的基本原则，也是幼儿园的一大特色，科学的保教工作对幼儿、家庭、社会都有着重要的意义和价值。为了更全面认识幼儿保教工作，还需要了解幼儿保教机构的产生与发展，了解近现代重要的幼儿教育家及其保教思想，以及对今天教育实践的影响。

学习目标

　　1. 理解幼儿保教工作的内涵与特点。
　　2. 了解中外教育史上主要的幼儿教育家及其主要贡献。
　　3. 感受幼儿保教工作的意义，萌发做好保教工作的使命感。

内容结构

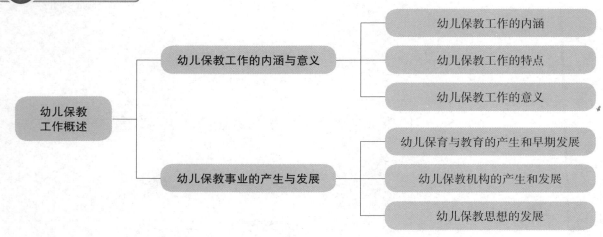

任务一　幼儿保教工作的内涵与意义

案例导入

　　小芹在一所中职学校就读幼儿保育专业，她性格开朗，对小孩子充满热情，这也是小芹当初报读幼儿保育专业的重要原因。周末的一天，小芹到邻居家串门，邻居随口问起小芹就读的学校和专业，小芹一一作了回答，邻居却满脸疑惑地看着小芹："保育员？不就是在幼儿园做卫生，给小孩子擦屁股洗脸的工作吗，这还需要学吗？"小芹一时不知如何回答，邻居又补了一句：

"当保育员的，不都是年纪大的阿姨吗？"小芹心里顿时有点难受，停了片刻，她找了个借口回家了。

思考：邻居对保育员工作的认识正确吗？面对保育员的工作内容和社会地位，应该有怎样的认识和态度？

近年来，随着我国幼儿教育事业的蓬勃发展，适龄幼儿的入园率不断提高，幼儿园的保教质量越来越受到广大幼儿教育工作者和家长的重视。于幼儿而言，他们的身体能否得到健康发育，心理能否得到精心呵护，在幼儿园的活动是否有"质量"，与保教工作息息相关。因此，作为保教人员，要先树立科学的幼儿保教观念，了解幼儿园保教工作的内涵与特点，才能科学合理地开展幼儿保教工作，提高幼儿园整体保教质量。

一、幼儿保教工作的内涵

幼儿保教工作是在科学的幼儿保教观念、保教原理的指导下，对幼儿身心发展进行全面指导、培育、呵护的一项综合性工作。幼儿保教工作的内涵可以从两个方面来理解。

（一）幼儿保教工作的对象是3～6岁幼儿

人的一生按年龄可大概分为若干阶段，如儿童期（0～12岁）、少年期（12～18岁）、青年期（18～35岁）、中年期（35～60岁）、老年期（60岁以上）等。这里，可以把儿童期分成两段，一是学前儿童期（0～6岁），二是学龄儿童期（6～12岁）。[1]其中，学前儿童期又可以分成学前早期（0～3岁）和幼儿期（3～6岁），也有学者将0～3岁称为婴儿期或婴幼儿期。不同的年龄阶段有不同的年龄特征、不同的需要，因此，要适合不同年龄阶段的人，教育必须分阶段进行。

幼儿保育与教育的工作对象是3～6岁幼儿。

知识链接

学前教育机构的主要类型

1. 托儿所：托儿所是对0～3岁婴幼儿进行教育的专门社会教育机构，全天开放。我国的托儿所主要是为1岁以上的儿童进行服务的。班容量一般在30人，有保育员2名，但是保育员受到的专业训练较少。

2. 幼儿园：幼儿园是对3～6岁幼儿进行教育的专门社会教育机构。儿童按年龄分班，小班（3～4岁）班容量25人，中班（4～5岁）班容量30人，大班（5～6岁）班容量35人，混合班30人。寄宿制幼儿园每班人数酌减。幼儿园每班一般设有2名教师，1名保育员。教师入职前要经过专门的幼教师资培训，以及在职的学历培训和业务提高培训。

3. 托幼园所一体化机构：顾名思义，托幼一体化就是托儿所和幼儿园是一体的，招收对象涉及整个0～6岁的学龄前儿童。主要由一些大型的工厂兴办和监管，目的是方便工厂工人，根据工人上下班的时间制订作息制度，也招收工厂工人子女之外的儿童，实行24

---

[1]　陈幸军.学前教育学［M］.北京：人民教育出版社，2011.

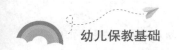

小时开放。近几年，一些地方的幼儿园也开始设置托班，招收3岁以下婴幼儿。

4. 学前班：主要存在于农村和城镇，其设置附属于小学，作息时间也是模仿小学时间。招收学龄前儿童，有些地区采取混龄教学，有些地区采取按年龄分班教学，也有大班、中班、小班的设置，每班40人左右。由1名教师负责，教师多采用分科教学。

5. 儿童福利院：主要招收0～15岁无人抚养的孤儿、弃婴和残疾儿童的社会福利事业单位，是由国家民政部门举办，国家给予经费，保障儿童的公民权利以及生存、生活、受教育权利的儿童福利机构。

6. SOS国际儿童村：SOS是"Save Our Soul"的简称，意为"拯救我们的灵魂"，"SOS"是国际通用的求救信号。SOS国际儿童村是收养孤儿的国际慈善组织。1949年由奥地利医学博士哥麦纳在维也纳创办，旨在给予儿童"母爱"。

（二）幼儿保教工作的内容是"保育"与"教育"的结合

1. 保育

所谓保育，从字面上理解，"保"即保护、保健，"育"即养育、教育。幼儿保育是成人（家长或保教人员）为3～6岁幼儿提供生存与发展的环境和物质条件，并给予精心照顾和培养，以帮助幼儿获得良好的发育，逐渐增进其独立生活能力。[1]

幼儿保育的首要任务是保障幼儿的身体健康。一方面，幼儿正处于生命的初始阶段，他们的身体稚嫩，各个器官、系统尚未发育成熟，身体机能还不完善，对外界环境的适应能力较差，容易感染各种疾病。同时幼儿的肌肉力量、动作，需要反复练习才能得到提高，他们缺乏应有的安全意识和自我保护能力，容易发生意外事故。所有这一切，使得幼儿对成人具有极大的依赖性。另一方面，幼儿的生命力非常旺盛，生长发育十分迅速，这是他们一生中成长最快的一个阶段，这就需要成人通过各种保育手段，维护和增进幼儿的身体健康，为他们的成长创造条件。

幼儿保育工作还必须关注幼儿的心理健康。3～6岁是幼儿心理发展的重要阶段，这一时期，他们的情绪、情感、行为、动机的发展还很不成熟，对外界环境及其变化的影响十分敏感，心理发展水平比较低下，自我调节能力较差。与此同时，幼儿的社会化发展还处于较低的水平，他们对这个复杂世界的认识是不清晰的，这就需要成人的关心与爱护，保护他们幼小的心灵不受伤害。还需要成人采取适当的保育措施，培养他们积极的情绪、开朗乐观的心态以及对社会环境的良好适应能力，有效促进他们心理的健康发展。

2. 教育

什么是教育呢？"教育"在我们的生活中随处可见，例如：一个母亲在和自己尚不会说话的婴儿唱歌和说话，教室里老师在给学生讲课，广播里在讲故事，电视里在放科普专题片。教育其实是指有目的、有意识地对人的身心施加影响并促进人向社会要求的方向发展的一种社会实践活动。这里的教育包括了家庭教育、社会教育和学校教育，范围很广，一般称为广义的教育。与广义的教育相对的就是狭义的教育。狭义的教育指的是人们在专门设置的教育机构中实施的教育，主要指学校教育，如幼儿园中的教育，小学、中学和大学教育以及人们为了某种目的而特别组织的教育。学校教育是一种专门的和规范的教育，一般来说有较高的效率和更明确的效果，而

---

[1] 北京师范大学实验幼儿园. 保育员工作指南［M］. 北京：北京师范大学出版社，2012.

家庭教育和社会教育对人的影响则较零散和个性化，其结果也具有偶然性和不确定性。

幼儿教育指的是对 3～6 岁幼儿所实施的教育，重在培养幼儿良好的行为习惯、态度，发展幼儿的认知、情感、社会性，引导幼儿学习必要的知识技能等。幼儿教育是学前教育的后半阶段，前面与 0～3 岁的婴幼儿教育衔接，后面与初等教育衔接，是一个人受教育与发展重要而特殊的阶段。幼儿教育也有广义和狭义之分。从广义上说，凡是能够影响幼儿身体、认知、情感等方面发展的有目的的活动，如幼儿在成人的指导下做家务、参加社会活动等，都可说是幼儿教育。狭义的幼儿教育则特指幼儿教育机构中对 3～6 岁幼儿实施的教育。幼儿教育机构中的教育在我国属于学校教育系统，和学校教育一样，这种幼儿教育也具有家庭教育和社会教育所没有的优点，如计划性、系统性等。

3. 保育与教育结合

保育与教育相结合是我国幼儿教育的一大特色，也是幼儿园一贯坚持的原则。在幼儿园，保育和教育工作往往由于主管人员分属不同，容易互相脱节，2016 年新颁布的《幼儿园工作规程》（以下简称"新《规程》"）明确提出保育与教育相结合的原则，"保"和"教"是一个整体，相互渗透，相互结合。

令人担忧的是，在幼儿园实际工作中，大量存在着"重教轻保"的状况。许多人认为保育工作只不过就是搞卫生，"伺候"幼儿的吃喝拉撒睡，没有专业性可言。这种认识致使许多刚刚走上幼儿园工作岗位的年轻教师对保育工作存在着抵触情绪，甚至不愿意从事保育工作。实际上，要想做一名称职的幼儿教师，首先要做好一名保育员。只有通过日复一日对幼儿耐心细致的观察和照顾，才能逐渐加深对幼儿的了解，进而积累保教经验，树立责任意识。这也是新手教师上岗时必须先从保育工作做起的原因。教师在保育工作中所展现出的关注、敏感、友好、支持等专业素质，也同样是在教育工作中必须具备的。

此外，随着现代健康概念的日益完善以及教育观念的转变，保育工作的理念与实践也在发生着变化。传统的幼儿保育，主要是指对幼儿的身体方面进行的照顾和保护，比如体检、生活作息、膳食营养、锻炼与安全、疾病防治等。而新时代幼儿保育涵盖了身体健康和心理健康，幼儿保育的观念从传统的"保护身体发育"扩展到"促进幼儿个性发展和社会适应能力的提高"，从"安全保护与卫生"扩展到"实施教育过程中生理、心理保健"，在这种新的保育观的基础上，幼儿保育不仅要体现全面发展的教育观，更要反映未来社会与人才发展的实际需求；不仅要做好传统的保育工作，更要重视"保"与"育"的相互作用，将保育和教育真正有机结合起来。

二、幼儿保教工作的特点

保育与教育是幼儿园两大方面的工作，从新《规程》来看，幼儿保育与教育虽各有分工，但共同承担着促进幼儿身心健康发展的任务。幼儿保教工作的特点主要集中在五个方面。

（一）将保障幼儿的生命安全和身心健康放在首位

保教结合，保育优先。幼儿园的安全及卫生保健是幼儿保教工作的核心内容，幼儿园要建立系统完善的安全管理制度，从幼儿园的建筑设备到幼儿接送、食品、饮水等，都要保证安全。幼儿园还要定期组织形式多样的安全教育，保教人员要具有安全意识和必要的安全应急能力，对幼儿的安全教育要日常化。

幼儿园不仅要重视幼儿的生理健康，还要关注幼儿的心理健康。保教人员在业务学习和专业发展方面，需要关注幼儿心理健康知识的学习，掌握心理卫生保健工作技能。

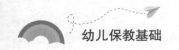
（二）强调教育融于一日生活的各环节

"一日生活皆课程"，幼儿教育是与日常生活相融合的。保教人员应学习并掌握幼儿身体、心理发展的基本规律，敏锐地观察幼儿的需要，抓住教育契机，将教育渗透到幼儿一日生活的方方面面，充分发挥各种教育手段的交互作用。一般来说，能通过幼儿的生活完成的学习内容，就不需要教师组织专门的教育活动。

案例：系鞋带

午睡后，保育员吴老师正在照顾大班的幼儿起床，吴老师看到幼儿系鞋带太慢，马上对他说："你系得太慢，来，老师帮你系。"三下两下就把鞋带系好。连续多天，带班的林老师看到的都是这种情况，她心里暗暗有些着急。

分析：

吴老师在护理幼儿生活时，应重视随机的、有意识的教育。幼儿起床后系鞋带，如果他知道系鞋带的方法，只是动作不熟练的话，吴老师就应当放手让幼儿自己系，第一次幼儿有可能系不好，但多次练习后就会系得又快又好。如果对幼儿的成功再辅以及时的表扬和鼓励的话，幼儿就会看到自己的能力，以后做其他事也会更有自信心。但如果吴老师总是帮幼儿系，幼儿面对成人熟练的技巧会感到自己能力太差，而且也不想再去练习。这样不仅助长了幼儿的依赖性，也使他们失去了自信，失去了锻炼自己能力的实践机会。所以，保教人员要充分认识到一日生活的教育价值，哪怕是系鞋带这样的生活小事，也可由此入手，培养幼儿的生活自理能力，促进幼儿的发展。

（三）注重幼儿的年龄特点与个体差异

儿童的生长发育存在着普遍的规律，即在身体发育、情感发展、社会性和认知能力方面表现为一定的年龄阶段性。保教人员首先应当遵循幼儿发展的普遍规律，为幼儿提供生活护理和帮助。同时，也应当看到每个幼儿在生长发展速度以及家庭背景上存在的差异，以及由此带来的每个幼儿在需要、兴趣、能力等方面的独特性。因此，保教人员在实际工作中应因材施教，使每个幼儿都得到适宜的保育和教育，包括为在园特殊儿童提供更多的帮助和指导等。

（四）注重幼儿园环境创设，发挥环境育人功能

幼儿园保教工作必须重视物质环境与精神环境的创设，发挥环境育人功能。幼儿园的物质环境创设必须为保教工作服务，环境的整齐美观、洁净卫生已成为幼儿园物质环境创设的基本要求，在兼顾卫生及安全的基础上，幼儿园应提供培养幼儿各方面能力的设施设备，创设引发幼儿学习的物质环境，比如创设主题墙及互动墙面等。这些都是发挥物质环境保育与教育双重功能不可或缺的部分。

在保教工作过程中，保教人员与幼儿、幼儿与幼儿之间的情感互动则是幼儿园精神环境的重要组成部分。保教人员除了对幼儿进行有效的生活服务，提高幼儿生活自理能力外，还要与幼

儿建立平等、亲密的关系，满足其情感需要。

（五）注重与家庭的联系，在家园合作中实施保育与教育

家庭是幼儿园的重要合作伙伴，新《规程》要求：幼儿园应当主动与幼儿家庭沟通合作，为家长提供科学育儿宣传指导，帮助家长创设良好的家庭教育环境，共同担负教育幼儿的任务；幼儿园应当建立与家长联系的制度。反过来，家长们也可以通过家长委员会对幼儿园重要决策和事关幼儿切身利益的事项提出意见和建议，发挥家长自身的专业和资源优势，支持幼儿园保育教育工作；了解幼儿园工作计划和要求，协助幼儿园开展家庭教育指导和交流。总之，幼儿园与家庭需要密切合作，树立科学一致的观念，才能有效、系统地对幼儿实施保育和教育。

三、幼儿保教工作的意义

把幼儿教育从父母抚养年幼子女的生活中分离出来，创设专门的幼儿保教机构，为的是及早向幼儿提供较优的教育环境与条件，促进他们的良好发展，从而完成社会赋予幼儿教育的任务。所以，幼儿保教工作既包含对幼儿个体发展的意义，也包含对家庭、社会的意义。

（一）保教结合，促进幼儿身心健康、全面地发展

幼儿园的保育和教育有着同等重要的地位，而且在幼儿的一日生活中，往往是保中有教，教中有保。一方面，保育是教育的基础，为幼儿的生活和学习提供了重要的保障，是教育教学活动正常进行的必要前提。科学的保育工作是幼儿生存、健康成长的必要保障，我国每年因不正确的保育造成的幼儿死亡、残疾或意外伤害的案例不在少数。专业保育人员的工作是饱含人文主义关怀的，在专业人员的指导、干预及协助下，受到专业保育幼儿的生存率、健康率以及心理、智慧的发展都比不接受专业保育的幼儿具有明显优势。另一方面，保育本身也具有教育的职能，如进餐时，要求幼儿饭前洗手、饭后漱口以及吃饭时要细嚼慢咽、不讲话、不挑食，使他们养成良好的进餐习惯；午睡时，要求幼儿保持睡眠室的安静，保持正确的睡姿，养成良好的午睡习惯等。保育工作体现的"以人为本"的思想，是把幼儿的成长放到一个人接受终身教育的大背景下去考虑，既重视对幼儿的照顾保护，又满足他们内心不断增长的独立需求。例如在活动和游戏中，保育员可以让幼儿一起帮忙做准备，让幼儿自己管理玩具、用具，整理图书、画册；在保育员示范下，逐步学会正确使用抹布、喷壶、扫帚等清扫工具等。这样逐渐培养幼儿自觉自理的能力，减少成人的直接照顾。总之，幼儿园保育与教育的相互渗透，促进了幼儿身心健康、全面的发展。

（二）减轻父母教养孩子的负担，改善家庭生活质量

在现代社会，年轻的父母忙于工作，照顾幼小子女的时间和精力有限。幼儿保教机构可以在观念和方法上影响年轻的父母，并且可以分担父母的教育责任，使母亲可以走出家庭参加工作。

科学的保教工作对家庭的意义还体现在：一方面，通过对父母的指导，提高了幼儿的保教质量和发展水平；另一方面，通过帮助家庭培养出优秀的下一代，从而改善整个家庭的生活质量，为家庭带来希望。

幼儿不是家庭的私有财产，是具有人权的独立个体，幼儿成长不仅仅是家庭的义务，其生存、成长必须得到全社会的关怀和帮助，必须得到专业人员的指导、干预。我国向来有重视幼儿保教工作的优良传统，并通过建构政策法规、推行多种工作模式，帮助家庭养育幼儿，帮助幼

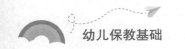
拥有更好的人生，而这一切都需要专业保教人员的参与、奉献才能够得以实现。

（三）奠定幼儿良好的人生基础，有利于社会的稳定发展

俗话说"三岁看大，七岁看老"，幼儿的身体、智能、道德和心理情感处于发展的关键期，如果幼儿能够得到科学的保育、饱含爱与温暖的教育，那么就可能会为其一生发展奠定良好基础，有利于整个社会的稳定和发展。相反，在幼年时期受到创伤、忽视的幼儿，身体发育会受到影响，心理、品格也有可能产生发展障碍，同时对个人、对社会都有潜在危险。

全社会都应认识到，幸福的人生由童年起始，强大的祖国由一代接一代的人去建设。人的培养离不开教育，而幼儿的成长更离不开保教人员的专业工作与辛勤劳动。保教工作与保教人员必须得到全社会的尊重和认同。

知识链接

从这里开始[1]

1987年的巴黎，75位历年的诺贝尔奖获得者相聚在一起。席间，记者问到其中的一位诺贝尔奖获得者："您在哪所大学里学到了您认为最重要的东西？"获奖的老人莞尔一笑，回答道："在幼儿园。"众人将吃惊的眼光投向这位老人。记者继续追问道："在幼儿园学到什么？"老人平静地回答："学到把自己的东西分一半给小伙伴，不是自己的东西不要拿，用过的东西要放回原处，吃饭要洗手，做错事要表示歉意，午饭后要休息，要仔细观察大自然。从根本上说，我学到的最重要的东西就是这些。"

任务二　幼儿保教事业的产生与发展

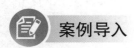

案例导入

为期一周的幼儿园保育见习马上要开始了，老师正在给同学们宣读事先联系好的见习幼儿园名单："东城××爱弥儿幼儿园，南城××蒙氏幼儿园……"小芹坐在下面，听着一些幼儿园的名称有些发懵，只觉得它们的名称有点奇怪，不太好记。等老师宣读完了，小芹跑向讲台，跟老师再次确认自己要去的幼儿园，顺便指着一些幼儿园的名称问："老师，这个'爱弥儿'听起来好洋气噢，为什么要取这样的名字？还有这个蒙氏是什么意思……"老师拍拍小芹的肩，说："别急别急，等你学了幼儿教育史就知道了。"

思考：关于"爱弥儿""蒙氏"，这些幼儿园名称中的词从何而来？幼儿园取这样的名称有

---

[1]　万迪人.现代幼儿教师素养新论［M］.南京：南京师范大学出版社，2011.

什么寓意呢?

一、幼儿保育与教育的产生和早期发展

在人类社会形成的初期,由于还没有专门的学校教育,教育只是作为一种社会现象整体存在着。因此,严格地说,现代意义上狭义的幼儿教育在当时并没有出现。广义上的幼儿教育是随着人类社会的产生而同时出现的。

(一)原始社会的幼儿保育与教育

原始社会的生产力非常低下,成年男女都要参加生产劳动,才能维持生存。幼儿主要由年老体弱的老人来集体照管,其主要任务是保障他们的存活。幼儿在从事力所能及的劳动过程中学习着父辈的生活经验。由于在原始社会实行的是原始共产主义,社会还没有划分等级,幼儿归氏族内部公有。因此,他们所受到的保育与教育是平等的,没有阶级性与等级性。保育与教育的内容主要是维持生存所必需的知识经验和技能,保育与教育的形式和手段也都非常简单和原始。

(二)古代社会的幼儿保育与教育

随着生产力的发展,社会财富日益增多,私有财产出现了,人类社会进入了有阶级的时代——奴隶社会和封建社会(统称为古代社会),教育就表现出与原始社会颇为不同的特点。统治阶级为了维护自己的统治,使其统治地位能够代代相传,就要让其子女接受专门的教育,学习"治人"的本领;平民的子女则被要求学习"治于人"的态度以及劳动的知识与技能,以便能更好地为统治阶级服务。因此,古代社会的教育表现出强烈的阶级性和等级性。同时,为了提高教育的效率,在这一时期,出现了专门的学校教育机构,但还没有独立的幼儿教育机构。对幼儿的教育主要是在家中完成的。

(三)近代社会的幼儿保育与教育

随着社会生产力的进一步发展,到了17世纪中期,近代资本主义及生产力迅猛发展,急剧地改变了社会生活,人类社会进入近代社会。到19世纪初,近代工业革命到来,大工业机器生产在欧洲得到迅速发展,大量小农小手工业者被迫进入大工厂做工,妇女走出家庭进工厂,而不能在家养育孩子,于是造成了严重的社会问题。创办学校教育机构以收容、教养工人子女的需求被提了出来。幼儿教育机构就首先在欧洲诞生了。其中最值得一提的是英国空想社会主义者罗伯特·欧文(1771—1858年,图1-2-1)创办的幼儿学校(后改名为"性格形成园")。他把1～6岁的幼儿组织起来,进行集体保育和教育,在当时社会上引起巨大反响,还受到过恩格斯的赞扬。不过,最初出现的幼儿教育机构多由一些慈善家、工业家举办,实质上不过是慈善性质的社会福利机构而已。

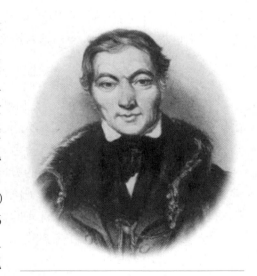

图1-2-1 罗伯特·欧文

以上简单勾勒了幼儿保育与教育产生和发展的轨迹。从中可以看到,幼儿保育与教育的发展是和社会生产力发展水平紧密相连的,受到社会政治、经济发展的制约。可以说,没有大工业生产就没有幼儿教育机构的产生,幼儿教育机构是近代大工业生产的产物。

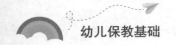

二、幼儿保教机构的产生和发展

（一）世界上第一个幼儿园的诞生

德国教育家福禄贝尔（1782—1852年，图1-2-2）被世界誉为"幼儿园之父"，是他创办了世界上第一个幼儿园。

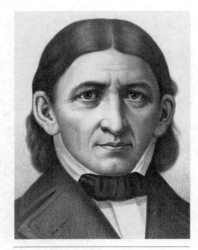

图1-2-2　福禄贝尔

福禄贝尔认为，教育能发挥幼儿内在的生命力，怀着这样的教育理念，他在德国布兰肯堡创办了一个"保姆养成所"，为了保姆们有实习的场所和对象，他集合了村里40名6岁以下的幼儿，同时成立了一所"游戏与作业教育所"。1837年5月的一天，福禄贝尔在村里的山丘上散步，站在山顶上向下遥望，看到金色的夕阳和树木上绿油油的新绿，他突然大叫："有了！就把它叫作儿童的花园（Kindergarten）吧！在这个花园里，儿童不会受到压抑，他们可以得到自由的成长，而保姆就是施肥的园丁。"从此以后，福禄贝尔把他的幼教机构正式命名为"幼儿园"。在他的幼儿园里，游戏是幼儿的主要活动，幼儿通过他特别设计的玩具"恩物"来学习，并得到体力、语言、认识、想象力、创造力等多方面的发展。1840年，幼儿园的名称正式公布于世，被全世界普遍采用，许多幼儿园也很快在欧美各国建立起来。

（二）幼儿保教机构的发展

1. 国外幼儿保教机构的发展

（1）幼儿保教机构数量增加

进入20世纪后，随着现代化生产的发展，幼儿园数量增长很快，尤其是入小学前一年的教育发展迅速。比如法国、日本、美国、苏联等国的幼儿园普及较快，入园率达到90%以上。不过，由于世界各国经济水平、教育政策、文化传统、生活习惯等不同，幼儿入园率差别较大，幼儿园发展速度也不同。

（2）幼儿保教机构多样化

为适应普及幼儿教育的需要和现代社会家长的各种需求，幼儿保教机构也越来越多样化。由国家、团体、企业、教会和私人开办的各种托幼机构，在结构、规模、教育目的、教育内容、教育方法等方面各不相同，各有特色，相互竞争，促进了幼儿保教机构向着形式多样化、功能多样化、组织多样化、教育多样化的方向发展。如除了全日制、半日制机构外，还有季节性、临时性等入托时间灵活的幼教设施。美国的假日儿童中心、英国的游戏小组等都是这种适应性很强的机构。办园目的也多种多样，有实验性的、示范性的、家教性的、治疗性的、训练某种技能的等等。各派幼儿教育理论也百花齐放，主张不同理论的幼儿园，如福禄贝尔式、蒙台梭利式、皮亚杰式幼儿园等纷纷出现。

（3）幼儿保教质量的提高

随着西方各国对幼儿保教工作的重视，对幼儿教师的要求也在提高。教师水平的提高是幼儿保教质量提高的重要条件，因此师资质量就成为保教质量提高的重要保证。当前一些主要国家对幼儿教育师资不仅要求专业，即实行专门的教师资格制度，而且要求达到大学文化水平。这在一定程度上为幼儿保教机构的教育质量提供了保证。

2. 我国幼儿保教机构的发展

（1）我国第一所幼儿园的诞生

我国自己创办的第一所幼儿保教机构是1903年在湖北武昌创办的湖北幼稚园（1904年清政府将其改名为武昌蒙养院），之后又在长沙、北京、上海相继成立了蒙养院。

（2）中国近代的幼儿园教育

辛亥革命后，我国进入半封建半殖民地社会，幼儿教育也呈现出半封建半殖民地社会特有的特点。当时，尽管在社会上出现了一些官办的、民办的、教会办的幼稚园，但数量少、价钱贵，劳动人民的子女上不起，幼稚园绝大部分是为富人服务的。到中华人民共和国成立前，幼儿教育尽管有所发展，但速度慢、规模小，尚未形成自己独特的理论与实践体系。

与此同时，在中国共产党领导下的解放区，幼儿教育则呈现出完全不同的景象。为适应战争和生产、生活的需要，解放区出现了各种类型的托幼机构。有专门招收烈士子女的保育院，有招收战士子女的托儿所等。在教育理念上，保教工作者提出了"一切为了孩子，一切为了前线"的口号。解放区的幼儿教育实践，为中华人民共和国成立后幼儿教育的发展提供了宝贵的经验。

（3）中华人民共和国成立初期幼儿教育的发展

1949年中华人民共和国成立后，我国的幼儿教育以老解放区幼儿教育的经验为基础，对旧教育进行了彻底的改造。把过去只是有钱人特权的幼儿教育，变成了面向广大普通劳动者的、大众的、普及的幼儿教育，明确了幼儿教育要完成促进儿童的全面发展与解放妇女生产力以及为家长解决后顾之忧的双重任务。幼儿教育呈现出高速发展的态势。

受整个社会政治、经济生活的影响，在20世纪50年代，我国的幼儿教育开始全面向苏联学习。其中，我们虽然学到了不少先进的思想与做法，但同时也丢掉了许多自己宝贵的经验。在这期间，幼儿保教机构迅速增加，入园人数大幅度增长，还颁布了一系列关于办好幼儿教育的文件，如1951年教育部颁布的《幼儿园暂行教学纲要（草案）》等。在这些文件中，对我国社会主义条件下幼儿教育的地位、目的、任务、内容、方式方法等方面都作了明确的界定。这些文件的颁布和实施，对当时我国幼儿教育的健康发展起到了一定的保障作用。但20世纪六七十年代，幼儿教育遭受了很大的打击和破坏。

（4）改革开放后幼儿教育的发展

1978年党的十一届三中全会召开，我国社会主义建设进入了新的历史阶段。随着经济的持续发展和改革开放的进行，幼儿保教机构的发展也出现了重大变化。

① 多形式、多渠道发展。受到人口与经济两大因素的制约，我国幼儿教育要满足人民的需要显然不能仅仅依靠国家，也不能仅仅依靠单一模式的幼儿保教机构。随着我国经济改革的深入，幼儿保教机构的发展从计划经济下的单一办园模式中解放出来，路子越走越宽，使入园幼儿大大增加。

② 走上规范化、法治化的轨道。为恢复和发展幼儿教育，首先恢复建立了从中央到地方的各级幼儿教育领导机构。其次，教育部相继制定颁发了一系列文件（见表1-2-1），这些文件的颁布与实施，进一步推动了我国幼儿教育科学化、规范化的进程。

表1-2-1　1978—2000年关于幼儿保教的重要政策与法规文件

时　间	有关政策法规	内　容　或　意　义
1979年	《城市幼儿园工作条例》	内容包括总则、卫生保健和体育锻炼、游戏和作业、思想品德教育、教养员、保育员和其他工作人员、组织编制及设备，共30条。对城市幼儿园的机构设置与人员安排制定了标准

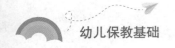

续 表

时 间	有关政策法规	内 容 或 意 义
1981年	《幼儿园教育指导纲要（试行）》	内容包括三方面：幼儿保育与教育年龄特点及教育任务；教育内容与要求；教育手段及注意事项。它被各类幼儿园普遍采用，使幼儿保育教育有法可依，提高了保教质量，对正在逐步走向改革开放的中国幼教提出了新的要求
1986年	《关于进一步办好幼儿学前班的意见》	对学前班的办班指导思想、教育活动的内容与组织、教师培训、办班条件、领导和管理等方面作出了明确规定。该文件倡导因地制宜，利用现有教育资源，发展学前教育的新思路，推动了农村学前教育的健康发展
1989年	《幼儿园管理条例》	该条例用法规的形式规定了幼儿园的任务、管理以及保育教育工作，并明确了各级地方政府在幼儿园的发展、管理等方面的责任，使我国幼儿教育管理从此跨入了法治化轨道
1996年	《幼儿园工作规程》	在总结我国幼儿园教育已有成果的基础上，进一步拉开了改革的帷幕。它不仅明确规定了幼儿园的保教目标、任务，而且用专门的章节对幼儿园教育的原则、活动的组织、教育的形式、方法等作了规定，推动了我国幼儿教育的科学化、规范化

③ 规范与发展并举的新阶段。从21世纪开始以来，我国的幼儿教育比改革开放前30年有了长足的进步。出现了很多很大很漂亮的幼儿园，教师的学历水平也明显提高，不仅有幼师（中专）的毕业生，还有大专毕业、本科毕业，甚至是研究生毕业的教师。由于国际交流的增加，各种各样的教育思想和新的课程模式被引进国内，通过多种形式培训、交流，这些思想和模式迅速传播，在全国各地的幼儿园中生根开花，并带动幼儿教育的发展走上一个新台阶。但是问题和隐忧依然存在，例如：幼儿园的办园水平参差不齐的问题；入托难、收费高的问题；一些幼儿园注重教学形式，忽略保育教育实效的问题；幼儿教师收入低、压力大的问题等。这些问题都制约着幼儿教育未来的发展。

近些年，幼儿入托难的问题变得比较明显。公立托幼机构远不能覆盖所有的适龄儿童，于是矛盾逐渐尖锐起来。为解决幼儿教育中矛盾尖锐的问题，自21世纪以来，我国政府部门相继制定了大量的幼儿保教政策与法规文件（见表1-2-2）。这些政策文件的关注点由3～6岁延伸到了3岁前及入小学后，由关注教师的职前培养扩展到关注教师的职后培训，由关注幼儿园的教育教学行为延展到关注幼儿家长的成长，由总体关注幼儿园的开办及教育拓展到关注不同地区学前教育的发展。幼儿保教事业走向法治化，幼儿保教政策对于幼儿保教事业的发展规划性明显加强。

表1-2-2　21世纪以来关于幼儿保教的重要政策与法规文件

颁发时间	颁发部门	有关政策法规	内 容 或 意 义
2001年	教育部	《幼儿园教育指导纲要（试行）》	内容包括总则、教育内容与要求、组织与实施教育评价等。《幼儿园教育指导纲要（试行）》从幼儿园教育的基本理念、原则和规律出发，全面促进幼儿园实施素质教育，不断提高幼儿园教育质量
2003年	教育部	《关于幼儿教育改革与发展的指导意见》	全面总结了改革开放以来我国学前教育工作的经验，分析了学前教育所面临的形势，深刻阐述了学前教育的重要地位，为解决学前教育突出问题提出了具体措施

续 表

颁发时间	颁发部门	有关政策法规	内 容 或 意 义
2010年	国务院	《国家中长期教育改革和发展规划纲要（2010—2020年）》	该文件把学前教育作为2010—2020年教育事业八大发展任务之一，并提出到2020年，在科学保教的基础上，基本普及学前教育，重点发展农村学前教育，该文件体现了国家对学前教育的高度重视，这是国家为实现更高水平普及学前教育而做出的重要决策
2010年	国务院	《国务院关于当前发展学前教育的若干意见》	该文件立足当前，兼顾长远，把积极发展学前教育、着力解决"入园难""入园贵"等问题作为发展学前教育的突破口
2011年	国务院	《中国儿童发展纲要（2011—2020年）》	从儿童健康、教育、法律和环境保护四个领域提出了发展的主要目标和策略。对于0～3岁儿童教育发展提出了具体的目标与策略措施，促进了我国0～3岁婴幼儿健康成长和早期教育事业的持续发展
2012年	卫生部	《托儿所幼儿园卫生保健工作规范》	具体包括：卫生保健工作职责、卫生保健工作内容与要求、新设立托幼机构招生前卫生评价和附件四部分。该文件加强了托儿所、幼儿园卫生保健工作，切实提高托幼机构卫生保健工作质量
2012年	教育部	《3—6岁儿童学习与发展指南》	从健康、语言、社会、科学、艺术五个领域描述幼儿的学习与发展，通过提出3～6岁各年龄段儿童学习与发展目标和相应的教育建议，帮助幼儿教师和家长了解3～6岁幼儿学习与发展的基本规律与特点，建立合理的幼儿发展期望，实施科学的幼儿保育与教育，让幼儿有一个快乐而有意义的童年
2016年	教育部	《幼儿园工作规程》	在其1996年版上进行修订的，它是为加强幼儿园的科学管理，规范办园行为，提高保育和教育质量，促进幼儿身心健康，依据《中华人民共和国教育法》等法律法规制定的
2018年	国务院	《中共中央 国务院关于学前教育深化改革规范发展的若干意见》	为我国的学前教育在未来几年如何发展制定了任务书，规划了路线图，明确提出了解决"入园难""入园贵"等难题的具体措施和办法，是新时代学前教育工作的行动指南
2021年	国务院	《中国儿童发展纲要（2021—2030年）》	对儿童健康、安全、教育等多个方面提出新的要求。提出优先保障儿童健康，加强儿童早期发展服务；创建儿童安全环境，预防和控制针对儿童的暴力伤害；继续实施学前教育行动计划，坚持学校教育与家庭教育、社会教育相结合；发展普惠托育服务体系，建立健全基层儿童保护机制等

三、幼儿保教思想的发展

幼儿保教思想最初没有形成独立的理论体系，大多融合在伦理学、政治学之中。许多思想家和教育家在论述自己的哲学思想和教育主张的时候，阐述过有关幼儿教育的主张。如古希腊的哲学家柏拉图在其著作《理想国》中，曾经提出过幼儿公育的思想。随着教育思想的发展，到了近现代，幼儿保教思想才逐渐形成独立的理论流派，并对后人的教育实践产生了重大影响。

（一）西方近现代较有影响的幼儿教育理论和方法

1. 卢梭的教育思想和方法

卢梭（1712—1778年，图1-2-3）是18世纪法国著名的启蒙思想家和教育思想家。1762年

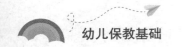
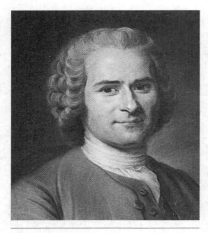

图1-2-3　卢梭

出版的著作《爱弥儿》是反映其自然主义教育思想的代表作。

卢梭认为，教育应该回到自然，适应自然。这个自然主要是指儿童的天性。他认为，儿童在生长发育的过程中，有其节律性和阶段性，教育要遵循儿童发展的自然进程，考虑其年龄特征，要顺应儿童的天性。其教育的名言是"大自然希望儿童在成人以前就要像儿童的样子"。卢梭认为儿童有他们特有的思想、看法和感情，呼吁教育者尊重并爱护儿童，珍惜儿童短暂的童年生活，给儿童以真正的自由，让儿童更多地拥有自己管理自己的机会，而不应以成人的偏见剥夺儿童应有的权利。在论述教师的作用时他强调，教育者只需给儿童提供一个促进其自然发展的适当环境，然后就可以放手让儿童发挥本身的积极性，通过各种活动丰富个人经验，认识生活，进行学习，健康成长。因此，他要求教育者最好做一个"导师"，而不是"教师"。

卢梭的自然主义教育思想在当时产生了很大的影响，其充满了人文关怀的幼儿教育理论，掀开幼儿教育新的历史篇章，也使其成为幼儿教育史上具有划时代意义的人物。后世许多著名儿童教育家（如福禄贝尔、蒙台梭利等）在卢梭自然主义教育思想的影响下，进行了广泛的教育实践，使自然主义的教育思想和实践得到进一步的发展，在全世界范围内形成了自己独特的幼儿教育理论流派。

2. 福禄贝尔的教育思想和方法

福禄贝尔不仅创办了世界上第一所幼儿园，而且创立了一整套幼儿教育理论和相应的教育方法、教材、玩具等。由于其实践和理论建树，幼儿教育理论形成了独立的体系，幼儿教育也成为教育中的一个独立的领域。

福禄贝尔认为，幼儿的行为是其内在生命形式的表现，是由内在的动机支配的。通过这些行为，幼儿才可以成长发展。保育者的任务是帮助幼儿除去生命发展的障碍，让自我得到发展。命令式的、强制的、干涉的教育方法对幼儿的发展是无效的，而必须尊重幼儿的自主性，重视幼儿的自我活动。

福禄贝尔非常重视游戏和玩具对幼儿发展的作用，他是第一个系统阐明游戏教育价值的人。他说："能自动自发、用心认真地玩到累了为止的孩子，将来必是个健壮、坚韧，能够牺牲、奉献的人。"他还认为游戏中玩具是必需的。幼儿通过玩具"可知觉到不可观的世界"。他设计了一套专供幼儿操作摆弄的玩具，并把它们命名为"恩物"。直至今日，还有许多幼儿教育机构在使用这些玩具。

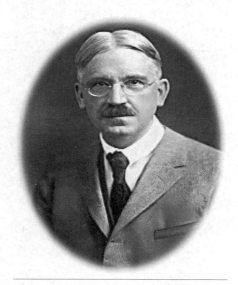

图1-2-4　约翰·杜威

3. 杜威的教育思想和方法

杜威（1859—1952年，图1-2-4）是美国著名的哲学家和教育家，是美国进步主义教育理论的创始人。他在教育界最著名的观点就是"儿童中心论"和"做中学"。

杜威认为，传统教育的最大弊病是把教师和教材作为教育的中心，教育应把儿童当作教育中心，教育措施应围绕着他们而组织起来。

杜威认为，教育就是经验的不断改造，所以教育的任务不是给儿童传授知识，而是让儿童在活动中自己去获得经验，也就是在做中学，或者说在活动中学，也可以说是在实践中学。

　　杜威当年提出的一整套新颖的教育思想和方法，对当时美国乃至世界的教育界产生了重大影响，引发了一系列的教育改革与实验。中国儿童教育家陈鹤琴当年就是借鉴了他的教育思想，结合国内实际，对幼稚园的课程和教学进行了一系列的实验研究，设计出了"中心制课程"和"单元教学"。杜威的这两个观点在现代来说，至少对儿童早期教育是有可取之处的。

　　4. 蒙台梭利的教育思想和方法

　　蒙台梭利（1870—1952年，图1-2-5）是意大利著名的儿童教育家。她最初的职业是精神科的医生，负责研究和治疗身心有缺陷的孩子和精神病患儿等特殊儿童。她为这些特殊儿童创造了一整套教育训练的方法，并在实践中取得了极大的成功。

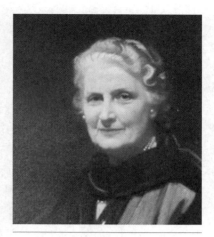

图1-2-5　蒙台梭利

她相信把自己的方法和经验用于正常儿童的教育一定会更有效，于是她就转向了普通儿童的教育，于1907年在罗马贫民区创办了一所"儿童之家"。在那里，蒙台梭利用了特殊的教育方法，进行了举世闻名的教育实验，创造了教育的奇迹。以她的名字命名的教育方法——蒙台梭利教育法传遍了全世界。蒙台梭利因此被誉为20世纪初的"幼儿园改革家"。今天，很多国家开设了蒙台梭利幼儿园，采用她的教育思想、方法、教具进行教育。

　　蒙台梭利的儿童观和教育观深受卢梭、福禄贝尔的自然主义教育思想的影响。她认为幼儿存在着与生俱来的"内在的生命力"或称"内在潜力"，教育要激发和促进幼儿的"内在潜力"，使之自由地展现和自然地发展。

　　她对通过要求儿童上课时呆坐在固定的椅子上、两眼直瞪着老师、小手和小脚都放在规定的位置、不许左顾右盼、不许随意走动的方式来维持课堂秩序的现象，进行了猛烈的批判。她指出，"纪律应该也只能建立在自由活动的基础上"，儿童在自由、自主的活动中才能体验到遵守规则的乐趣和重要性。因此她要求教育者要为儿童创设"有准备的环境"，让儿童自由地选择和从事"工作"，在自然而然的活动过程中受到纪律与道德方面的熏陶。教师在这个过程中要做的事是仔细地观察和研究儿童，根据每个儿童不同的需要运用科学的方法教育他们，只有这样，才能把儿童培养成能够独立思考、独立判断和独立工作并适应时代要求的一代新人。

　　感觉教育在蒙台梭利教育法中占有重要地位。她认为学前儿童正处于感觉发展的敏感期，如果不让儿童进行充分的感觉活动，使其感觉能力得到发展，长大以后不仅难以弥补，而且还会使其整个精神的发展受到损害。为此，她专门设计了儿童感觉训练的方法和教具，这些教具按照由易到难的原则编排顺序，把复杂的整体感觉分解为简易的几部分来训练，每种教具分别训练儿童的一种特殊的感觉，通过针对性的反复练习，增进儿童的各种感知能力。

　　蒙台梭利毕生献身于儿童教育事业，长期从事儿童教育实践研究，她的教育思想和教育实践对当代学前教育的改革与发展产生了深远的影响。她热爱儿童、关心儿童的精神，值得每一位儿童教育工作者学习。

（二）中国近现代的幼儿教育家及思想

　　1. 陶行知的教育思想

　　陶行知（1891—1946年，图1-2-6）是我国伟大的人民教育家。在教育救国的思想影响下，他毕生从事教育的改革，推行生

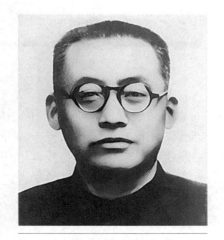

图1-2-6　陶行知

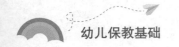
活教育、大众教育，为我国教育事业做出了重大贡献。在教育实践中，他创立了生活教育理论和教、学、做合一的教育方法。

陶行知先生猛烈地批判幼儿教育的弊端，坚决主张改革外国化的、费钱的、富贵的幼稚园，建立适合中国国情的、省钱的、平民的幼稚园。他积极宣传中国幼儿教育新的发展方向，认为工厂、农村是幼稚园的新大陆。特别难能可贵的是，身为留美归来的大学教授，他身体力行地积极推行平民的、乡村的教育，在南京郊区首创了中国第一所乡村幼儿园——南京燕子矶幼儿园，还创建了乡村儿童师范教育、农村幼教研究会等。

陶行知认为，生活即教育，游戏即工作。提出以幼儿园周围的社会生活、自然现象、家乡特产、风土人情为内容编成教材，以儿童足力所能及的地方为教室，以儿童所能接触到的事物为主要内容，组织儿童参加种植、饲养等劳动，让儿童从中学习，自己解决问题，自己组织游戏，培养出"生龙活虎的体魄、活活泼泼的心灵的儿童来"。

陶行知认为教育要启发、解放儿童的创造力，为他们提供手脑并用的条件和机会。具体包括五个方面：① 解放儿童的头脑，把他们的头脑从迷信、成见、曲解和幻想中解放出来；② 解放儿童的双手，给儿童动手的机会；③ 解放儿童的嘴，给儿童说话的自由，尤其是要允许他们发问；④ 解放儿童的空间，让他们接触大自然、大社会；⑤ 解放儿童的时间，给他们自己学习、活动的时间，给他们一些空闲时间消化所学知识，学一点他们自己渴望要学的学问，做一点他们自己高兴要做的事。陶行知先生的幼儿教育思想在今天仍然具有极大的现实意义。

 知识链接

陶行知教育教学名言

1. 捧着一颗心来，不带半根草去。
2. 千教万教，教人求真；千学万学，学做真人。
3. 手和脑在一块干，是创造教育的开始；手脑双全，是创造教育的目的。
4. 要学生做的事，教职员躬亲共做；要学生学的知识，教职员躬亲共学；要学生守的规则，教职员躬亲共守。
5. 好的先生不是教书，不是教学生，乃是教学生学。
6. 培养教育人和种花木一样，首先要认识花木的特点，区别不同情况给以施肥、浇水和培养教育，这叫"因材施教"。

2. 陈鹤琴的教育思想

陈鹤琴（1892—1982年，图1-2-7）是我国著名的儿童教育家。他于1923年创办了我国最早的幼儿教育实验中心——南京鼓楼幼稚园，创立了"活教育"理论，一生致力于探索中国化、平民化、科学化的幼儿教育道路。他还开创了我国儿童心理的科研工作，是我国以观察实验法研究儿童心理发展的最早的学者之一。他先后在江西和上海创办省立、国立实验幼师和幼专，为我国幼儿教育师资培训事业做出了不可磨灭的贡献。他的幼儿教育理论和实践对我国幼儿教育产生了很大的影响。

陈鹤琴反对压抑人性，读死书、死读书的旧教育，提出了"活教育"的理论。"活教育"的核心就是让儿童通过"做"获得身心的全面发展。其教育目标是让儿童"做人、做中国人、做现代中国人"。为完成这样的目标，他提出幼儿园的教育必须"以自动代替被动"，教师要尊重儿童的自主性，促进儿童主动地活动。要在"做中教、做中学、做中求进步"，把"大自然、大社会当成活教材"。他还提出了"凡幼儿能做的，让他自己做，凡幼儿能想的，让他自己想"等17条活教育的原则，告诫教师不能强制灌输，对儿童的自主活动横加干涉，因为那样做是不能取得好的教育效果的。

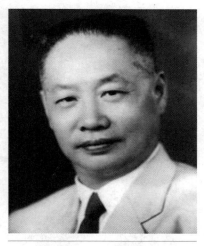

图1-2-7 陈鹤琴

在大量观察实践的基础上，他指出幼儿园的教学内容应该是相互联系的，虽然活动的内容可以划分为健康活动、社会活动、科学活动、艺术活动、文学活动五项，但这五项活动是一个整体，各项教育内容就像人的五个手指头，是可以活动并互相联系的，他形象地称之为"五指活动"。在教学内容的编排上，他强调应当以自然和社会为中心，可以用单元的方式进行教学内容的组织。陈鹤琴反对分科教学，提出了"把儿童所学的东西整个地、有系统地教给儿童"的"整个教学法"。

同时，通过对自己子女的细致观察，陈鹤琴还系统地提出了家庭教育应该遵循的原则与方法。他指出，父母是幼儿的第一任教师，父母的教育观念与方法对儿童的健康成长有非常重大的影响。因此，他要求幼儿园要与家庭密切合作，使家庭教育与幼儿园教育协调一致，保证儿童得到合理和科学的教养。

陈鹤琴先生毕生致力于幼儿教育的理论与实践研究，是我国现代幼儿教育工作者的杰出代表。他的幼儿教育主张对中国幼儿教育的发展产生了很大影响。全国各地纷纷成立陈鹤琴教育思想研究会，深入研究他的理论与实践，使他的教育思想与实践能发挥更大的作用。

 知识链接

陈鹤琴"活教育"的十七条原则

1. 凡儿童自己能够做的，应当让他自己做。
2. 凡儿童自己能够想的，应当让他自己想。
3. 你要儿童怎样做，就应当教儿童怎样学。
4. 鼓励儿童去发现他自己的世界。
5. 积极的鼓励胜于消极的制裁。
6. 大自然、大社会是我们的活教材。
7. 比较教学法。
8. 用比赛的方法来增进学习的效率。
9. 积极的暗示胜于消极的命令。
10. 替代教学法。
11. 注意环境，利用环境。
12. 分组学习，共同研究。

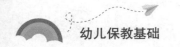
13. 教学游戏化。
14. 教学故事化。
15. 教师教教师。
16. 儿童教儿童。
17. 精密观察。

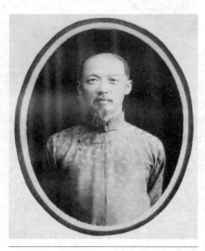

图1-2-8　张雪门

3. 张雪门的教育思想

张雪门（1891—1973年，图1-2-8）在20世纪三四十年代曾与陈鹤琴并称为"南陈北张"，对我国的幼儿教育发展有着重大的影响。

张雪门早年在小学当校长，因不满一些外国人办的托幼机构对孩子的教养方式，1918年他在宁波创办了星荫幼稚园，1924年编译出版了《福禄贝尔母亲游戏辑要》和《蒙台梭利及其教育》，并出版了专著《幼稚园教材研究》等书，对幼儿教育的发展起了推动作用。

1933年张雪门拟订了《中国北方幼稚园课程大纲》，1934年在北京郊区创办"乡村教育实验区"，区内有幼稚园、儿童工学团、青年工学团等。"七七事变"以后，张雪门将北平幼稚师范学校迁到桂林，创办了广西幼稚师范学校，培养了大批幼教师资，促进了广西幼儿教育事业的发展。1946年，张雪门应邀到中国台湾主持开办儿童保育院并任院长。此后一直留在中国台湾从事幼教工作，编写出版了诸如《幼稚教育》《幼稚园课程活动中心》《幼稚园行为课程》等十余本幼儿教育专著，为幼儿教育理论的建设做出了积极贡献。

回顾幼儿保教事业的产生与发展，可以发现，它是与社会政治、经济和文化的发展紧密联系在一起的。随着社会的进步，幼儿教育也将不断地进步，作为保教工作者，需要不断地研究新情况，解决新问题，以推进幼儿教育不断与时俱进。

 模块小结

在本模块，幼儿保教工作的基础知识选取了幼儿保教工作的内涵、特点和意义三个知识点，在理解幼儿保教工作内涵的过程中，该部分重点阐述了幼儿保育和幼儿教育的概念。关于幼儿保教工作的特点和意义，是把保育、教育作为一项综合性工作来阐述，在阐述的过程中，澄清了人们对保育员工作的一些误解和偏见，突出了保育员工作的社会价值。

模块的任务二部分，一共有三条主线：一是幼儿保育、教育的产生和早期发展；二是幼儿保教机构的产生和发展；三是幼儿保教思想的发展。前两条主线通过与幼儿教育相关的重要历史事件描述勾勒出发展进程，后一条主线突出了近现代中外教育史上有影响的幼儿教育家及其教育贡献，让学习者从中思考对当今幼儿教育的启示。

▶▶ 思考与练习

一、单项选择题

1. 幼儿教育指的是对（　　　）儿童所实施的教育。
   A. 0～3岁　　　　　　B. 3～6岁　　　　　　C. 6岁以上　　　　　　D. 0～6岁
2. 幼儿保育包括（　　　）两个方面。
   A. 大脑保育和肢体保育　　　　　　　　　　B. 精神保育和心理保育
   C. 身体保育和心理保育　　　　　　　　　　D. 身体保育和情感保育
3. 狭义的幼儿教育特指（　　　）。
   A. 家庭教育　　　　　　　　　　　　　　　B. 社会教育
   C. 社区教育　　　　　　　　　　　　　　　D. 专门开设的幼儿教育机构中的教育
4. 世界上第一所幼儿园是德国的教育家（　　　）建立的，因此其被称作"幼儿园之父"。
   A. 福禄贝尔　　　　　　B. 蒙台梭利　　　　　C. 卢梭　　　　　　　D. 杜威
5. 陈鹤琴提出的五指活动指的是（　　　）。
   A. 儿童健康活动、儿童社会活动、儿童科学活动、儿童艺术活动、儿童文学活动
   B. 儿童语言活动、儿童社会活动、儿童科学活动、儿童美术活动、儿童音乐活动
   C. 儿童常识活动、儿童社会活动、儿童科学活动、儿童艺术活动、儿童文学活动
   D. 儿童体育活动、儿童语言活动、儿童科学活动、儿童艺术活动、儿童文学活动

二、判断题

1. 保育员只负责照顾幼儿的身体健康。　　　　　　　　　　　　　　　　（　　　）
2. 托儿所是对3岁前的儿童进行集体保育和教育的机构。　　　　　　　　（　　　）
3. 从广义上来讲，自从有了人类社会，便有了幼儿教育。　　　　　　　　（　　　）
4. 世界上第一个阐明游戏教育价值并创设"恩物"的教育家是蒙台梭利。　（　　　）
5. 20世纪三四十年代，并称为中国幼教界的"南陈北张"的教育家是陈鹤琴和张伯苓。（　　　）

三、简答题

1. 什么是幼儿保育？什么是幼儿教育？
2. 幼儿园保教工作有什么特点？

四、实训任务

　　到幼儿园，初步了解幼儿园保育工作的内容。然后对照保育工作的内容，思考：如果想成为一名称职的保育员，从现在开始，还需要从哪些方面努力？请用思维导图的形式表达自己的想法。

模块 二

幼儿园保教的目标、任务和原则

任务一 ➡ 幼儿园保教目标

任务二 ➡ 幼儿园保教任务

任务三 ➡ 幼儿园保教原则

模块导读

　　幼儿园保教的目标、任务和原则是幼儿园保教工作的理论基础，也为幼儿园保教人员进行各类活动指明方向。《幼儿园教育指导纲要（试行）》（以下简称《纲要》）、新《规程》、《3—6岁儿童学习与发展指南》（以下简称《指南》）等文件都为幼儿园保教目标、任务和原则的制定提供了政策支持。保教人员应认真阅读相关文件，理解幼儿园保教目标，掌握幼儿园保教任务，并在保教实践中严格遵守幼儿园保教原则，从而促进幼儿的全面和谐发展。

学习目标

　　1. 理解幼儿园保教目标的内涵。
　　2. 掌握幼儿园保教的任务和原则。
　　3. 能依据幼儿园保教的原则，分析和解决保教实践中存在的问题。

内容结构

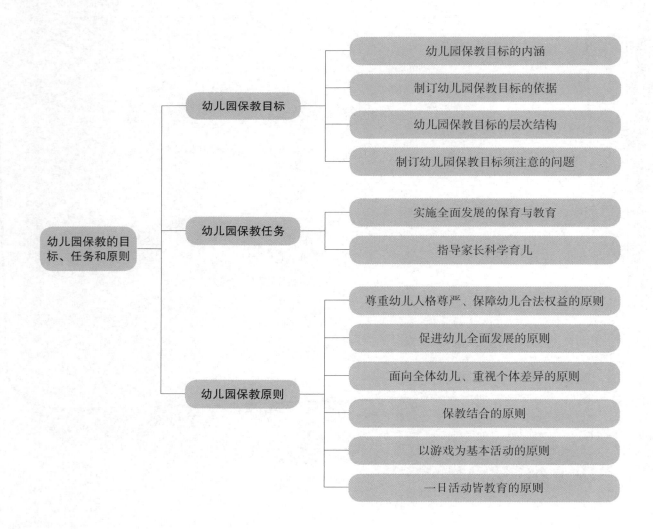

任务一 幼儿园保教目标

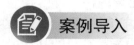 案例导入

现今社会中，家长对孩子的未来寄予厚望，带着"望子成龙""望女成凤"的心态多方面培养子女的综合素质，不想让孩子输在起跑线上。社会上兴起的武术班、英语班、钢琴班、绘画班等迎合了广大家长对子女教育的需求，甚至有的幼儿周末两天都在马不停蹄地赶各种"班"。为了进一步满足家长的需要，一些幼儿园不得不举办各种特长班、兴趣班……

思考：你是如何看待上述现象的？幼儿园保育和教育的真正目标是什么？我们应把孩子培养成为什么样的人？

家长面对自己的孩子，首先想到的是要把孩子培养成什么样的人。部分家长因为缺乏专业知识，出现了过度报班和超前学习等情况。作为保教人员，我们要理解和掌握幼儿园保教目标、任务和原则，这既是本职工作的需要，也是指导家长工作的需要。

一、幼儿园保教目标的内涵

（一）教育目的与教育目标

《中国大百科全书·教育》对教育目的的定义是："把受教育者培养成为一定社会需要的人的总要求。教育目的是根据一定的社会政治、经济、生产、文化、科学技术发展的要求和受教育者身心发展的状况确定的。它反映了一定社会对受教育者的要求，是教育工作的出发点和最终目标，也是确定教育内容、选择教育方法、检查和评价教育效果的依据。"

根据2021年修订的《中华人民共和国教育法》，我国现阶段的教育目的是："教育必须为社会主义现代化建设服务、为人民服务，必须与生产劳动和社会实践相结合，培养德智体美劳全面发展的社会主义建设者和接班人。"

教育目的是比较宏观的表述，对人才培养的宽泛描述；教育目标是对教育目的的具体化，是对人才培养的具体描述。幼儿园教育应该在我国教育目的的统领下，制订相应的教育目标。

（二）幼儿园保教目标

幼儿园教育是一种启蒙教育，是我国学校教育制度的基础阶段，幼儿园保教目标应该是教育目的在幼儿阶段的具体体现，并制约着幼儿教育的任务和内容。根据幼儿园教育的特殊性，幼儿园保教目标应涵盖保育和教育两个方面，做到保教并重，在促进幼儿全面发展的同时，防止幼儿园教育小学化和成人化。

根据新《规程》，我国幼儿园教育总目标是："贯彻国家的教育方针，按照保育与教育相结合的原则，遵循幼儿身心发展的特点和规律，实施德、智、体、美等方面全面发展的教育，促进幼儿身心和谐发展。"

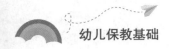
二、制订幼儿园保教目标的依据

（一）教育目的

幼儿园保教目标应在我国教育目的的指导下，结合幼儿教育性质、幼儿发展特点等内容提出，教育目的对各幼儿园具体保教目标的制订和实施有规范和引领作用。我国当前的教育目的是培养德、智、体、美诸方面全面发展的社会主义事业的建设者和接班人。在遵循教育目的基本精神的前提下，我国幼儿园保教总目标是培养德、智、体、美诸方面全面发展的幼儿。

（二）幼儿身心发展的规律和特征

幼儿园保教目标的制订，是基于幼儿身心发展规律及特征基础上的。幼儿身心发展需要遵循顺序性、阶段性、不平衡性、个别差异性、互补性和整体性。幼儿身心发展的顺序性要求制订幼儿园保教目标时，需要从浅入深，由具体到抽象，由简单到复杂；幼儿身心发展的阶段性要求制订幼儿园保教目标时，要有针对性，避免一刀切；幼儿身心发展的不平衡性要求制订幼儿园保教目标时，需要关注幼儿敏感期；幼儿身心发展的互补性要求制订幼儿园保教目标时，要关注幼儿发展的优势；幼儿身心发展的个别差异性要求制订幼儿园保教目标时，要关注幼儿的个性化发展，做到因材施教；幼儿身心发展的整体性要求制订幼儿园保教目标时，要注重幼儿身心和谐发展。总的来说，保教目标的制订要符合幼儿身心发展规律和特征，在此基础上，促进幼儿全面发展。

（三）社会发展的客观要求

教育是人类独特的活动，教育的基本功能是培养人、塑造人，促进个体社会化和个性化发展，教育要把人类历史上积累的各类知识、经验等一代代传承，有目的、有计划地培养为社会服务的人。不同的阶级和社会集团，会结合自身的利益来培养新一代成员。制订幼儿园保教目标和任务必须适应社会发展的需求，当前社会发展对人才培养提出了新要求，即不但具备一定的知识和技能，还需要具备良好的道德素质和心理素质，是全面发展的人。幼儿园保教目标的制订，就是依据社会发展的客观要求使幼儿成为社会所需要的人。

 知识链接

蒙台梭利的敏感期理论

蒙台梭利借鉴了奥地利生物学家罗伦斯关于关键期的概念，提出了敏感期理论。蒙台梭利指出：儿童在每一个特定的时期都有种特殊的感受能力，这种感受能力促使他对环境中的某些事物很敏感，对有关事物的注意力很集中，很耐心，而对其他事物则置若罔闻。当幼儿处于某个敏感期时，会产生一种敏感力。当敏感力产生时，幼儿内心会有一股无法抑制的动力，驱使他对所感兴趣的特定的事物产生尝试或学习的狂热，直到满足需求或敏感力减弱，这股力量才会消逝。

根据蒙台梭利对婴幼儿敏感期的观察与研究，归纳出以下九个敏感期：

1. 语言敏感期（0～6岁）：当婴儿开始注意大人的嘴型，并发出牙牙学语的声音时，就开始进入了语言敏感期。在语言敏感期内，多让孩子说话，给孩子创设丰富的语言环境。

2. 秩序敏感期（2～4岁）：孩子需要有秩序的环境来帮助他认识事物、熟悉环境。当成人未能提供有序的环境，孩子便没有建立起对各种关系的知觉基础。当孩子从环境里逐步建立起内在秩序时，智能也因而逐步建构。

3. 感官敏感期（0～6岁）：孩子从出生起，就会凭借视觉、听觉、触觉等感官来熟悉环境，了解事物。需要在感官上给孩子各种刺激和训练。

4. 细微事物敏感期（1.5～4岁）：这一时期的孩子会对细小的事物非常关注，可以多鼓励孩子观察，培养孩子的专注力和思维能力。

5. 动作敏感期（0～6岁）：孩子从出生到慢慢长大，动作在不断发展，除了大肌肉的发展，蒙台梭利更强调小肌肉的练习，不但养成良好的动作习惯，也能促进智力的发展。

6. 社会规范敏感期（2.5～6岁）：两岁半的孩子逐渐脱离以自我为中心，对结交朋友、群体活动有了明确倾向。这时，父母应与孩子建立明确的生活规范、日常礼节，使其日后能遵守社会规范，拥有自律的生活。

7. 书写敏感期（3.5～5.5岁）：当孩子喜欢拿笔涂涂画画的时候，就是孩子书写敏感期到来的时候，如果给予孩子充满乐趣的书写环境，书写敏感期就会提前出现或表现得更强烈。

8. 阅读敏感期（4.5～5.5岁）：如果孩子在语言、感官肢体等动作敏感期内进行了充足的学习，其书写、阅读能力便会自然产生。

9. 文化敏感期（6～9岁）：蒙台梭利指出幼儿对文化学习的兴趣，萌芽于3岁，但是到了6～9岁则出现探索事物的强烈要求，成人可在此时提供丰富的文化资讯，以本土文化为基础，延伸至关怀世界的大胸怀。

三、幼儿园保教目标的层次结构

幼儿园保教目标是一个体系，它包含不同层次的目标。保教目标的分解，是一个不断具体化的过程，从宏观到微观，逐层转化为可操作的具体活动目标，并落实到幼儿活动中。目标的层层分解就形成了幼儿园保教目标的金字塔结构，这一结构从上到下由三个层次构成（图2-1-1）。

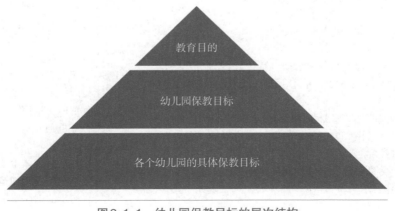

图2-1-1　幼儿园保教目标的层次结构

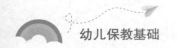

其中，各个幼儿园的具体保教目标是根据国家对幼儿教育的要求，结合本园实际情况制订的。它既体现了国家对幼儿教育的一般要求，又具有幼儿园自身的特色。关于幼儿园具体保教目标如何制订，各个幼儿园可以根据实际情况采用不同的分解方法。

（一）按照幼儿学习与发展的内容划分

按照幼儿学习与发展的内容，幼儿园具体保教目标可以分为领域目标、主题活动目标、具体活动目标。领域目标是纲领性目标，主题活动目标是综合性目标，具体活动目标是可操作性目标。在幼儿园保教总目标指引下，幼儿园可以结合领域目标，依托幼儿园发展实际，如幼儿园地域文化特色、幼儿实际发展水平，来制订主题活动目标和具体活动目标。

第一层次：领域目标

新《规程》提出了幼儿园教育总目标，《纲要》提出了五大领域的总目标，《指南》则将各领域目标进行了进一步细化。表2-1-1列举了按照幼儿学习与发展内容划分的领域目标。

表2-1-1　按照幼儿学习与发展内容划分的领域目标

学习领域	《幼儿园教育指导纲要（试行）》目标	《3—6岁儿童学习与发展指南》具体目标
健康领域	1. 身体健康，在集体生活中情绪安定、愉快 2. 生活、卫生习惯良好，有基本的生活自理能力 3. 知道必要的安全保健常识，学习保护自己 4. 喜欢参加体育活动，动作协调、灵活	1. 身心状况 （1）具有健康的体态 （2）情绪安定愉快 （3）具有一定的适应能力 2. 动作发展 （1）具有一定的平衡能力、动作协调、灵敏 （2）具有一定的力量和耐力 （3）手的动作灵活协调 3. 生活习惯与生活能力 （1）具有良好的生活与卫生习惯 （2）具有基本的生活自理能力 （3）具有基本的安全知识和自我保护能力
语言领域	1. 乐意与人交谈，讲话礼貌 2. 注意倾听对方讲话，能理解日常用语 3. 能清楚地说出自己想说的事 4. 喜欢听故事、看图书 5. 能听懂和会说普通话	1. 倾听与表达 （1）认真听并能听懂常用语言 （2）愿意讲话并能清楚地表达 （3）具有文明的语言习惯 2. 阅读与书写准备 （1）喜欢听故事，看图书 （2）具有初步的阅读理解能力 （3）具有书面表达的愿望和初步技能
社会领域	1. 能主动地参与各项活动，有自信心 2. 乐意与人交往，学习互助、合作和分享，有同情心 3. 理解并遵守日常生活中基本的社会行为规则 4. 能努力做好力所能及的事，不怕困难，有初步的责任感 5. 爱父母长辈、老师和同伴，爱集体、爱家乡、爱祖国	1. 人际交往 （1）愿意与人交往 （2）能与同伴友好相处 （3）具有自尊、自信、自主的表现 （4）关心尊重别人 2. 社会适应 （1）喜欢并适应群体生活 （2）遵守基本的行为规范 （3）具有初步的归属感

续　表

学习领域	《幼儿园教育指导纲要（试行）》目标	《3—6岁儿童学习与发展指南》具体目标
科学领域	1. 对周围的事物、现象感兴趣，有好奇心和求知欲 2. 能运用各种感官，动手动脑，探究问题 3. 能用适当的方式表达、交流探索的过程和结果 4. 能从生活和游戏中感受事物的数量关系并体验到数学的重要和有趣 5. 爱护动植物，关心周围环境，亲近大自然，珍惜自然资源，有初步的环保意识	1. 科学探究 （1）亲近自然，喜欢探究 （2）具有初步的探究能力 （3）在探究中认识周围事物和现象 2. 数学认知 （1）初步感知生活中数学的有用和有趣 （2）感知和理解数、量及数量关系 （3）感知形状与空间关系
艺术领域	1. 能初步感受并喜爱环境、生活和艺术中的美 2. 喜欢参加艺术活动，并能大胆地表现自己的情感和体验 3. 能用自己喜欢的方式进行艺术表现活动	1. 感受与欣赏 （1）喜欢自然界与生活中美的事物 （2）喜欢欣赏多种多样的艺术形式和作品 2. 表现与创造 （1）喜欢进行艺术活动并大胆表现 （2）具有初步的艺术表现与创造能力

第二层次：主题活动目标

主题活动以一个主题为中心拓展，形成更多的子主题，在活动中贯穿培养各种能力的目标。主题活动更尊重幼儿的兴趣，系统性、灵活性更强。首先，主题活动目标的制订，应该以领域目标为指导，结合本班幼儿发展水平和经验需要，制订具体的、明确的、有针对性的保教目标，并通过具体活动，使目标得以落地。其次，主题活动目标的制订应具备综合性，包括幼儿应获得哪些情感体验与态度、掌握怎样的学习过程与方法、得到哪些方面的能力发展、增进哪些知识与技能等。

第三层次：具体活动目标

具体活动目标是指某一具体教育活动所要达到的目的，或所要引起的幼儿身心变化的具体要求。[1]具体活动目标是主题活动目标的具体化，具有更强的针对性和可操作性，是目标层次中最基础的部分，也是幼儿园保教目标最基本的要素。制订具体活动目标时，既要考虑各领域目标的渗透，也要考虑从不同角度促进幼儿的发展。

领域目标、主题活动目标、具体活动目标的关系及示例可参见表2-1-2。

表2-1-2　幼儿园具体保教目标分解示例

目标层级	内　容	目　标　示　例
领域目标	社会领域	在群体活动中积极、快乐，对小学生活有好奇和向往
主题活动目标	大班主题活动：我要上小学了	1. 初步认识小学环境并感受小学生的学习、生活，激发做小学生的愿望 2. 养成良好的学习习惯和生活习惯，掌握独立生活的能力；懂得珍惜时间，有一定的时间观念和任务意识 3. 尝试用自己喜欢的方式表达即将毕业的感受和体会，学会感激师恩，珍惜友情
具体活动目标	大班综合活动：铅笔盒变医院	1. 理解铅笔盒里文具对话的含义 2. 知道爱护文具，形成爱护文具的良好习惯 3. 乐意模仿故事中的对话和表演故事

---

[1]　朱宗顺，陈文华．学前教育学［M］．北京：北京师范大学出版社，2012.

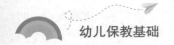

（二）按照时间范围划分

按照时间范围，幼儿园具体保教目标可以分解为各年龄阶段保教目标——学期保教目标——月保教目标——周保教目标——一日活动保教目标——具体活动保教目标。其中，各年龄阶段保教目标主要涵盖小、中、大三个年龄阶段的目标；学期保教目标是对年龄阶段目标的具体化，让目标的实现更具操作性；月保教目标和周保教目标是对学期保教目标的具体化，一般结合幼儿园当下实际情况来制订；而幼儿园具体保教目标，归根到底需要落实到幼儿一日活动、具体活动中才能达成。各个时间范围的保教目标，是保教人员制订不同时段工作计划的重要依据。

第一层次：各年龄阶段保教目标

幼儿在发展的不同阶段有不同要求，各年龄阶段保教目标是根据幼儿不同年龄阶段身心发展特点所制定的。《指南》对3～4岁幼儿、4～5岁幼儿、5～6岁幼儿三个年龄段的保教目标进行了具体规定，示例如表2-1-3所示。

表2-1-3　幼儿各年龄阶段保教目标示例

3～4岁幼儿	4～5岁幼儿	5～6岁幼儿
1. 在帮助下能穿脱衣服或鞋袜 2. 能将玩具和图书放回原处	1. 能自己穿脱衣服、鞋袜、扣纽扣 2. 能整理自己的物品	1. 能知道根据冷热增减衣服 2. 会自己系鞋带 3. 能按类别整理好自己的物品

第二层次：学期保教目标

学期保教目标是对各年龄阶段保教目标的具体化。在各年龄阶段保教目标的基础上，保教人员会根据班级幼儿发展的特点和需求，制订每个学期的保教目标，学期保教目标是对年龄阶段目标的落实，能更加精准和有效地实现年龄阶段目标。

第三层次：月保教目标与周保教目标

月保教目标与周保教目标，又是对学期保教目标的具体化和细化。月保教目标和周保教目标需要保教人员充分考虑幼儿年龄特点，结合传统文化、节日、节气、季节、区域特点等来确定。

第四层次：一日活动与具体活动目标

一日活动保教目标与具体活动目标是在月保教目标与周保教目标基础上，进一步具体化和细化而来，保教人员根据班级幼儿情况，制订出适宜的具体活动目标，最终实现幼儿园具体保教目标的落地。

四、制订幼儿园保教目标须注意的问题

（一）保教目标的内容要全面

保教目标的内容应包括幼儿全面发展的各个方面和每个方面的全部内容。即保教目标应涵盖幼儿德智体美各个方面，不能轻德育重智育，或者轻美育重智育的发展；或者智育中重知识轻能力的培养，体育和美育中注重动作或技能的发展而忽视团结协作、审美等能力的培养；又或者美育和德育中注重常识类知识的学习而忽视道德情感能力的培养。保教人员在制订目标时应综合考虑幼儿全面发展的需要，使目标的整体结构不受损害，不能出现偏向某一方面目标而忽视其他方面的情况。

（二）保教目标应有连续性和一致性

保教目标的实现是一个长期的过程，应该由不同的阶段来实现，每个阶段既要有其特色，也应该互相衔接，体现幼儿身心发展的渐进性、连续性。保教目标的上下层之间，应该协调一致，从小到大，从一个个具体目标向总目标前进，最终实现上层目标。

例如，小班幼儿刚入园时，保教人员需要教幼儿不经允许不能拿别人的东西，借别人的东西要归还；中班时，保教人员要告诉幼儿不私自拿不属于自己的东西；大班时，保教人员要进一步教育幼儿用别人的东西时要知道爱护。通过目标的延续，最终帮助幼儿养成不私自拿别人东西、爱护他人物品的行为规范。

知识链接

保教人员是实现保教目标的重要保障

幼儿园保教人员是按照社会要求去促进幼儿发展的，是将保教目标真正落实到促进幼儿发展的执行者。这就要求保教人员：

（1）必须正确、清楚、全面地理解和把握幼儿园保教目标的内涵，并将这种"外在"的保教目标转化为"内在"的、正确的保教观念，用以指导自己的行动；

（2）必须掌握将保教目标转化为幼儿发展的技能；

（3）在保教过程中，要依据幼儿的实际水平，选择相适应的保教目标、保教模式、保教内容、活动方式、组织形式、指导方法等去促进幼儿的发展。没有保教人员的这些努力，保教目标的实现是很难的。

不过，保教人员即使明确了保教目标，在实施过程中也不一定是一帆风顺的，或多或少总要受到外来的干扰或影响。例如：来自家长的影响，有的家长望子成龙心切，希望幼儿园训练孩子某种技能，或要求教小学生才学习的读、写、算技能。又如，社会影响，社会上各种幼儿技能大赛的宣传，偏重学历、追求升学率的风潮等，都可能干扰保教人员按保教目标组织活动，使保教人员的行为偏离保教目标。因此，在实现保教目标的过程中，保教人员有责任排除干扰，坚定地按照保教目标来规范自己的保教行为，以保证保教目标的真正实现。

任务二　幼儿园保教任务

案例导入

早上，保育员小朱老师正在配合带班老师们接待幼儿入园，主班教师叶老师接到一个电话，放下电话，叶老师对配班李老师和小朱老师说："刚才是杰杰奶奶打来的电话，因为杰杰爸爸妈

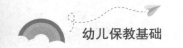

妈上班后，杰杰把所有的零食和平板搬到床上，一边吃零食一边看平板，还让奶奶滚！"小朱老师非常惊讶，李老师见怪不怪地说："杰杰是被宠坏了啊，我们和他爸爸妈妈沟通多少次了，甚至还家访过几次，他爸爸妈妈从不重视，下了班一个打麻将，一个玩游戏，孩子丢给爷爷奶奶，家长会从不参加，群消息也不回，还说教育孩子是幼儿园的事。"

思考：如果在工作中遇到杰杰家这样的情况，你会怎么做？幼儿园保育和教育的任务是什么？

新《规程》第二条规定，幼儿园是对3周岁以上学龄前儿童实施保育和教育的机构。同时第三条规定了幼儿园的任务涵盖了两个方面：一是贯彻国家的教育方针，按照保育与教育相结合的原则，遵循幼儿身心发展特点和规律，实施德、智、体、美等方面全面发展的教育，促进幼儿身心和谐发展；二是幼儿园面向幼儿家长提供科学育儿指导。

一、实施全面发展的保育与教育

（一）幼儿德育

1. 幼儿德育的概念

幼儿德育是指根据幼儿身心发展的特点和实际情况，按照社会的要求，有目的、有计划地对幼儿施加教育影响，发展幼儿的社会性，培养幼儿的道德行为和品质的教育活动。[1]

2. 幼儿德育的内容

幼儿德育的内容包含三个方面：萌发爱家乡、爱祖国、爱集体、爱劳动、爱科学的情感；发展幼儿的交往能力，学习必要的社会行为规范；培养幼儿良好的个性品质。

3. 幼儿德育的实施

（1）日常生活、游戏是实施幼儿德育最基本的途径

幼儿是在日常生活与游戏中，在与同伴及成人交往的过程中，了解人、事、物之间的关系以及一定的行为准则，并且进行各种行为练习，日积月累、循序渐进，逐渐形成某些良好行为品质的。

（2）专门的德育活动也是实施幼儿德育的有效手段

专门的德育活动是指保教人员根据幼儿的年龄特征与各年龄班德育的内容与要求，结合本班幼儿的实际情况、行为表现，有计划、有目的组织的德育活动，也是为实现某项德育内容而组织的教育活动，如谈话、讨论、参观、劳动、节日庆祝活动等。专门的德育活动仍然要以幼儿生活为基础，要善于抓住幼儿生活中的实例，还要以幼儿可以接受的方式进行，避免空洞说教，才能取得较好的效果。例如，教师可通过端午节吃粽子、佩戴香囊等活动，培养幼儿热爱祖国传统文化的情感。

幼儿德育应注意的问题

（二）幼儿智育

1. 幼儿智育的概念

幼儿智育就是按照幼儿认知发展的特点，有目的、有计划地增进幼儿对周围环境的认识，获得粗浅的知识与技能，发展智力并培养其认知兴趣和良好学习习惯的教育过程。

---

[1] 文中幼儿德育、幼儿智育、幼儿体育和幼儿美育的相关概念及内容，借鉴和引用了陈幸军的《学前教育学》（陈幸军.学前教育学［M］.北京：人民教育出版社，2011.）一书。

2. 幼儿智育的内容

幼儿智育的内容包含四个方面：培养幼儿的学习兴趣和良好的学习习惯；发展幼儿的语言交往能力；引导幼儿获得周围生活中初步的知识；发展幼儿的智力。

3. 幼儿智育的实施

幼儿是在各种实践活动中主动学习、获得发展的，因此，幼儿园应将各种教育活动作为实施幼儿智育的有效途径。要注意解放幼儿的双手，为幼儿提供实践的机会，根据幼儿的年龄特点，引导他们从事不同水平的游戏和操作活动。另外要注意将智育渗透在一日活动之中，引导幼儿在解决生活实际问题的操作活动中增进对周围环境的认识，发展思维能力，获得丰富的感性经验，促进智力发展。

（三）幼儿体育

1. 幼儿体育的概念

幼儿体育是指在幼儿园进行的，遵循幼儿身体生长发育的规律，运用科学的方法，以增强幼儿体质、保证幼儿健康为目的的一系列教育活动。

2. 幼儿体育的内容

幼儿体育的内容包括两个方面：一是做好卫生保健工作。这需要建立良好的生活环境，制订、执行合理的生活制度和卫生保健制度，培养幼儿良好的生活卫生习惯，增强他们的自我保护意识并且要重视幼儿的心理健康。二是积极开展体育活动。主要通过基本动作的练习和基本体操来增强幼儿的体质，发展基本动作，培养勇敢、自信等优良品德和活泼开朗的性格。

3. 幼儿体育的实施

（1）创设良好的生活环境

良好的生活环境是幼儿健康成长的必要条件。幼儿的生长发育、体质的增强和健康水平的提高都离不开良好的生活环境。幼儿园应该根据幼儿身体生长发育的规律和特点，充分利用现有的物质条件，因地制宜，为幼儿提供安全、健康、丰富的生活和活动环境，包括便于幼儿使用的生活和卫生设备设施，安全宽敞的室内和户外活动场地等，以满足他们生活、游戏、锻炼的需要，使他们在健康快乐的生活中获得有益于身心发展的经验。

（2）开展各项体育活动

幼儿的生长发育，除了良好的环境、合理的营养和充足的睡眠，还离不开各种各样的体育活动。体育活动可以促进新陈代谢、增强体质、增进健康、提高环境适应能力。幼儿园的体育活动形式多样，主要有早操、体育课、体育游戏以及其他室内外体育活动，其中户外游戏活动是幼儿园体育活动的主要组织形式。新《规程》规定，在正常情况下，幼儿户外活动时间（包括户外体育活动时间）每天不得少于2小时，寄宿制幼儿园不得少于3小时；高寒、高温地区可酌情增减。

（四）幼儿美育

1. 幼儿美育的概念

幼儿美育就是根据幼儿身心特点，利用美的事物，通过组织幼儿的审美活动来培育幼儿感受美、欣赏美、表现美、创造美的情趣和能力的教育活动。

2. 幼儿美育的内容

幼儿美育的内容可以分为艺术美、自然美和社会生活美三大方面。艺术是人类审美实践的集中体现，它给人最充分、最完满的美的享受，并易于被幼儿理解和接受，所以，音乐、美术、文学作品的欣赏是幼儿美育的主要内容。幼儿最初的美感是从日常生活开始的，日常生活中的美

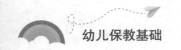

是幼儿最便于接近、最熟悉、最容易感知的，而大自然、大社会又为幼儿提供了丰富多彩、千变万化的审美对象。

3. 幼儿美育的实施

日常生活、大自然、大社会是实施美育的重要途径。实施幼儿美育应注意：幼儿园美育是面向全体幼儿的，要重视通过美育的实施来培养幼儿健全的人格，重视培养幼儿的想象力和创造力。通过美育，幼儿可以学会欣赏美的事物、人物和服饰，也初步了解如何通过服饰、行为举止、绘画、唱歌、跳舞等表现和创造美。

案例分析[1]

案例：长翅膀的汽车[1]

有个幼儿在画汽车时，将车轮画成了两只脚，并在车身上画上翅膀，教师看到后马上对他说："汽车上面哪有翅膀呢？你再仔细看一看汽车，想想该怎样画？"结果幼儿将翅膀去掉，画了一辆普通的汽车。教师这样的处理对吗？为什么？

分析：

教师这样的处理是错误的，会让幼儿觉得自己错了，以后也许就不再这样"异想天开"了，这对幼儿想象力、创造性的发展是非常有害的。除艺术活动之外，在生活中，幼儿也常常表现出对事物独特的审美感受和理解，成人不要随意贬低或纠正，而应鼓励和接纳。其实慢慢我们也会发现，幼儿的想象和创造会让成人学到许多东西。

二、指导家长科学育儿

科学育儿是现代幼儿教育的基本特征之一。幼儿教育的发展，不仅仅是数量和规模的增长，也需要教育质量的提高，而教育质量提高的关键在于科学育儿，这是幼儿园和家长的共同责任。但目前科学育儿观念并未普及，部分家长在育儿的理念和方法方面依然存在诸多问题，幼儿园应从家长的问题和困难出发，提供合理指导。

1. 宣传科学的育儿理念

当前，随着信息化的发展，人们的价值取向更加多元化，获得信息的途径也增多，教育呈现多样化发展趋势，如何从海量的教育信息中筛选出有价值的教育内容进而提升育儿理念，对家长而言存在难度。

幼儿园有"家园之窗""爸爸妈妈看过来"等栏目，教师在每周将保教重点、近期疾病预防、幼儿年龄段特点和科学育儿等相关知识传递给家长。幼儿园也可以在特定时间，邀请幼儿教育领域相关专家，以围绕某个主题开展讲座的方式向家长宣传科学的育儿理念。当然，随着信息技术的发展，网站、平台、APP 都为幼儿园宣传科学的育儿理念提供了便利。

2. 指导科学的育儿方法

保教人员除了宣传科学育儿理念外，还需要给予家长体验的机会，将科学育儿理念最终转化为家长自身的认识和自觉的行为。比如，幼儿园可以建立家长委员会，收集同一年龄段幼儿教

[1] 陈幸军.幼儿教育学（第三版）[M].北京：人民教育出版社，2012.

育中存在的普遍性问题，保教人员给予指导方案，分享到班级群中，为面对同一问题的家长提供实际解决方案。家访是教师了解幼儿在家情况最直接的方式，家访中，教师可以通过有目的的谈话、交流，了解家庭教育的基本情况，做出判断，进而在后续工作中根据需要对家长进行有针对性指导。幼儿园还可以定期召开家长会，教师汇报本班幼儿在园情况，分析该年龄段幼儿特点，说明本班幼儿存在的普遍问题，提出需要家长配合的工作，并在后续活动中观察、验证，真正做到行之有效。对个别幼儿，教师还可以建立追踪档案，根据幼儿发展情况给予适宜的指导。

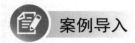

任务三　幼儿园保教原则

📝 案例导入

2012年10月，浙江省温岭市发生一起幼儿园教师虐童事件。涉事教师颜某因"一时好玩"在幼儿园活动室里强行揪住一名幼儿双耳，向上提起，同时让另一名教师用手机拍下，之后该照片被上传到网上。被揪耳幼儿双脚离地近20 cm，表情痛苦，号啕不止。相反，颜某神情愉悦，乐在其中。此外，颜某本人的网络空间还被发现有多张虐童照，颜某多次对班内幼儿以揪耳朵、胶带封嘴、倒插垃圾桶等方式进行虐待，并拍照取乐。

思考：颜某以"好玩"为理由虐童取乐，违反了幼儿园保教的哪条原则？如何看待教师对幼儿的随意取笑和打骂？

幼儿园保教原则是保教人员在向幼儿进行保育和教育时必须遵循的基本要求。这些要求是根据幼儿园保教目标、任务和幼儿身心发展的特点，并在总结了长期的幼儿保教实践经验基础上提出来的。

一、尊重幼儿人格尊严、保障幼儿合法权益的原则

尊重幼儿的人格尊严，首先要明确，幼儿虽然年龄小，但他们和保教人员之间是平等的关系。保教人员要把幼儿当作独立的人来对待，尊重幼儿年龄特点，尊重幼儿的兴趣爱好，尊重幼儿的独特性。保教人员在言行中要处处体现对幼儿的尊重，倾听幼儿的想法，尊重幼儿的意愿，不随意呵斥、责备和体罚幼儿，让幼儿意识到自身的价值与不同，从而建立良好的自我概念，为其终身健康发展奠定基础。

幼儿是较为特殊的群体，他们享有独特的权利，如生存权、生命健康权、发展权、受保护权、受教育权、参与权、肖像权等，这些都是与其年龄段相适应的权利，但幼儿年纪小，他们对自己权利的行使还必须通过成人的教育和保护才能实现。家庭、学校、社会应当保障未成年人的合法权益不受侵犯，因此保教人员不仅是幼儿的"教育者"，也应当是幼儿权利的实际维护者。

二、促进幼儿全面发展的原则

幼儿全面发展是幼儿园采取符合幼儿身心发展特点的方式、方法和手段，促进幼儿在德智体美诸方面全面和谐地发展。在幼儿的全面发展中，德育是灵魂，能促进幼儿的个性品质健康发

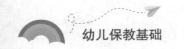

展，帮助幼儿适应社会；智育是支持，是幼儿认知结构建立的支持，也为以后的学习打下良好的基础；体育是基础，能促进幼儿的生长发育，提高幼儿体质，为其他方面的发展提供基础；美育是动力，能陶冶幼儿心灵，促进其审美的发展。德智体美之间互相渗透，互相依存，互相促进。

幼儿的全面发展还应包含幼儿身心和谐发展。身心和谐发展包含了生理和心理两方面的内容，身心和谐发展的幼儿应具备强健的体质、协调的动作、愉快的情绪、良好的生活习惯和基本生活能力。只有身心和谐发展，幼儿才能更好地适应社会，终身受益。

 知识链接

陈毅同志关于全面发展的生动比喻

关于全面发展，陈毅同志曾做过一个生动的比喻："一个飞行员没有坚定正确的政治方向，没有无产阶级觉悟，一起飞就飞到敌人那里去了，怎么能让这样的人驾驶飞机呢？另一个飞行员有高度的政治觉悟，有为人民服务的愿望，但技术不过硬，一起飞就被敌人打下来了，这样的飞行员有什么用呢？"

三、面向全体幼儿、重视个体差异的原则

教育是平等的，每个幼儿都应该享有同等的受教育机会。新《规程》规定：幼儿园教育应面向全体幼儿，热爱幼儿，坚持积极鼓励、启发引导的正面教育。保教人员应关注全体幼儿，促进每个幼儿的发展。对全体幼儿而言，要平等对待每一个幼儿，不戴有色眼镜看待幼儿，不随意给幼儿贴标签，不忽视喜好安静、不爱讲话的幼儿。

新《规程》还规定：幼儿园教育应遵循幼儿身心发展规律，符合幼儿年龄特点，注重个体差异，因材施教，引导幼儿个性健康发展。幼儿来自不同的家庭，他们的生活环境和受教育环境不同，所以，幼儿的生活经验、认知能力、发展水平也存在差异。保教人员需要全面了解幼儿的差异，尊重幼儿的个别差异，因人而异地进行教育，为集体活动中的幼儿提供表现的机会，使每个幼儿都能发挥优点和特长，在自己原有的水平上得到应有的发展。

 案例分析

案例：你怎么画得这么差？[1]

"你看，小军画得多好，你怎么画得这么差？你别去玩了，就在这儿画吧。"幼儿园老师对小红这样说。小红认真地画了好久，还是不行，只能看着别的小朋友玩游戏。第二天小红怎么也不肯去幼儿园，后来虽然在妈妈的强迫下去了，但是整天闷闷不乐，做什么事

[1] 李季湄.幼儿教育学基础［M］.北京：北京师范大学出版社，1999.

都畏畏缩缩的，觉得自己不行。

分析：

幼儿园教师的做法是不适宜的，因为幼儿的能力发展是有差异的。虽然小红可能没有小军画得好，但案例中小红的态度是认真的。每个孩子都有自己的长处和学习特点，教师要"承认和关注儿童的个体差异，避免用整齐划一的标准评价不同的幼儿，在幼儿面前慎用横向的比较"。

四、保教结合的原则

幼儿园的保育和教育工作是相互联系、相互渗透的，它们不可分割的关系是由幼教工作的特殊性和幼儿身心发展的特点决定的。

保育和教育虽然各有各的主要职能，但并不是截然分离的，教育中包含了保育的成分，保育中也渗透着教育内容。例如，教师在组织幼儿剪纸时，不仅要关注基本技能技巧的掌握，还需要帮助幼儿树立安全意识，活动结束后学会整理桌面，养成清洁卫生的习惯；保育员在组织幼儿进餐时，可以渗透节约粮食、理解食物的营养成分等内容。

保教人员要树立保教结合的思想，以保教目标和任务为指导，有目的有计划地对幼儿进行保育和教育。保教人员要团结协作、密切配合，科学合理地组织幼儿活动，在生活活动、学习活动、游戏活动和运动中均做好保育与教育，将"保教结合"的理念和原则渗透于幼儿一日活动中。

五、以游戏为基本活动的原则

新《规程》要求："以游戏为基本活动""幼儿园应当将游戏作为对幼儿进行全面发展教育的重要形式"。游戏是幼儿在一日活动中，除满足基本生存需要的活动外，所占时间最多、发生次数最多的活动；游戏对幼儿的生活和生长有重要意义。同时，游戏还是幼儿最喜爱的活动，是幼儿自发学习的重要方式，幼儿园应该把游戏作为主要的活动形式，渗透在幼儿一日活动中。

保教人员应该从幼儿年龄特点和发展水平出发，利用游戏形式组织幼儿园各类活动，将游戏要素渗透到活动中，激发幼儿参与活动的兴趣，提升活动效果；要为幼儿提供健康、合理的游戏，满足幼儿对多种游戏的需要，为幼儿游戏提供适宜的环境和材料，为幼儿提供自由、自发、自主的游戏机会；多从正面评价幼儿游戏，肯定幼儿的进步与积极性；还应主动抓住游戏中的教育契机，促进游戏的深化和提升，更好地促进幼儿全面发展。

六、一日活动皆教育的原则

在幼儿园一日活动中到处存在着教育契机，从来园到离园，幼儿园一日活动虽然分成了不同类型的活动和不同的活动内容，但在本质上是一个完整的整体，幼儿正是在不断重复的活动中获得发展与成长的。

保教人员应充分理解一日活动的价值，使一日活动各个环节都赋予教育意义，让幼儿在活动中习得经验、养成习惯。如来园离园时学会打招呼；餐饮过程中学会爱惜食物，讲究卫生；

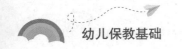
洗手时，学会节约用水，随时关好水龙头；日常活动中学会爱惜物品、物归原处；与他人交往中学会谦让、合作等内容。幼儿园一日活动应为幼儿的发展奠定良好的基础，既有利于幼儿现实的需要，又有利于其长远发展。一日活动皆教育原则的实施，有助于建立高质量的幼儿教育，促进幼儿身心健康发展。

案例：有心的张老师

张老师是一位非常有心的幼儿园教师。她很注重在一日活动的各个环节中渗透对幼儿的教育。比如，幼儿午餐和晚餐的时间，她会选一些很优美的音乐或者幼儿很喜欢的故事让幼儿边吃饭边欣赏；每天的晨间谈话时她会和个别幼儿交谈或者让幼儿在集体面前谈一谈自己感兴趣的事情。有段时间，她发现孩子们不太爱惜小椅子，于是，张老师特意编了一个故事《一把小椅子痛苦的一天》，在晨间谈话时讲给孩子们听。张老师发现，自从孩子们听了这个故事以后，绝大多数的孩子开始爱惜东西了。

分析：

张老师的一日活动组织体现了一日活动皆教育的原则。张老师是非常用心的教师，在幼儿用餐的时间，她会选一些音乐让幼儿边吃饭边欣赏；晨间谈话时，她会和幼儿交谈或者让幼儿在集体面前有锻炼语言表达的机会；她发现幼儿不太爱惜小椅子，还特意编了一个故事讲给他们听。这些都体现了张老师很注重在一日活动的各个环节中渗透对幼儿的教育。在幼儿园，无论是幼儿的生活活动，还是各领域的教学活动、参观访问，无论是有组织的活动还是幼儿自主的活动，都具有重要的教育作用，对幼儿的发展都是不可缺少的。

上述幼儿园保教原则，前三项是教育的一般原则，是幼儿园、小学、中学教师均应遵循的，它反映了教育的一般要求；后三项是幼儿保育与教育的特殊原则，是根据幼儿保教的特点提出来的，是幼儿园保教工作对教师和保育员的特殊要求。各条原则彼此密切联系、相互渗透，不可分割。因此，应当在深刻理解每条原则的基础上综合运用。

 模块小结

幼儿园保教目标、任务和原则为保教人员树立正确的保教理念、实施各类保教活动指明了方向。本模块的任务一阐述了幼儿园保教目标的内涵、制订幼儿园保教目标的依据、幼儿园保教目标的层次与结构以及制订幼儿园保教目标时需要注意的问题，整个任务一厘清了幼儿园保教目标的基本知识。接下来，在任务一的基础上，明确了幼儿园保教任务是实施全面发展的保育和教育以及指导家长科学育儿。并根据幼儿园保教目标、任务和幼儿身心发展的特点，在总结了长期的幼儿保育与教育实践经验基础上提出了幼儿园保教原则，以使保教工作符合社会、家长的要求，也符合幼儿自身的利益。

思考与练习

一、单项选择题

1. 幼儿园的双重任务是（　　　）。
   A. 保育和教育幼儿 　　　　　　　　　B. 培养习惯和教授知识
   C. 照看幼儿和教育幼儿 　　　　　　　D. 保教幼儿和服务家长

2. 以下关于全面发展的说法，正确的是（　　　）。
   A. 对全体幼儿进行同一标准的教育
   B. 平均发展的教育
   C. 在注重幼儿德智体美发展的基础上，关注幼儿个体差异
   D. 关注幼儿的考级及证书

3. 新《规程》规定：幼儿园是对3周岁以上学龄前幼儿实施（　　　）。
   A. 保育的机构 　　　　　　　　　　　B. 教育的机构
   C. 保育和教育的机构 　　　　　　　　D. 慈善的机构

4. 我国国情与（　　　）是制订幼儿园保教目标的主要依据。
   A. 幼儿身心发展规律和特征 　　　　　B. 教育机构
   C. 政府 　　　　　　　　　　　　　　D. 家庭实际情况

5. 教师随意呵斥或惩罚幼儿，违背了（　　　）原则。
   A. 面向全体 　　　　　　　　　　　　B. 重视个别差异
   C. 尊重幼儿人格尊严，保障幼儿合法权益 　D. 保教结合

二、判断题

1. 幼儿教育应该使所有幼儿达到同等水平。　　　　　　　　　　　　　　（　　　）
2. 幼儿园保教目标能否贯彻完全是行政管理部门的事。　　　　　　　　　（　　　）
3. 幼儿与成人享有同等的权利。　　　　　　　　　　　　　　　　　　　（　　　）
4. 游戏具有其他活动不能替代的价值，所以是幼儿园的基本活动。　　　　（　　　）
5. 坚持保教结合的原则，就是说在幼儿教育活动外组织保育活动。　　　　（　　　）

三、简答题

1. 幼儿园保教原则包括哪些？
2. 简述幼儿园的保教任务。

四、材料分析题

中班的涵涵，是班级中年龄最小的一个幼儿，生活自理能力也较弱，每次吃饭都会撒一地。有一天，保育老师对全班小朋友说："我们今天来比一比，看看哪个小朋友吃得最干净，不掉一

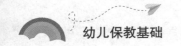

粒饭。"这次涵涵的表现也非常好，只有少数饭粒撒在桌上。保育老师借机好好表扬了涵涵："涵涵虽然撒了点饭粒，但进步非常非常大，桌子比以前干净多了，我们来鼓励鼓励涵涵，好吗？"班级里面响起了热烈的掌声，涵涵非常高兴，保育老师又趁机讲了米饭的由来，让幼儿懂得节约粮食。

请结合幼儿园保教原则，评价保育老师的行为。

模块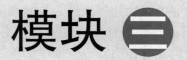

幼儿教师、保育员 与幼儿

教学课件

模块导读

　　教育是国家发展的基石。近年来，我国学前教育经历了突飞猛进的发展，《中共中央 国务院关于学前教育深化改革规范发展的若干意见》中明确指出，到2035年，全面普及学前三年教育。学前教育的蓬勃发展，对幼儿园保教人员的素质提出了更高的要求。

　　幼儿教师及保育员需要取得什么样的资格证书？其主要职责是什么？作为幼儿园的保教对象，幼儿在不同年龄阶段又有什么特点？本模块将对与这些问题相关的知识进行细致梳理。

学习目标

1. 了解幼儿教师、保育员岗位的基本职责。
2. 懂得不同年龄段幼儿的特征及促进幼儿发展的策略。
3. 体会保教工作对幼儿身心发展的重要意义，增强职业认同感。

内容结构

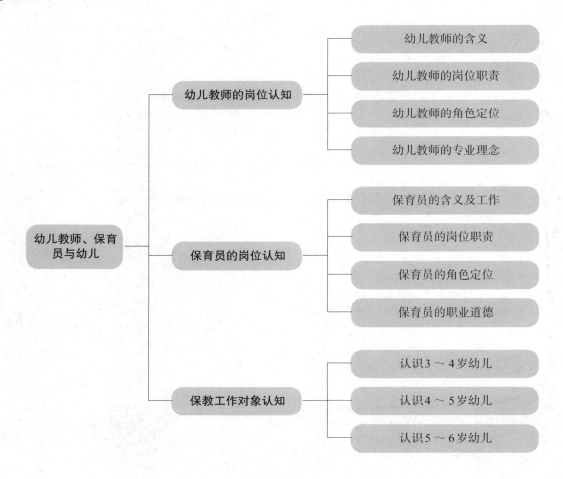

任务一 幼儿教师的岗位认知

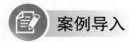

案例导入

刚入职幼儿园的小郭老师，有幸和有30多年教龄的季老师搭班，承担新学期小班的工作。上班第一天早上，她兴奋地走进教室，准备和孩子们度过愉快的一天。"小郭，你来看看这些毛巾是怎么叠的。""你今天帮我找一找中秋节活动的照片，看看哪些可以用来布置教室环境。""今天的家园联系栏要发一个通知……"孩子们还没来，一大早面对着主班教师交代的工作，小郭老师觉得就算有三头六臂也不够用了。

思考：请结合案例，谈谈对幼儿教师的岗位认知。

一、幼儿教师的含义

幼儿教师（也称"幼儿园教师"）是履行幼儿园教育教学工作职责的专业人员，必须具有《教师资格条例》规定的幼儿园教师资格。

幼儿教师是教师队伍中不可忽略的重要力量，肩负着幼儿保育和教育的双重职责，具体来说主要是对幼儿进行启蒙教育，帮助他们获得有益的学习经验，促进其身心全面和谐发展，是非常专业化的职业。幼儿教师在教育过程中不仅是知识的传递者，而且是幼儿学习活动的支持者、合作者、引导者，对幼儿的健康成长起着非常重要的作用。

关于资格条件，根据新《规程》第四十一条规定，"幼儿园教师必须具有《教师资格条例》规定的幼儿园教师资格，并符合本规程第三十九条规定。"

知识链接

新《规程》第三十九条

幼儿园教职工应当贯彻国家教育方针，具有良好品德，热爱教育事业，尊重和爱护幼儿，具有专业知识和技能以及相应的文化和专业素养，为人师表，忠于职责，身心健康。

幼儿园教职工患传染病期间暂停在幼儿园的工作。有犯罪、吸毒记录和精神病史者不得在幼儿园工作。

二、幼儿教师的岗位职责

新《规程》明确规定了幼儿教师对本班工作全面负责，主要职责包括：

① 观察了解幼儿，依据国家有关规定，结合本班幼儿的发展水平和兴趣需要，制订和执行教育工作计划，合理安排幼儿一日生活；

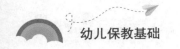

②创设良好的教育环境，合理组织教育内容，提供丰富的玩具和游戏材料，开展适宜的教育活动；

③严格执行幼儿园安全、卫生保健制度，指导并配合保育员管理本班幼儿生活，做好卫生保健工作；

④与家长保持经常联系，了解幼儿家庭的教育环境，商讨符合幼儿特点的教育措施，相互配合共同完成教育任务；

⑤参加业务学习和保育教育研究活动；

⑥定期总结评估保育员工作实效，接受园长的指导和检查。

幼儿教师既是幼儿健康的保护者，又是全面发展的培养者，也是幼儿的研究者。幼儿教师的工作是科学与艺术的结合，需要爱心、责任心、细心和耐心，也需要保持一颗童心。幼儿教师只有认清自己的职责，不断提高素质，才能更好地履行职责。

三、幼儿教师的角色定位

幼儿教师由于其教育对象的特殊性，决定了其与一般教师不同的角色定位。在不同的历史发展阶段，人们对幼儿教师的角色定位是有所不同的。

在现代教育理念的指引下，幼儿教师作为一种专门的职业，其角色不再是知识的灌输者、幼儿的管理者。《纲要》明确指出幼儿园教师在教育过程中应成为幼儿学习、活动的支持者、合作者、引导者。

（一）幼儿教师是幼儿学习活动的支持者、合作者、引导者

教师是幼儿学习活动的支持者、合作者、引导者，这是新课程改革背景下教师角色的根本变化，是教师角色转变过程中的一个飞跃与突变。

教师要成为幼儿学习活动的支持者，要求教师对幼儿的学习活动提供物质和心理上的支持。物质上的支持包括创造丰富的物质环境，及时地提供幼儿需要的学习资源，为幼儿与环境互动创设条件。心理上的支持首先是指教师对幼儿的关怀、尊重和接纳的态度，对幼儿自发的探究活动、新奇的想法和发现给予支持、肯定和鼓励，还有对幼儿问题和需要的敏锐把握，对幼儿想法和感受的倾听与接纳等。

教师要成为幼儿学习活动的合作者，要求教师以"合作伙伴"的身份参与到幼儿的学习活动中去，共同促进幼儿学习活动的不断延伸。这有利于淡化甚至消除"教师在上、幼儿在下"的师幼关系，变"填鸭式"活动为合作探究式学习。教师直接或间接地抛给幼儿一些问题，与幼儿一起深入探讨，教师与幼儿之间平等的"抛接"要比教师居高临下的"抛给"更有利于促进幼儿的学习与发展。

教师要为幼儿的发展打好进一步学习或终身学习的基础，使他们进入社会以后能够不断地获取知识。教师要引导幼儿主动参与教育环境，激发幼儿的学习积极性，培养幼儿掌握和运用知识的态度与能力，使每个幼儿都得到充分的发展。因此，幼儿教师不是知识的灌输者，而是幼儿探索问题的启发者，成为"引导型"的教师，帮助幼儿主动获得知识。

（二）幼儿教师是幼儿健康的养护者

幼儿是发展中的个体，处于幼儿期的幼儿身心发展水平较低，自主学习能力较弱，在情绪情感上具有很强的依恋心理。幼儿期的依恋心理，要求教师不只是一位教学工作者，而且是幼儿健康的养护者。"养护"不仅指对幼儿生理、生活上的照料，而且包含着对其良好情绪情感状态、健康人格、个性品质、社会性品质与行为等多方面的积极关注与呵护。

首先，制订科学的幼儿生活作息制度。科学的生活作息制度能满足幼儿生长的需要，同时也有利于幼儿养成良好的生活习惯，引导幼儿有规律地生活。其次，为幼儿发展创设良好的物质与精神环境。充足的活动空间、安全的游戏设备为幼儿锻炼身体提供了可能，赏心悦目的墙面装饰能使幼儿获得审美体验，和谐融洽的人际关系让幼儿感到安全友爱。科学的生活作息制度和安全、舒适的幼儿园环境，为幼儿的身心健康提供了保障。

（三）幼儿教师是幼儿发展的研究者

教师要促进幼儿的学习与发展，就必须要重视对幼儿教育活动的研究。《纲要》指出："教育活动的组织与实施过程是教师创造性地开展工作的过程，教师要根据《纲要》，从本地、本园的条件出发，结合本班幼儿的实际情况，制订切实可行的工作计划并灵活地执行。"这就要求教师不仅是课程的实施者、执行者，而且应该成为课程实施创造性的研究者。如果幼儿园教师把课程专家设计的方案拿过来就用，不考虑它是否适合本班幼儿，是否有利于促进幼儿在原有知识经验的基础上获得更大的提高，就会使课程实施变成盲目服从。在新课程改革的背景下，教师应从"教书匠"变为"研究型教师"，以研究的眼光看待课程实施，成为幼儿发展的研究者。

（四）幼儿教师是引"水"入渠的终身学习者

现代社会是终身学习的社会，学习已经成为最重要的人身权利，学习型幼儿教师才能满足幼儿全面发展的需要。当然，学习型幼儿教师不是一蹴而就的，需要及时更新观念、树立学习目标，并对自身行为进行反思，对出现的问题进行探究，对积累的经验进行总结。

幼儿教师作为一名专业教育者，从事的是为一个民族"护根"的事业，不仅要看到当下，更应看到未来，必须不断根据幼儿的发展需要充实自己的专业知识，成为学习型幼儿教师。

四、幼儿教师的专业理念

幼儿园教师是履行幼儿园教育教学工作职责的专业人员，需要经过严格的培养与培训，具有良好的职业道德，掌握系统的专业知识和专业技能。为促进幼儿园教师专业发展，建设高素质幼儿园教师队伍，教育部于2012年颁布了《幼儿园教师专业标准（试行）》（以下简称《专业标准》）并对幼儿教师的职业行为进行了明确要求。

《专业标准》是国家对合格幼儿园教师专业素质的基本要求，是幼儿园教师实施保教行为的基本规范，是引领幼儿园教师专业发展的基本准则，是幼儿园教师培养、准入、培训、考核等工作的重要依据。其基本理念包括四个方面。

（一）师德为先

热爱学前教育事业，具有职业理想，践行社会主义核心价值体系，履行教师职业道德规范，依法执教。关爱幼儿，尊重幼儿人格，富有爱心、责任心、耐心和细心；为人师表，教书育人，自尊自律，做幼儿健康成长的启蒙者和引路人。

（二）幼儿为本

尊重幼儿权益，以幼儿为主体，充分调动和发挥幼儿的主动性；遵循幼儿身心发展特点和保教活动规律，提供适合的教育，保障幼儿快乐健康成长。

（三）能力为重

把学前教育理论与保教实践相结合，突出保教实践能力；研究幼儿，遵循幼儿成长规律，

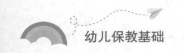

新时代幼儿园教师职业
行为十项准则

提升保育员专业化水平；坚持实践、反思、再实践、再反思，不断提高专业能力。

（四）终身学习

学习先进学前教育理论，了解国内外学前教育改革与发展的经验和做法；优化知识结构，提高文化素养；具有终身学习与持续发展的意识和能力，做终身学习的典范。

任务二　保育员的岗位认知

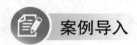 案例导入

小钟是刚进入幼儿园工作的实习保育员，开学适应性活动结束后的一天上午，孩子们吃完点心准备开始音乐活动。因为是集体活动，小钟正准备忙里偷闲坐下来喝口水。可是，屁股还没坐稳呢，带教老师对她招招手，让她去帮洗手间里面的孩子擦屁股。于是，她心有不甘地去洗手间帮小朋友擦屁股。

刚想冲马桶的时候，带教老师叫住她："等一等。看看他的大便成形吗？有没有稀？"她低头一看，刚才根本没注意，这孩子的大便完全没有形状，马桶里散落着像蛋花一样的大便。她一边有点恶心，一边向带教老师汇报。"看来他还是有些拉肚子，记得下午不要让他喝牛奶了。"带教老师一边搓着手里的毛巾，一边好似自言自语，又好似在对她说。她有点不好意思，如果带教老师没有叫住她的话，她就直接冲掉了，那就不知道孩子肚子不舒服了。

思考：请结合案例，谈谈你对保育员的岗位认知。

一、保育员的含义及工作

保育员是在幼儿园、社会福利及其他保育机构中，从事幼儿基本生活照料、保健、自理能力培养和辅助教育工作的人员。保育员是教师的助手和助教，承担着保育幼儿和教育幼儿的双重任务。因此，保育员在幼儿园保教实践的过程中要明确"一日生活皆课程""幼儿园时时、处处是教育"，必须贯彻执行保教结合的原则，学习掌握保育工作的内容和方法，具备从事幼儿保育工作的能力。

保育员的一日工作时间一般为7:30—16:30，常规工作内容可参见表3-2-1。

表3-2-1　上海市某幼儿园保育员一日常规工作内容

时间段	常规工作内容	备注
7:30—8:15	1. 更衣、洗手，开窗通风 2. 班级及包干区域湿性扫除 3. 清洁茶水桶及茶杯架后，取饮用水及茶杯。茶水桶装水后加锁 4. 摆放户外运动器械或雨天摆放室内运动器械	1. 注意湿性扫除顺序 2. 注意热源不得进教室

时间段	常规工作内容	备　注
8:15—8:45	1. 在各自规定岗位上，站岗护导来园幼儿 2. 提醒协助幼儿入园生活料理（入园洗手、穿脱衣服）	周一家长入园送被子状况；配合班级老师迎接幼儿入园、接收被褥
8:45—9:00	1. 更衣，去营养室取牛奶（或营养水）和饼干 2. 清洁消毒用早点桌面，分发早点（按幼儿人数适量提供，按量分发） 3. 做好早点环境收理	鼓励中、大班幼儿自主取早点
9:00—9:50	1. 清洗茶杯，送入营养室消毒 2. 协助教师做好运动前的准备（垫毛巾检查幼儿衣着，提供幼儿运动毛巾和茶杯）并送幼儿去户外运动 3. 协助教师做好幼儿运动中的保育（包括饮水、擦汗和增减衣服） 4. 准备幼儿运动后生活环节所需物品（温湿毛巾） 5. 协助教师做好幼儿运动后的生活保育	
9:50—10:30	1. 协助教师为幼儿做好教学准备 2. 协助教师做好幼儿游戏后的材料收理 3. 关注活动中幼儿的安全工作 4. 清洗运动毛巾及运动茶杯 5. 收理运动器具	
10:30—11:05	1. 做好午餐准备（摆放餐桌、消毒餐桌、20分钟后清水清洁餐桌） 2. 去营养室领取菜肴（10:50） 3. 摆放餐盘，分发饭菜（先放餐前水果，再分发菜、饭和勺，最后分发汤） 4. 开饭后，请在离开前与班级教师交接（今日菜肴量及体弱儿菜量）	1. 若有用手剥弄的食物，需提供擦手巾（一人一巾） 2. 尽量盛完，少量余留做添加
11:05—11:30	1. 用半干半湿拖把清洁卧室地面。卧室物品整齐归位 2. 两两结伴合作搭床 3. 铺床，开窗通风，检查幼儿午睡必需品（拖鞋等）是否到位 4. 清洗消毒使用过的擦手毛巾	
11:30—11:45	照顾个别幼儿午餐	
11:45—12:15	1. 收理幼儿午餐用具，清洁午餐后环境 2. 清洗餐后擦脸毛巾 3. 整理清洁教室、盥洗室环境，消毒便厕	
12:15—13:00	1. 用午餐 2. 晾晒消毒后的擦手毛巾	
13:00—13:45	与班级教师共同看护幼儿午睡（每15分钟巡视一次）	
13:45—14:00	1. 离开前关窗 2. 摆放、消毒午点用的餐桌	
14:00—14:15	与班级教师配合负责幼儿起床穿衣（幼儿在室内不整理床铺）	

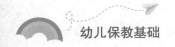
时间段	常规工作内容	备　注
14:15—14:30	1. 更衣、洗手 2. 去营养室领取午后点心 3. 分发幼儿点心	
14:30—14:50	1. 整理床铺，开窗通风 2. 两两合作搭床 3. 清洁卧室环境，教室物品整齐归位 4. 照看个别幼儿用点心，做好餐后清洁收理工作	
14:50—16:00	1. 清洗茶杯、餐后毛巾直接送入保育室清洁柜中 2. 协助班级教师组织幼儿户外活动 3. 协助班级教师做好离园准备（检查幼儿仪表、分发物品等）	
16:00—16:30	1. 清洗下午所用擦手毛巾 2. 收茶杯架中茶杯，并清洗茶杯及茶桶 3. 整理教室、活动室及包干区域，并做好班级及包干区域清洁消毒工作 4. 离园前关窗，倾倒垃圾，晾晒好毛巾放到固定位	

　　幼儿园保育员应当符合新《规程》第三十九条规定，应当具备高中毕业以上学历，受过幼儿保育职业培训。从事保育员工作需要获得相关资格证书。2021年12月人力资源社会保障部发布的《保育师国家职业技能标准》将"保育员"职业名称变更为"保育师"，将保育师职业分为五级／初级工、四级／中级工、三级／高级工、二级／技师、一级／高级技师五个等级。中等职业学校幼儿保育专业的学生可以考取四级保育师证。

二、保育员的岗位职责

　　新《规程》第四十二条明确规定了保育员的主要职责，具体如下：
　　① 负责本班房舍、设备、环境的清洁卫生和消毒工作；
　　② 在教师指导下，科学照料和管理幼儿生活，并配合本班教师组织教育活动；
　　③ 在卫生保健人员和本班教师指导下，严格执行幼儿园安全、卫生保健制度；
　　④ 妥善保管幼儿衣物和本班的设备、用具。
　　保育员应在幼儿园保教实践的过程中学习、掌握保育工作的内容和方法，具备从事幼儿保育工作的能力。

三、保育员的角色定位

　　新《规程》明确地指出，幼儿园的保育和教育是紧密结合、不可分割的。因此，我们在幼儿教育中，必须树立保教并重的观念，贯彻保教结合的原则，这就需要正确认识并重视保育员群体在幼儿教育中的重要角色和作用。
　　过去由于受传统观念的影响，保育员在人们心中就是从事幼儿生活照料的，通常被称为"阿姨""大妈妈"。这也导致幼儿园管理过程中会更加重视教育管理而轻视保育管理，重视教师队伍建设而轻视保育队伍建设的现象。随着社会对学前教育重视程度以及对保育员专业化要求的提高，保育员的发展正朝着规范化和科学化的方向发展。

（一）保育员是幼儿园班级管理的主要承担者

保育员是幼儿保育工作的具体实施者，负责幼儿在园的一日生活，协助教师组织开展教育活动。虽然保育员与教师的工作内容不同，但工作目的都是促进幼儿的全面发展。一个班级一般由两名教师和一名保育员组成，三人的工作内容各有侧重，既有自己需要完成的目标和任务，又有相互协调合作的过程。

一个班级的工作不是靠某一位教师就能全权负责、承担的，多数时候需要教师间的相互沟通和交流，特别是班级中有特殊幼儿和发生意外事件时。比如，对小班中一些难适应新环境的幼儿进行"诊断"，制订保育员工作计划，协调三人分工：主班教师做什么、配班教师做什么、保育员做什么，共同做好幼儿的适应工作。保育员在做好清洁卫生工作的同时，要将幼儿出现的各种状况向两位教师反映：如琪琪小朋友今天情绪不高、君君小朋友午睡时尿床了、松松小朋友今天会自己穿鞋子等，并对一些问题进行讨论，确定下一步工作方向。这种交流既有助于形成宽松、信任的良好氛围，也有助于保育员不断调整自己的保育策略，提高保育水平。

（二）保育员是幼儿生活的照料者

保育员担负着为幼儿"提供生存、发展所必需的环境和物质条件，关爱、尊重幼儿，给予幼儿精心的照顾和保护，以帮助幼儿获得良好的发育并引导他们逐步增强生活能力、自我保护能力，树立安全意识，促进幼儿的健康成长的工作任务"。[1]虽然随着时代的进步，现代保育观对保育员角色有了新的要求，但"幼儿生活的照料者"仍然是保育员重要的角色。保育员作为幼儿生活的照料者体现在：要照顾好幼儿一日生活的盥洗就餐、饮水与如厕、午（晚）点与睡眠等，并从中培养幼儿良好的生活习惯和独立生活能力，促进幼儿身心健康成长。

（三）保育员是家园合作的好帮手

为了让家长了解幼儿园保育工作的重要性，取得家长对保育工作的理解、支持、配合、尊重，保育员要主动与家长交流幼儿在园的健康状况及在园表现，交流时不卑不亢，真诚切题。如保育员要照顾好患病儿，将幼儿在园的身体状况及时告知家长；对于个别尿湿的孩子，要及时帮他们清理，消除其紧张的情绪；遇到突发事件，向家长说明事情的经过和处理方式，获得家长对保育工作的尊重。

（四）保育员是与时俱进的终身学习者

保育员需要良好的专业知识和技能培训才能上岗。而面对日新月异、飞速发展的社会，保育员必须终身学习，通过多种渠道和方式去获取资源，了解国家新颁布的关于保育和教育的政策，与时俱进。同时对于园所开展的相关培训项目有积极上进的态度，基于自身的实践经验，学习新的知识技能，把握机会，树立现代保教观念，强化自己的工作职责担当。

四、保育员的职业道德

保育员的职业道德是指保育员在一定的职业道德认识、情感、意志、信念支配下而自觉遵

---

[1] 周菁华.幼儿园保育员岗位流程化管理的策略研究［D］.石家庄：河北师范大学，2017.

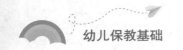

循的行为准则和规范。

新《规程》规定："幼儿园教职工应当贯彻国家教育方针，具有良好品德，热爱教育事业，尊重和爱护幼儿，具有专业知识和技能以及相应的文化和专业素养，为人师表，忠于职责，身心健康。"2019年颁布的《新时代公民道德建设实施纲要》提出职业道德主要包括爱岗敬业、诚实守信、办事公道、热情服务、奉献社会。2021年发布的《保育师国家职业技能标准》中，保育师的职业守则包括品德高尚，富有爱心；敬业奉献，素质优良；尊重差异，积极回应；安全健康，科学规范。综合以上情况，结合保育员职业的特殊性，概括来说其职业道德主要包括以下四个方面。

（一）爱岗敬业，热爱幼儿

爱岗敬业是职业道德最起码的要求，是每位从业者必备的基本规范。保育员爱岗敬业的具体要求是热爱幼儿教育事业，有职业理想和敬业精神。同时有爱心、耐心、诚心和责任心，学会站在幼儿的角度上考虑问题。只有热爱幼儿，才能以饱满的热情投入到实际工作中去。保育员作为幼儿园班级管理的主要承担者之一，素质的高低对于幼儿个体的终身发展和幼儿教育质量的提高起着至关重要的作用。保育员如果不爱岗敬业、热爱幼儿，就不可能成为一名好的保教工作者，也不可能为人民教育事业创造业绩，做出贡献。

（二）为人师表，遵纪守法

保育员的一言一行对幼儿都会产生深刻的影响，保育员的思想素质、师德水平直接关系到幼儿的健康成长。在保教过程中保育员要认真履行工作职责，平等对待每一名幼儿，让他们充分享有安全感、自信心和自尊心。同时保育员要遵纪守法，不得利用职责之便谋取私利，不得体罚、猥亵、伤害幼儿。除此之外，还应不断学习、充实自己，自觉进行相关业务培训，不断提高自身能力水平，以自己的言行举止影响孩子，做到以身作则，和教师协调配合，实现保教合一。

（三）尊重家长，热情服务

尊重家长、热情服务就是指保育员要尊重幼儿家长，热情为家长服务，使幼儿园和家庭形成教育合力，共同促进幼儿的健康成长。尊重家长、热情服务是取得家长对保育工作的理解、支持、配合、尊重的一个重要方面，其基本要求是：尊重幼儿家长，对所有家长一视同仁，平等对待每一位家长；主动与家长积极沟通幼儿在园的健康状况及在园表现，取得家长的支持与配合，达到家园共育；积极向家长宣传科学育儿、保教并重的基本理念，帮助家长树立正确的教育观；强化服务意识，时时处处设身处地为家长着想，为家长解决后顾之忧；善于听取家长的意见和建议并积极改进，提高工作质量。

（四）文明礼貌，团结协作

保育员在日常的生活、工作和交往中要使用礼貌用语，说话的语气要亲切、温和，切忌生硬、粗暴和不耐烦；与人发生争执时，言语也要有分寸，冷静耐心地化解矛盾；在公众场合不大声喧哗，爱护公物，遵守公共秩序。

保育员的职业特点之一是集体性，保育员在集体中共同完成保育工作。为了更好地完成保育工作，保育员须与同事进行协作，相互理解，相互支持。对于一个班级来说，教师、保育员间是三位一体、相互配合的。对于保育员之间来说，应有分工合作，彼此协调、相互宽容。

知识链接

新《规程》中对幼儿园教师和保育员的工作职责进行了明确界定，详细梳理后可参见表3-2-2。

表3-2-2 区分幼儿教师和保育员的工作职责

工作职责	幼儿教师	保育员	工作领域
执行安全、卫生保健制度	执行、指导保育员执行	在保健员和教师指导下执行	保育
管理幼儿的生活	指导并配合保育员管理	在教师指导下管理	保育、教育
设计并组织教育活动	负责	协助	教育、保育
幼儿教育研究	负责	协助	教育、保育
家长工作	负责	协助	教育、保育
清洁、卫生工作	协助	负责	保育
物品保管	协助	负责	保育

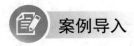

任务三 保教工作对象认知

案例导入

今天是小班入园第一天，受疫情影响，家长只能送到幼儿园门口，老师轮流在门口接幼儿。临到和妈妈说再见时，只见前一秒还笑嘻嘻的希希，忽然就哇的一声大哭起来，怎么也不肯进来，僵持在幼儿园门口十多分钟。看到希希妈妈还在和希希依依不舍，老师和希希妈妈交代了几句，然后就抱着希希进教室了。

每年9月1日，幼儿园年度"灾难片"就会上演。因为这几天小班有部分幼儿哭闹，需要老师及时安抚，中、大班的老师，甚至幼儿园园长一有空就会轮流去小班帮忙。中一班的罗老师"支援"小班一上午后感觉"左手已废"，因为她抱完这个抱那个，抱了差不多两个小时，她说："现在小朋友的营养好，一个个'分量'都挺重的，再加上哭闹时会扭来扭去，抱起来特别费力。"

思考：为什么小班的幼儿一开学会上演"灾难片"？小班幼儿有什么年龄特征？

一、认识3～4岁幼儿

孩子到了3岁，一般要完成一个"质的飞跃"，即从自己的家庭走出来，去到一个复杂的大

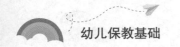
环境——幼儿园，接触到更多的小伙伴。此时，幼儿的身体更加结实，精力也比之前更加充沛，可以连续活动5～6小时，日间只需睡眠一次。这些都为幼儿园的集体生活打下了基础。3～4岁幼儿的年龄特征具体有哪些呢？下面将具体阐述。

（一）3～4岁幼儿的特征

1. 生活自理方面

3～4岁幼儿的一个显著进步就是逐渐摆脱自我中心，学习按指令行动。在成人的指导下，他们形成了许多日常生活、游戏和学习活动时所必需的生活自理能力，比如，会自己用勺进餐，会自己穿衣裤，会解和会扣较容易操作的扣子，会穿不用系鞋带的鞋子，会自己洗手等。这表明3～4岁幼儿已开始适应集体生活了。

2. 动作发展方面

（1）动作的协调性增强

3～4岁幼儿喜欢跑、跳和踏小轮车等大动作，动作开始协调，逐步学会自然有节奏地行走，但尚无法控制在一段时间内持续某一动作。3岁初期的幼儿，在没有扶持的情况下能上下楼梯，但仍需双脚同时踏上同一台阶后再前进。3岁后期，大多数幼儿已会双脚交替上下楼梯。3～4岁幼儿手部小肌肉发展相对较迟，但双手协调技能有了较大发展，他们会折纸，会用蜡笔画画，也会使用剪刀有控制地沿线剪直条，动作逐步精细化了。

（2）模仿性强

3～4岁幼儿非常爱模仿，模仿是这一时期幼儿的主要学习方式，他们通过模仿掌握别人的经验，习得良好的行为习惯。例如，喜欢模仿妈妈打电话的样子、烧饭的动作等，还喜欢模仿同伴的动作。游戏时喜欢与同伴担任同样的角色，因此在游戏中常常出现许多"妈妈"在烧饭，对此，他们感到很满足，并未感到不合理。

3. 语言和认知方面

（1）能用简单语言表达自己的感觉与需要

3～4岁是幼儿语音发展的飞跃期，他们基本掌握本地区语言的全部语音，但在实际说话时发音还不够准确。同时他们的词汇量增加也很快，尤其是实词增长更为迅速。幼儿已能用简单的言语与成人、同伴交往，向别人表达自己的感受和需要，还会叙述生活中的事，只是在独白时很不流畅，带有很大的情景性。这时的幼儿特别爱听故事，常常缠着父母在空闲时间讲，还喜欢一边听一边模仿故事中小动物有趣的动作和叫声。

（2）已形成与生活经验有关的概念

3～4岁幼儿行动自如，认知范围扩大，逐步形成了一些与生活经验相联系的实物概念，但此时幼儿的概念很具体，只是特指某项事物。例如：猫就是专指自己家中的那只猫。在操作摆弄物品时，幼儿逐渐认识了一些事物的属性，如大小、长短、多少、简单形状等。会10以内口头数数，但不能做到手口一致。

（3）认识很大程度依赖于行动

3～4岁幼儿的认识活动基本上是在行动过程中进行的，并且易受外部事物及自己情绪的影响，无意性占优势。他们的注意很不稳定，易受外部环境的干扰。由于有意注意水平低下，幼儿观察的目的性较差，常常东张西望，缺乏顺序性和细致性。不会有意识地识记某些事物，只有那些形象鲜明、具体生动、能引起强烈情绪的事物才易被记住。

3～4岁幼儿的思维大多由行动引起，一般先做后想，或者边做边想，不会想好以后再做。他们的认识具体，只能根据外部特征来认识与区别事物，思维缺乏可逆性与相对性，因此不能理解反话。

（4）具有强烈的好奇心

3～4岁幼儿对周围世界充满浓厚的兴趣，对新鲜事物具有强烈的好奇心，喜欢向成人提出各种各样的问题，虽然这些问题可能十分肤浅、幼稚，但对他们理智感、求知欲的发展有极大的启迪作用。此时幼儿开始能以认真的态度对待成人所教之事，并有动手尝试的愿望。比如：拿到新玩具时，既喜欢操作摆弄，同时也能认真看、听成人讲解，并试着改变玩法。看到新奇的事物会主动接近，专注地看看、动动，探索其中的奥秘。

4. 情绪情感和社会性方面

（1）行为明显受情绪支配

3～4岁幼儿的行为受情绪支配的比例较大，他们的情绪仍然很不稳定，容易冲动，常会为了一件小事大哭大闹。但是较之2岁幼儿，他们已开始产生调节情绪的意识，不过在实际行动上尚不能真正控制。

3～4岁幼儿仍然十分依恋父母和老师，尤其需要得到亲近成人的微笑、拥抱、拍拍、摸摸等爱抚动作。在幼儿园能感受到老师的关怀程度，会说"某老师喜欢我，某老师不喜欢我"，愿意和喜爱的教师接近，在喜爱的教师身边往往情绪愉快、行动积极。

（2）对他人的情感反应敏感性增强

3～4岁幼儿移情能力有了很大的发展，他们开始能站在他人的立场上感受情境，理解他人的感情。看见生病的同伴、摔跤的弟弟妹妹会表示同情，在老师启发下，会做出安慰、关心、帮助等关切他人的行为。

3～4岁幼儿对别人的意见、情感的反应敏感性增强，当自己做错事被成人批评时，会感到害羞、难为情。在羞耻感的体验和表现上，女孩比男孩更为明显。羞耻感的出现，为幼儿自觉遵守集体规则提供了动力基础。

（3）对同伴、教师产生认同感、亲切感

3～4岁幼儿社会交往范围有了很大的拓展，从家庭成员扩大到老师及同伴。他们会经常主动地拉拉老师的衣服，以动作引起老师的注意，表达对老师的亲近和与老师交往的意愿。他们开始认同、接纳同伴，但并不太在意同伴间的协作，往往只是各玩各的。只有在宽松的户外活动中，才会相互追逐、奔跑、喊叫，以动作活动的方式开展有联系的交往。3岁后期，幼儿与同伴共同玩的意识加强，逐步学会和同伴共同分享玩具。在此期间，幼儿也爱关注同伴的事，经常把同伴的事告诉成人。

5. 对美的感受与兴趣方面

（1）产生了美术表现的愿望

3岁左右的幼儿，美术能力的发展由涂鸦期进入象征期，产生了美术表现的意愿，会把线条、图形加以简单的组合来表现事物的大致特征。但是他们能表达的图形很少，所以一形多义是幼儿绘画作品的主要特征，相似的图形在幼儿不同的作品中可能表现为许多物体。他们作画时，常常边画边用语言来补充画面内容。

这一阶段的幼儿在绘画、构造活动中，愿意尝试各种新材料，表达熟悉物体的粗略特征，如一条直线旁边加上两根短线就是"一架飞机"。他们对鲜艳、饱和度高的色彩有所偏爱。

（2）喜欢音乐，能唱简单歌曲

3～4岁幼儿喜欢学唱歌，尤其对那些富有戏剧色彩的、情绪热烈的歌曲产生很大的兴趣，会反复地跟着唱。他们也会尝试用一两种打击乐器击打出不同节奏，虽然节奏并不准确合拍，但是表明他们已开始学着控制自己的动作进行表达。

这一时期的幼儿一般都能唱几首简单歌曲，有的甚至会即兴哼唱一些自己编的旋律和短句，然而自编的歌曲在曲调上带有很大的模仿性。

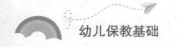
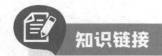

如何做好小班入园的心理准备

在幼儿进入幼儿园之前，长达2～3年的时间都是和家人在一起度过的。突然要和陌生的老师以及小朋友相处，还要在陌生环境里吃饭、喝水、睡午觉，这样的变化对他们来说无疑充满了挑战。所以在开学前一周，保教人员需要提醒家长：提前带幼儿熟悉环境，注意调整、疏导幼儿以及自己可能出现的焦虑情绪。

帮助幼儿熟悉新环境

在符合防疫要求、做好防护准备的前提下，家长可提前带幼儿去幼儿园看看或者"云参观"，给其讲解即将进入的新环境。还可以多给幼儿讲一些关于幼儿园的趣事，激发幼儿想上幼儿园的意愿。老师提前家访时，可询问一下同小区里还有哪些同班的小朋友，让小朋友先熟悉起来，这样等入园后见到自己的小伙伴，幼儿就能很自然地过渡了。

引导幼儿积极参与集体活动

面对即将到来的集体生活，小朋友难免会遇到许多困难，无法获得在家般的关注，和同龄幼儿也可能发生争执……所以，在开学之前，家长需要引导幼儿提前进入集体生活，多与其他小朋友一起玩，也可以结合社区的公共资源，多让幼儿参与、体验集体活动的氛围。

多陪伴，关注幼儿的需求

在开学前后，家长可尽量利用晚上及周末的时间，多多陪伴和关注幼儿。通过与幼儿聊天、游戏等方式，了解幼儿的感受和需求，让其知道，无论是在家还是去幼儿园，爸爸妈妈都一样关注和爱他/她，希望他/她在幼儿园里能快乐地学习本领。

学会信任放手，多与老师沟通交流

入园前后，需要克服分离焦虑的不仅仅是幼儿，还有家长。入园时，爸爸妈妈在把幼儿送到老师手里并告别后，应迅速离开，切莫在附近逗留、观察幼儿。如果幼儿察觉到家长没有离开，反而更加不舍。要相信幼儿一定可以靠自己的力量学习独立、成长。另外，在接送幼儿时，也请家长与老师积极沟通幼儿的情况，以便更好地帮助幼儿调整适应，引导其更快地融入幼儿园生活。

（二）3～4岁幼儿的学习与发展目标

拓展阅读

《指南》（3～4岁）

作为专业的保教人员，在开展教育教学的过程中，应该根据幼儿的年龄特征展开具体工作。针对3～4岁幼儿，教育部颁布的《指南》从健康、语言、社会、科学、艺术五个领域提出了学习与发展目标。每个领域按照幼儿学习与发展最基本、最重要的内容划分为若干方面。该目标对3～4岁年龄段末期幼儿应该知道什么、能做什么、大致可以达到什么发展水平提出了合理期望，指明了3～4岁幼儿学习与发展的具体方向。表3-3-1呈现了《指南》中3～4岁幼儿健康领域的学习与发展目标。

表3-3-1　3～4岁幼儿学习与发展目标（健康）

领域	方面	目标	3～4岁幼儿学习与发展目标
健康领域	身心状况	目标1　具有健康的体态	1. 身高和体重适宜。参考标准： 男孩　身高：94.9～111.7 cm　体重：12.7～21.2 kg 女孩　身高：94.1～111.3 cm　体重：12.3～21.5 kg 2. 在提醒下能自然坐直、站直
		目标2　情绪安定愉快	1. 情绪比较稳定，很少因一点儿小事哭闹不止 2. 有比较强烈的情绪反应时，能在成人的安抚下逐渐平静下来
		目标3　具有一定的适应能力	1. 能在较热或较冷的户外环境中活动 2. 换新环境时情绪能较快稳定，睡眠、饮食基本正常 3. 在帮助下能较快适应集体生活
	动作发展	目标1　具有一定的平衡能力，动作协调、灵敏	1. 能沿地面直线或在较窄的低矮物体上走一段距离 2. 能双脚灵活交替上下楼梯 3. 能身体平稳地双脚连续向前跳 4. 分散跑时能躲避他人的碰撞 5. 能双手向上抛球
		目标2　具有一定的力量和耐力	1. 能双手抓杠悬空吊起10秒左右 2. 能单手将沙包向前投掷2米左右 3. 能单脚连续向前跳2米左右 4. 能快跑15米左右 5. 能连续行走1公里左右（途中可适当停歇）
		目标3　手的动作灵活协调	1. 能用笔涂涂画画 2. 能熟练地用勺子吃饭 3. 能用剪刀沿直线剪，边线基本吻合
	生活习惯与生活能力	目标1　具有良好的生活与卫生习惯	1. 在提醒下，按时睡觉和起床，并能坚持午睡 2. 喜欢参加体育活动 3. 在引导下，不偏食、挑食。喜欢吃瓜果、蔬菜等新鲜食品 4. 愿意饮用白开水，不贪喝饮料 5. 不用脏手揉眼睛，连续看电视等不超过15分钟 6. 在提醒下，每天早晚刷牙、饭前便后洗手
		目标2　具有基本的生活自理能力	1. 在帮助下能穿脱衣服或鞋袜 2. 能将玩具和图书放回原处
		目标3　具备基本的安全知识和自我保护能力	1. 不吃陌生人给的东西，不跟陌生人走 2. 在提醒下能注意安全，不做危险的事 3. 在公共场所走失时，能向警察或有关人员说出自己和家长的名字、电话号码等简单信息

（三）促进3～4岁幼儿发展的教育策略

针对3～4岁幼儿的年龄特点，幼儿园和家庭可以采取如下教育措施，以促进幼儿的全面发展。

1. 生活自理方面

① 引导幼儿生活自理或参与家务劳动，发展手部动作。比如：自己用筷子吃饭、穿脱衣裤鞋袜、扣扣子、系鞋带，帮助家人或保教人员摆放餐具、收拾整理玩具等。

② 创造条件和机会让幼儿练习和表现自己学到的自理技能，不包办代替。

2. 动作发展方面

① 教师要用心察觉幼儿超越自己能力的活动和行为，及时帮助幼儿调节与控制。

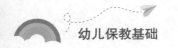

②用恰当的方式向幼儿展现可供模仿的行为、新奇的发现和获得新经验的方法。

3. 语言和认知方面

①要多与幼儿交谈，并要耐心回答幼儿的反复提问。

②为幼儿提供充裕的时间，让他们从事自选活动，鼓励探索，满足其好奇心。

4. 情绪情感和社会性方面

①正确分析幼儿的情绪化行为，认真对待每个幼儿的要求，为他们体验独立提供机会，并夸奖他们的成功。

②为幼儿的独自游戏、平行游戏以及同伴的合作游戏创设条件和提供机会。

5. 对美的感受与兴趣方面

①有序地安排活动内容和提供多种材料，发展幼儿精细动作。

②支持幼儿在美术、构造等活动中以自己的方式对材料和工具使用进行探索，并尊重其对作品进行夸张和命名的创造行为。

③帮助家长认识幼儿自我意识发展的特点，尊重幼儿合理的意愿，支持幼儿进行感兴趣的活动，避免幼儿产生反抗心理。

除此之外，还要保持与家长沟通，促使家长认同幼儿园的培养要求和教育策略，尽可能地吸引家长共同参与班级的教育。

二、认识4～5岁幼儿

中班幼儿已经适应了幼儿园的生活，加上身心各方面的进一步发展，显得非常活泼好动。

（一）4～5岁幼儿的特征

1. 生活自理方面

4～5岁幼儿在集体生活中行为的有意性增加了，他们能接受成人的指令，完成一些力所能及的任务。在幼儿园里，可以学当值日生，为班级的自然角浇水，帮助老师摆放桌椅等。在家里，能够收拾自己的玩具、用具，并能帮助家人收拾碗筷、叠衣服等。此时幼儿已出现了最初的责任感。

2. 动作发展方面

（1）动作发展更加完善，体力明显增强

4岁幼儿精力充沛，他们的身体开始结实，体力较佳，可以步行一定的路程。基本动作更为灵活，不但可以自如地跑、跳、攀登，而且可以单足站立，会抛接皮球、骑小车等。手指动作比较灵巧，可以熟练地穿脱衣服、扣纽扣、拉拉链、系鞋带，也会折纸、穿珠、拼插积塑等精细动作。动作质量明显提高，既能灵活操作，又能坚持较长时间。

（2）活泼好动，积极动用感官

随着身心的发展，幼儿对周围的生活更熟悉了，他们总是不停地看、听、摸、动，见到了新奇的东西，总爱伸手去拿、去摸，还会放在嘴里咬咬、尝尝，或者放在耳边听听、凑过鼻子闻闻，积极地运用感官去探索、去了解。他们常常喜欢刨根问底，不但要知道"是什么"，而且还要探究"为什么"，如"为什么鸟会飞""洗衣机为什么会转"等。

3. 语言和认知方面

（1）能独立表述生活中的各种事物

4～5岁的幼儿已能清晰地谈话，词汇开始丰富，喜欢与家人及同伴交谈。能够独立地讲故事或叙述日常生活中的各种事物，但有时讲话会断断续续，因为幼儿还不能记清事物现象和行为动作之间的联系。他们会根据不同对象的理解水平调整自己的语言，如对小妹妹说"爸爸走了"，对妈妈说"爸爸去商店买吃的东西了"。有时他们也能表述相当复杂的句子："我还没来得及把蛋糕放在桌子上，小红就把它吃掉了。"

（2）对事物的理解力逐渐增强

4～5岁幼儿对事物的理解能力开始增强，在时间概念上，能分辨一般情况下在早上、中午、晚上所做的事；在空间概念上，能区别前后、当中、最前、最后等位置；在数量方面，能自如地数1～10。对物体类别的概念也有初步的认识，会区分轻重、厚薄、粗细等。部分幼儿还能分清左右，能把物品从大到小摆成一排。初步理解周围世界中表面的、简单的因果关系，例如：种花若不浇水，花就会死。

（3）思维具体形象，根据事物的表面属性等概括分类

4～5岁幼儿的思维具有具体形象的特点，在理解成人语言时，时常凭借自己的具体经验，如老师说"一滴水，不起眼"，幼儿则理解成了"一滴水，肚脐眼"。此时的幼儿在已有感性经验的基础上，开始能对具体事物进行概括分类，但概括的水平还很低。其分类的根据是具体事物的表面属性（如颜色、形状）、功能或情景等。例如：把苹果、桃、梨归为一类，认为"能吃，吃起来水多"；把太阳、卷心菜归成一类，认为都是圆的；把玉米、香蕉归一类，认为都是黄的。

4. 情绪情感和社会性方面

（1）学习控制自己的情绪

4岁幼儿的情绪较之3岁幼儿更稳定，他们的行为受情绪支配的比例在逐渐下降，开始学习控制自己的情绪。在商场，当看到喜爱的玩具，他们已不像2～3岁时那样吵着要买，能听从成人的要求，并用语言自我安慰："家里已有许多玩具了，我不买了。"在幼儿园里，同伴间发生争执时，有时也能控制自己的情绪、行为。当然，并非对所有的事都能调节好，幼儿对特别感兴趣的事和物仍然会受情绪支配，甚至还会出现情绪"失控"现象，遇到不顺心时仍会大发脾气。

（2）在活动中学会交往

4～5岁的幼儿喜欢和同伴一起玩，在活动中他们逐渐学会了交往，会与同伴共同分享快乐，还获得了领导同伴及服从同伴的经验。此时他们开始有了嫉妒心，能感受到强烈的愤怒与挫折。有时，他们还喜欢炫耀自己所拥有的东西。当然，在集体活动中他们也了解和学会与人交往及合作的方式。

（3）游戏中表征水平提高

4～5岁的幼儿不但爱玩，而且会玩了。有人说，4、5岁左右是幼儿游戏活动的黄金时期。此时的幼儿不仅游戏兴趣显著增强，且水平也大大提高了，他们能够自己组织游戏、选择主题、自行分工、扮演角色等，游戏情节丰富、内容多样化，还出现了以物代物等替代行为，如他们会用积木代替电话机、用"雪花片"代替公园门票等，表征水平有了提高。他们的游戏不仅反映日常生活的情景，还经常反映电视、电影里的故事情节。

（4）规则意识萌芽，是非观念较模糊

在集体生活中，4～5岁幼儿不仅开始表现出自信，而且规则意识萌芽，懂得要排队洗手、依次玩玩具等。当他们与人相处时，表现得有礼貌了，会主动说"谢谢""对不起"等。此时幼儿的是非观念仍很模糊，只知道受表扬的是好事，受指责的是坏事，懂得喜欢受表扬，听到批评会不高兴或感到难为情。

5. 对美的感受与兴趣方面

（1）具有丰富、生动的想象力

4～5岁的幼儿不仅喜欢欣赏自然界和生活环境中美的事物，关注其色彩和形态等特征，还喜欢倾听各种好听的声音，感知声音的高低、长短、强弱等变化。对于自己喜欢的艺术演出或艺

术品能专心地观看，有模仿和参与的愿望。在欣赏艺术作品时还会产生相应的联想和情绪反应。

（2）通过手、口、动作、表情进行表现、表达与创造

4～5岁的幼儿愿意参加并喜欢歌唱、律动、舞蹈、表演等活动。能拍较简单的节奏，能说出6～8种颜色，喜欢涂涂画画，能用黏土或橡皮泥捏出一些形状和物体，如圆形、西瓜、苹果、香蕉等，有时还会捏出人物或动物的形象。这一时期的幼儿在表达自己的想法时，经常要用手势、表情一起帮助表现与创造。

（二）4～5岁幼儿的学习与发展目标

针对4～5岁幼儿，教育部颁布的《指南》从健康、语言、社会、科学、艺术五个领域提出了学习与发展目标。每个领域按照幼儿学习与发展最基本、最重要的内容划分为若干方面。该目标对4～5岁年龄段末期幼儿应该知道什么、能做什么、大致可以达到什么发展水平提出了合理期望，指明了4～5岁幼儿学习与发展的具体方向。表3-3-2呈现了《指南》中4～5岁幼儿健康领域的学习与发展目标。

《指南》（4～5岁）

表3-3-2　4～5岁幼儿学习与发展目标（健康）

领域	方面	目标	4～5岁幼儿学习与发展目标
健康领域	身心状况	目标1　具有健康的体态	1. 身高和体重适宜。参考标准： 　男孩　身高：100.7～119.2 cm　体重：14.1～24.2 kg 　女孩　身高：99.9～118.9 cm　体重：13.7～24.9 kg 2. 在提醒下能保持正确的站、坐和行走姿势
		目标2　情绪安定愉快	1. 经常保持愉快的情绪，不高兴时能较快缓解 2. 有比较强烈的情绪反应时，能在成人提醒下逐渐平静下来 3. 愿意把自己的情绪告诉亲近的人，一起分享快乐或求得安慰
		目标3　具有一定的适应能力	1. 能在较热或较冷的户外环境中连续活动半小时左右 2. 换新环境时较少出现身体不适 3. 能较快适应人际环境中发生的变化，如换了新老师能较快适应
	动作发展	目标1　具有一定的平衡能力，动作协调、灵敏	1. 能在较窄的低矮物体上平稳地走一段距离 2. 能以匍匐、膝盖悬空等多种方式钻爬 3. 能助跑跨跳过一定距离，或助跑跨跳过一定高度的物体 4. 能与他人玩追逐、躲闪跑的游戏 5. 能连续自抛自接球
		目标2　具有一定的力量和耐力	1. 能双手抓杠悬空吊起15秒左右 2. 能单手将沙包向前投掷4米左右 3. 能单脚连续向前跳5米左右 4. 能快跑20米左右 5. 能连续行走1.5公里左右（途中可适当停歇）
		目标3　手的动作灵活协调	1. 能沿边线较直地画出简单图形，或能将边线基本对齐地折纸 2. 会用筷子吃饭 3. 能沿轮廓线剪出由直线构成的简单图形，边线吻合
	生活习惯与生活能力	目标1　具有良好的生活与卫生习惯	1. 每天按时睡觉和起床，并能坚持午睡 2. 喜欢参加体育活动 3. 不偏食、挑食，不暴饮暴食。喜欢吃瓜果、蔬菜等新鲜食品 4. 常喝白开水，不贪喝饮料 5. 知道保护眼睛，不在光线过强或过暗的地方看书，连续看电视等不超过20分钟 6. 每天早晚刷牙、饭前便后洗手，方法基本正确

续　表

领域	方　面	目　标	4～5岁幼儿学习与发展目标
健康领域	生活习惯与生活能力	目标2　具有基本的生活自理能力	1. 能自己穿脱衣服、鞋袜，扣纽扣 2. 能整理自己的物品
		目标3　具备基本的安全知识和自我保护能力	1. 知道在公共场合不远离成人的视线单独活动 2. 认识常见的安全标志，能遵守安全规则 3. 运动时能主动躲避危险 4. 知道简单的求助方式

（三）促进4～5岁幼儿发展的教育策略

针对4～5岁幼儿的年龄特点，幼儿园和家庭可以采取如下教育措施，以促进幼儿的全面发展。

1. 生活自理方面

① 提供每个幼儿为集体做事的机会，如参与环境的布置、整理、清洁和做值日生等，使幼儿体验到完成力所能及的任务后受到关注和鼓励的满足感。

② 针对幼儿发展不够稳定、差异明显的特点，提供不同层次的活动内容和材料。

2. 语言、认知和动作发展方面

① 用正面指导的方法帮助幼儿发展自我控制能力，如为幼儿树立榜样，支持所期望的行为，引导参加受欢迎的活动，制订明确的计划等。

② 注重观察幼儿活动的过程，在其需要的时候给予适时适宜的帮助，促使幼儿对自己选择的事能坚持完成。

③ 对幼儿告状行为，要及时表明态度，在适当的时机指导幼儿学习解决问题的方法。

3. 情绪情感和社会性方面

① 创设一个内容丰富、稳定有序的活动环境。

② 充分保证角色游戏的时间、空间和材料，满足幼儿在游戏中宣泄、交往、模仿和创造的需要，鼓励幼儿的想象、替代等行为。

4. 对美的感受与兴趣方面

要针对幼儿好奇、好动的特点，有目的地组织参观访问、观察发现等活动，指导幼儿用感知、实践、交流等多种方式进行综合学习，积累感性经验。

除此之外，要经常和家长沟通，对幼儿发展中的变化和反复现象要有耐心并充满期待，坚持恰当的要求。

案例分析

案例：爱问问题的端端

幼儿园中班的瑞瑞，聪明又可爱。最近他的问题越来越多了，"太阳晚上去哪里了""为什么小鸟会在天上飞""天上的云是什么味道的"等等。妈妈认为瑞瑞的问题太

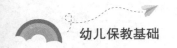

多，感到很烦，有时候就懒得搭理他。为什么瑞瑞最近的问题越来越多呢？妈妈应该怎么做呢？你有什么建议？

分析：

瑞瑞随着身心的发展，比小班时显得更加活泼好动、好奇好问，对大自然发生浓厚的兴趣，什么都想去看看摸摸，会学习运用感官去探索、了解新事物。在向成人的提问中，不但喜欢问"是什么"，而且还爱问"为什么"，比如瑞瑞问的"太阳晚上去哪里了""为什么小鸟会在天上飞""天上的云是什么味道的"等。

建议：

1. 爱惜和保护幼儿爱提问的天性

瑞瑞追问"为什么"的情况其实是瑞瑞在进行独立思考的第一步，如果妈妈能保持耐心、注重培养的话，对今后瑞瑞独立思考、解决问题的能力是有好处的。

2. 耐心倾听，积极引导

幼儿问"为什么"时，作为家长，首先，要肯定幼儿的好学好问；其次，耐心倾听幼儿的疑问，并给出正确的解答。另外，在解答问题前，家长也可以引导幼儿，让他自己去寻找答案，这样有助于帮助幼儿养成良好的学习习惯，发挥其主观能动性。

3. 类比＋联想

中班幼儿的思维以具体形象思维为主，比较单一，很难触类旁通。作为家长应引导幼儿学会联想，以减少相同类型问题的反复提出。例如，"中秋节为什么吃月饼"，我们不仅要用简单明了的方法回答他"为什么"，还要帮助他知道这与"重阳节吃重阳糕、端午节吃粽子"是一样的，这样既开阔了幼儿的思路，又为幼儿今后对这类问题的进一步理解奠定了良好的基础。

4. 解疑＋方法

中班幼儿可能经常会问"我是从哪里出来的""鸟儿为什么会飞"等问题，这个时候，作为家长既不能不答，也不能乱答，最直接、最简单的方法是借助网络和书籍用趣味性的科学故事告诉他。这样既让幼儿知道有多种途径学习，更增强了幼儿探索的信心，让幼儿的好奇心继续保持下去。

三、认识5～6岁幼儿

（一）5～6岁幼儿的特征

大班幼儿已经适应了幼儿园的生活，即将进入小学。与小、中班相比，大班幼儿各方面发展程度已有较大的提升。

1. 生活自理方面：自理能力和劳动能力明显提高

这一阶段的幼儿在生活自理方面较之前更独立了，他们能选择喜欢的、适合自己的衣服，能用筷子吃饭、夹菜，也能不影响别人安静地入睡。

学前后期的幼儿已能将劳动与游戏分开，对劳动持认真态度，关心劳动结果，也能初步理解一些劳动的社会意义。他们喜欢参与成人的劳动，在家里会扫地、擦桌子、整理自己的用品。在幼儿园里能做一些力所能及的种植、喂养、值日生劳动等。在劳动中表现出一定的责任感。

2. 动作发展方面：动作灵活、控制能力明显增强

5岁幼儿的走路速度基本与成人相同，平衡能力明显增强，可以用比较复杂的运动技巧进行活动，并且还能伴随音乐进行律动与舞蹈。手指小肌肉快速发展，已能自如地控制手腕、运用手指活动，例如，灵活地使用剪刀，会用橡皮泥等材料捏出各种造型等，还能正确地使用画笔、铅笔进行简单的美工活动。

3. 语言和认知方面

（1）能生动、有感情地描述事物

5～6岁是幼儿语言表达能力明显提高的时期，他们不但能系统地叙述生活中的见闻，而且能生动、有感情地描述事物。在与成人和同伴的交谈中，以自我为中心的表达逐步减少，能依据别人的言语调整谈话内容。看图讲述能力也明显提高，幼儿在讲述时根据图片内容想象角色的心理活动。语言表达灵活多样，并力求与别人不同。但是这一阶段的幼儿在语言的概括能力、语言表达的逻辑性方面还存在个体差异。

（2）阅读兴趣显著提高

大班幼儿不但对图书的阅读兴趣浓厚，能较长时间专心地看书，对内容的理解能力较强，而且开始对文字产生兴趣，当他们在书中或广告招牌中看到自己认识的汉字时会非常兴奋，还常常缠着成人教他们认字，识字的积极性很高，记忆力也很强。他们还常常在自己的绘画作品中写上歪歪扭扭的汉字。到了大班下学期，幼儿会聚在一起边看图书边猜念书中的文字，阅读给了他们很大的乐趣。

4. 情绪情感和社会性方面

（1）情感的稳定性和有意性增强

5～6岁幼儿的情感虽然仍会因外界事物的影响而发生变化，但他们情感的稳定性开始增强，大多数幼儿在班上有了相对稳定的好朋友，开始能够有意识地控制自己情感的外部表现，如摔痛了能忍着不哭。此时，由社会需要而产生的情感也开始发展，例如，当自己的表现或作品被忽视时会感到不安，而当让他们照顾比自己小的孩子时会表现得很尽职。

（2）自我评价能力逐步发展

5岁以后，幼儿的个性特征有了较明显的表现，其中最突出的是幼儿自我意识的发展。这一时期幼儿自我意识的发展主要体现在自我评价的能力上。幼儿的自我评价从依从性评价向独立性评价发展，他们不再轻信成人的评价，当成人的评价与幼儿的自我评价不一致时，他们会提出申辩。同时，幼儿的自我评价开始从个别性评价向多面性评价发展，如大班幼儿在评价自己时会说："我会唱歌跳舞，但画画不行。"

（3）合作意识逐渐增强

在相互交往中，该年龄段的幼儿开始有了合作意识。他们会选择自己喜欢的玩伴，也能与三五个小朋友一起开展合作性游戏。他们逐渐明白公平的原则和需要服从集体决定的意见，也能向其他伙伴介绍、解释游戏规则。比如，在小舞台表演游戏中几个小朋友能一起分配角色、道具，能以语言、动作等进行表现，并有一定的合作水平。

（4）规则意识逐步形成

大班幼儿的规则意识逐步形成，他们开始学习控制自己的行为，遵守集体的一些共同规则，例如，游戏结束了要把玩具整理好放回原处，上课发言要举手等。大班后期的幼儿特别喜欢有规则的游戏，像体育游戏、棋类游戏等。对在活动中违背规则的行为，幼儿常常会"群起而攻之"。但这一时期的幼儿对于规则的认识还没有达到自律。规则对幼儿来说还是外在的，因此，幼儿在规则的实践方面还会表现出自我中心。

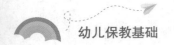

（5）象征性游戏趋于成熟

5～6岁幼儿玩角色游戏时，对角色的兴趣比对物的兴趣浓厚，出现了一个主要角色和几个有关的社会角色的关系。由于幼儿的思维正在进一步向抽象化发展，因此在游戏中较多出现用语言和动作来替代物体的行为。幼儿之间对替代物的一致认同程度提高，游戏中发生争执的情况减少。游戏的主题除了来自幼儿的生活外，还来自影视作品。在角色游戏中能综合自己所经历过的各种生活内容，概括和创造性地再现一般的生活情景。

5. 对美的感受与兴趣方面

（1）创造欲望比较强烈

由于小肌肉运动技能发展且双手变得灵巧，幼儿操作物体的能力大大加强，他们越来越喜欢那些能满足想象和创造欲望的各种多变性的玩具。他们能长时间专注地探索物体的多种操作可能。还会几个人合作搭建熟悉的标志性建筑物，如"长江大桥""东方明珠电视塔"等。5～6岁幼儿还对创编儿歌感兴趣，他们会为自己的画、自己的手工制品配上儿歌。在体育活动中他们也常常会别出心裁，想出独特的玩法。

（2）表现与表达方式多样化

这一年龄段的幼儿表现欲望强烈，他们会用多种方式表达自己的想法。例如，在美工活动中会用多种工具进行绘画创作，在音乐活动中会通过歌舞、乐器、语言等方式表达自己对音乐的理解。外出参观后，幼儿会用绘画、建构等方式反映自己的所见所闻。他们还热衷于戏剧表演。

6. 思维发展方面

（1）爱学、好问，有极强的求知欲望

学前后期的幼儿对周围世界有着积极的求知探索态度，他们不但爱问"是什么"，还想知道"怎么来的""什么做的"。幼儿还常常会提出这样的问题："为什么月亮会跟着我走""鱼儿为什么能在水里游""电视机里的人怎么会走路、说话"。有的幼儿喜欢把玩具拆开探索其中的奥秘。幼儿开始对自然现象的起源和机械运动的原理等产生兴趣，渴望得到科学的答案。

（2）初步理解周围世界中比较隐蔽的因果关系

5～6岁的幼儿开始能从内在的隐蔽的原因来理解各种现象的产生。例如，在解释乒乓球从倾斜的积木上滚落时说："乒乓球是圆的，积木是斜的，球放上去就会滚。"说明幼儿已能从客体的形状与客体的位置之间的关系，即"圆"与"斜"的关系中寻找乒乓球滚落的原因。但由于周围现象中的因果关系比较复杂，即使到了5～6岁，幼儿对不同现象中因果关系的理解水平也不可能一致，而且对日常生活中所不熟悉的复杂的因果关系也还很难理解。

（3）能初步根据事物的本质属性进行概括和分类

随着抽象逻辑思维的发展，通过有目的的教育，5～6岁幼儿能根据客观事物的分类标准进行初步的概括分类，如把猫、兔、猪归为家畜类，鸡、鸭、鹅归为家禽类。然而，由于受知识、语言、抽象概括水平的制约，这一阶段的幼儿对类概念的掌握还是比较初级的、简单的，还不能掌握概念全部的含义，缺乏进行高一级抽象概括的能力。因此，幼儿在概括归类时难免会出现一些概念外延上的错误。例如，有的幼儿只能把家畜、家禽概括为动物，却把昆虫排斥在动物之外，认为昆虫是虫子，不是动物。

（二）5～6岁幼儿的学习与发展目标

针对5～6岁幼儿，教育部颁布的《指南》从健康、语言、社会、科学、艺术五个领域提出了学习与发展目标。每个领域按照幼儿学习与发展最基本、最重要的内容划分为若干方面。该目标对5～6岁年龄段末期幼儿应该知道什么、能做什么、大致可以达到什么发展水平提出了合理期望，

《指南》（5～6岁）

指明了5～6岁幼儿学习与发展的具体方向。表3-3-3呈现了《指南》中5～6岁幼儿健康领域的学习与发展目标。

表3-3-3　5～6岁幼儿学习与发展目标（健康）

领域	方面	目标	5～6岁幼儿学习与发展目标
健康领域	身心状况	目标1　具有健康的体态	1. 身高和体重适宜。参考标准： 　男孩　身高：106.1～125.8 cm　体重：15.9～27.1 kg 　女孩　身高：104.9～125.4 cm　体重：15.3～27.8 kg 2.　经常保持正确的站、坐和行走姿势
		目标2　情绪安定愉快	1. 经常保持愉快的情绪。知道引起自己某种情绪的原因，并努力缓解 2. 表达情绪的方式比较适度，不乱发脾气 3. 能随着活动的需要转换情绪和注意力
		目标3　具有一定的适应能力	1. 能在较热或较冷的户外环境中连续活动半小时以上 2. 天气变化时较少感冒，能适应车、船等交通工具造成的轻微颠簸 3. 能较快融入新的人际关系环境，如换了新的幼儿园或班级能较快适应
	动作发展	目标1　具有一定的平衡能力，动作协调、灵敏	1. 能在斜坡、荡桥和有一定间隔的物体上较平稳地行走 2. 能以手脚并用的方式安全地爬攀登架、网等 3. 能连续跳绳 4. 能躲避他人滚过来的球或扔过来的沙包 5. 能连续拍球
		目标2　具有一定的力量和耐力	1. 能双手抓杠悬空吊起20秒左右 2. 能单手将沙包向前投掷5米左右 3. 能单脚连续向前跳8米左右 4. 能快跑25米左右 5. 能连续行走1.5公里以上（途中可适当停歇）
		目标3　手的动作灵活协调	1. 能根据需要画出图形，线条基本平滑 2. 能熟练使用筷子 3. 能沿轮廓线剪出由曲线构成的简单图形，边线吻合且平滑 4. 能使用简单的劳动工具或用具
	生活习惯与生活能力	目标1　具有良好的生活与卫生习惯	1. 养成每天按时睡觉和起床的习惯 2. 能主动参加体育活动 3. 吃东西时细嚼慢咽 4. 主动饮用白开水，不贪喝饮料 5. 主动保护眼睛。不在光线过强或过暗的地方看书，连续看电视等不超过30分钟 6. 每天早晚主动刷牙，饭前便后主动洗手，方法正确
		目标2　具有基本的生活自理能力	1. 能知道根据冷热增减衣服 2. 会自己系鞋带 3. 能按类别整理好自己的物品
		目标3　具备基本的安全知识和自我保护能力	1. 未经大人允许不给陌生人开门 2. 能自觉遵守基本的安全规则和交通规则 3. 运动时能注意安全，不给他人造成危险 4. 知道一些基本的防灾知识

（三）促进5～6岁幼儿发展的教育策略

针对5～6岁幼儿的年龄特点，幼儿园和家庭可以采取如下教育措施促进幼儿的全面发展。

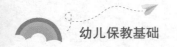
1. 生活自理方面

一日活动中适当增加智力活动和幼儿自发组织的活动，逐步减少午睡的时间。

2. 语言、认知和动作发展方面

① 每天保证一定时间进行语言交流和阅读活动，重视对小组阅读的指导。

② 多采用讨论的学习形式，引导幼儿注意倾听、积极思考、充分表达各自的想法。

3. 情绪情感和社会性方面

① 提供机会帮助幼儿发展社会技能。如幼儿间发生矛盾，教师不要急于干预、评判或替代解决，要提高幼儿自行解决问题的能力。

② 建立师生间伙伴式的关系，充分尊重幼儿的意愿和意见，允许幼儿有不同的答案。

4. 对美的感受与兴趣方面

① 支持幼儿创设自己的环境，展现生活经验，交流信息，表达情感。

② 为幼儿创设问题情境，提供可探索的材料，鼓励幼儿用多种方法发现问题、寻求答案。

除此之外，与家长共同做好幼小衔接工作，围绕幼儿学习适应与社会适应能力的提高，建立联系并适时反馈。

案例
分析

案例：如何看待"幼小衔接"

开学后圆圆就进入大班下学期了，面对即将到来的"幼小衔接"，妈妈非常焦虑，担心圆圆进入小学后会输在起跑线上，于是给圆圆报了拼音、英语、奥数等兴趣班。圆圆每周一到周日都不停奔波于各种兴趣班中。当然，班级中在兴趣班学习的不止圆圆一个人，很多幼儿都和圆圆一样。

你是如何看待"幼小衔接"的？你能给圆圆妈妈提些建议吗？

分析：

（1）幼儿园和小学在学习方式上有很大区别，孩子从幼儿园到小学需要有一个过渡，否则很难较快适应小学阶段的学习。所以大班阶段开展一些"幼小衔接"的适应性活动非常有必要，比如学习时间拉长、午睡时间缩短、参观小学等。

（2）圆圆妈妈片面理解了"幼小衔接"，认为"幼小衔接"就是提前学习小学的知识和技能，这样理解是错误的。"幼小衔接"应该提高幼儿的入学适应性，从学习适应性来说，要培养幼儿良好的学习习惯、学习兴趣、学习积极性，熟悉小学的学习方式，培养一定的学习能力等。

模块小结

　　幼儿教师、保育员是幼儿在园活动时最亲密的人，在幼儿的一日活动中起着非常重要的作用。幼儿教师必须具有幼儿园教师资格证，在教育过程中是幼儿学习活动的支持者、合作者、引导者，是幼儿健康的养护者，是幼儿发展的研究者，是引"水"入"渠"的终身学习者。从事保育员工作需要获得相关资格证书，保育员是幼儿园班级管理的主要承担者，是幼儿生活的照料者，是家园合作的好帮手，是与时俱进的终身学习者。

　　本模块还包括了3～4岁、4～5岁、5～6岁三个年龄阶段幼儿的特征、学习与发展目标及教育策略，帮助保教人员对幼儿园保教对象有较深入的认知，从而能基于幼儿年龄特征更好地开展相关工作。

▶▶ 思考与练习

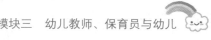

一、单项选择题

1. （　　）需要对本班工作全面负责，其主要职责包括：结合本班幼儿的特点和个体差异，制订并执行教育工作计划；创设合理教育环境，合理组织教育内容，科学安排幼儿生活，做好家园沟通工作；参加业务学习，提升教育教学水平。

　　A. 幼儿教师　　　　　　　B. 保育员　　　　　　　C. 营养员　　　　　　　D. 保健员

2. （　　）负责本班房舍、设备、环境的清洁和消毒工作；在教师的指导下，科学照顾和管理幼儿生活，并配合本班教师组织教育活动；在卫生保健人员和本班教师的指导下，严格执行幼儿园安全、卫生保健制度；妥善保管幼儿衣物和本班的设备、用具等。

　　A. 幼儿教师　　　　　　　B. 保育员　　　　　　　C. 营养员　　　　　　　D. 保健员

3. 根据新《规程》，下列哪项不属于幼儿教师的职责？（　　）

　　A. 观察分析记录幼儿发展状况　　　　　　B. 学期（或学年）初做好本班收费工作

　　C. 与家长经常保持联系　　　　　　　　　D. 定期向园长汇报，接受其检查和指导

4. 3～4岁幼儿的思维处于哪个阶段？（　　）

　　A. 直觉行动性思维向抽象思维过渡的阶段

　　B. 具体形象性思维向抽象思维过渡的阶段

　　C. 直觉行动性思维向具体形象性思维的过渡阶段

　　D. 具体形象性思维为主

5. 随着身心的发展，中班幼儿经常爱问的问题是？（　　）

　　A. "怎么来的"　　　　　　　　　　　　B. "这（那）是什么"

　　C. "为什么"　　　　　　　　　　　　　D. "什么做的"

二、判断题

1. 5～6岁是幼儿语言表达能力明显提高的时期。　　　　　　　　　　　　　　　（　　）

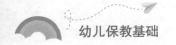

2. 3～4岁幼儿要学会正确地刷牙和使用筷子、手帕、毛巾、便纸等，对自己能做的事表现出
自信。 （　　）

3. 教师只要负责好幼儿的教育工作就行了，保育工作可以不用过问。 （　　）

4. 教师和保育员在幼儿园活动中都要做到"三位一体"。 （　　）

5. 在幼儿园中，保育员就是照料幼儿生活的。 （　　）

三、简答题

1. 保育员的岗位职责包括哪些？

2. 幼儿教师的岗位职责包括哪些？

四、材料分析题

妈妈发现小海贝自从上了中班后，特别喜欢和同龄的小伙伴玩。每天从幼儿园放学后就在小区里和小伙伴一起，直到天黑也不愿意回家。虽然有时候也会和小伙伴们闹矛盾，但是他们开始学习自己解决矛盾了。这说明了小海贝什么样的年龄特征？家长及老师应施以怎样的引导？

模块 四

幼儿园生活活动的保育与教育

任务一 ➡ 幼儿园生活活动概述

任务二 ➡ 保教结合下生活活动的实施

》 模块导读

　　国内很多地方将幼儿园一日活动分为四大板块，即生活活动、运动活动、学习活动、游戏活动，这四个板块是幼儿园一日活动的形态，是一个融合的整体。其中生活活动是基础，它具有独特的意义和价值，渗透于幼儿园一日活动中。幼儿园的生活活动包括来园、餐点、饮水、午睡、盥洗、如厕、离园等，每一个内容都蕴含着保育和教育的价值，是保教结合的有效体现。正如《纲要》中指出的："根据幼儿的需要建立科学的生活常规。培养幼儿良好的饮食、睡眠、盥洗、排泄等生活习惯和生活自理能力。"为此，保教人员要正视生活活动的价值内涵和特点，重视一日活动中生活活动的组织和指导，充分挖掘生活活动的教育契机，开展多样化的活动，让幼儿自己动手，自己做事，成为乐于自我服务、自我管理的人，也让他们树立劳动光荣的意识和承担力所能及事情的责任感。

》 学习目标

　　1. 了解幼儿园生活活动的含义，能阐述幼儿园生活活动的保教内容。
　　2. 能根据保教工作的规范和要求，模拟幼儿园真实环境组织实施生活活动。
　　3. 懂得生活活动中的保教工作对幼儿健康成长的重要价值，体会生活活动实施过程中应有的细致、耐心。

》 内容结构

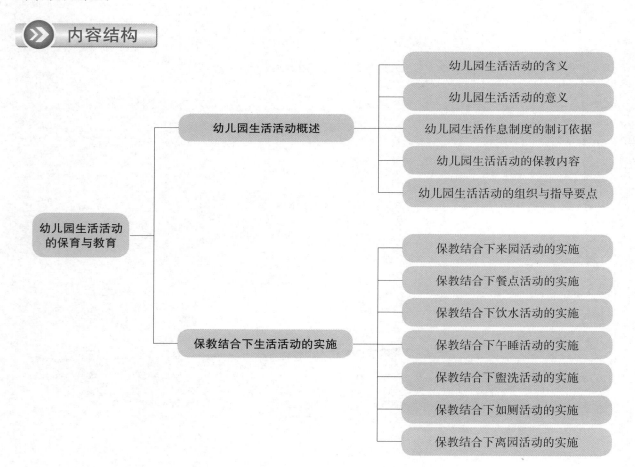

任务一　幼儿园生活活动概述

案例导入

　　小朱来到幼儿园见习，她发现幼儿园的一日活动作息表和她在校期间本校的课表有很大的不同，幼儿园还随着季节变化分两张作息表：春夏季一日活动作息表见表4-1-1，秋冬季一日活动作息表见表4-1-2，作息表中有很多生活活动。

　　思考：什么是幼儿园生活活动？它具体有哪些内容？

　　在幼儿期，生活的过程就是学习的过程，幼儿的学习在其日常的吃、喝、如厕、睡、玩、交往、探索等活动之中发生着、进行着。因此，保教人员在幼儿园保教实践的过程中要贯彻执行保教结合的原则，学习幼儿园生活活动的内容，掌握组织、指导幼儿园生活活动的方法，培养从事幼儿保教工作的能力。

一、幼儿园生活活动的含义

　　狭义的生活活动主要包括来园、离园，以及幼儿在园的餐点、饮水、午睡、盥洗、如厕、自由活动和过渡环节，这些也是构成幼儿日常生活的基本要素。每个要素在幼儿的生命成长中都具有独特的教育功能，对幼儿发展具有非常重要的意义。保教人员可通过组织有规律的生活活动来满足幼儿基本生理需要，帮助其养成良好生活习惯，提高自理能力。

　　广义的生活活动是指幼儿在园的一切活动，包括生活活动、学习活动、游戏及户外活动等。《指南》中指出，幼儿以自己的生活为主要学习对象，又以自己的生活为主要学习途径，并以更好地适应生活为学习目的，即为了学会生活，通过生活来学习，学习与生活相互交融，学习、生活、发展三位一体，乃是幼儿学习最独特之处。正如杜威的经典论断，教育即生长，教育即生活。

　　幼儿园中的生活活动是植根于幼儿园的一日活动中的，户外活动期间的擦汗、擦手、喝水等，学习活动期间的如厕、整理等，一个个看似独立的活动、看似分割的片段，经过生活活动的串联，构成紧密相连的幼儿园一日活动。

> ● 经验小贴士 ●
>
> **音乐过渡**
>
> 　　很多幼儿园在一日活动转换的时候，都会有一些约定俗成的音乐。比如：来园环节结束，《萤火虫》音乐响起，幼儿开始收拾玩具、上厕所、整理衣裤，准备户外活动；等音乐结束，幼儿在教室门口排好队，准备下一个环节的活动。一段音乐的过渡，自然地帮助幼儿建立活动转换的意识，同时帮助幼儿建立初步的时间观念。

二、幼儿园生活活动的意义

　　一日生活活动在幼儿成长中有着重要的作用，这些活动在时间、内容、组织形式上虽然每

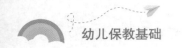

天变化不大，但通过一遍又一遍反复的学习和锻炼，可促进幼儿规则意识、生活习惯、生活技能等的养成。

（一）能满足幼儿的身心发展需要，促进其身心健康发展

幼儿正处在一个特殊的成长期，身体的器官组织及生理机能还没有发育成熟，对周围环境的适应能力差，具体表现为对疾病的抵抗力差和对压力的心理承受能力比较弱。通过科学、合理地安排幼儿园一日生活活动，可保障幼儿生长发育所需要的充足的睡眠、合理的营养，满足幼儿饮水、如厕等生活需要，维护幼儿身心健康。同时，幼儿神经系统发育不成熟，抑制过程比较弱，兴奋过程占优势，因而幼儿容易激动，容易受外界刺激物的影响，也易疲劳，导致注意力不集中、不稳定等。合理的生活活动安排可以使大脑皮质的兴奋和抑制有规律地交替，有益身心健康。

（二）有助于培养幼儿的生活自理能力和劳动观念

《纲要》中明确指出要尊重和满足幼儿不断增长的独立要求，避免过度保护和包办代替，鼓励并指导幼儿自理、自立的尝试。保教人员要充分利用生活活动实践性强的特性，通过幼儿独立吃饭、洗手、漱口、穿脱衣裤鞋袜及独自午睡、整理卫生等生活活动，锻炼幼儿的动手能力，提高其生活自理能力，同时培养幼儿自我服务的劳动观念。

（三）有助于培养幼儿良好的生活与卫生习惯

合理的生活日程安排有助于幼儿养成在进餐时感到饥饿、睡眠时感到困倦，能顺利地从一种活动形式转到另一种活动形式，并形成一系列固定的模式，进而有助于培养幼儿良好的生活习惯。同时，生活活动各环节卫生知识的反复呈现以及生活技能的锻炼，有助于幼儿良好卫生习惯的养成。比如，饭前便后要洗手，餐后要漱口，户外活动后要喝水等。

（四）有助于幼儿形成有规律的生活秩序

有序、连贯、稳定的一日生活安排有助于幼儿顺利地从一种活动形式转到另一种活动形式，在转换中感到舒适和安全，减少由于环境的不确定和活动多变带来的焦虑和紧张，有助于幼儿形成有规律的生活秩序和作息习惯。

案例：睡不着的浩浩

中（5）班的浩浩每天午睡都让老师很头疼，安静的午睡室里传来了阵阵均匀的呼吸声，浩浩还在小床上翻来覆去，一会弓成小山，一会蒙住脑袋，一会伸出脚丫。带班金老师搬来小椅子，坐在他边上，他老老实实不动了，金老师轻轻地拍拍他，浩浩安静下来了。可等金老师刚要站起来巡视午睡室，浩浩又转过头来，睁开了眼睛。金老师暗示浩浩，不要发出声音。午睡时间很快过去了，下午的活动时间其他小朋友生龙活虎，只有浩浩有点无精打采。

分析：

幼儿园午睡是小朋友调整自我、补充体力的重要环节，有利于幼儿缓解一上午活动

的疲劳，更好地参与下午的半日活动。案例中的浩浩由于没有养成良好的午睡习惯，中午时间得不到充足休息，导致下午的活动没有精神。老师可针对浩浩的情况制订循序渐进的改变方式，如安排固定床位，没有睡意的时候不强迫睡觉，让浩浩跟着老师一起管理午睡（轻声走路、轻声提醒没有入睡的幼儿、帮助踢被子的幼儿盖好被子等），有睡意的时候及时躺下睡觉，节假日在家坚持午睡。

三、幼儿园生活作息制度的制订依据

幼儿园在安排一日生活活动时，要严格按照《纲要》、新《规程》等要求，综合考虑各类活动（来园、离园、游戏、生活活动等）的衔接和互补，整体、全面地制订出符合幼儿园实际和幼儿身心发展特点的科学、合理的生活日程。将幼儿园一日活动按照一定的时间与顺序合理地固定下来，形成一种制度，即生活作息制度，也称生活日程。幼儿园可以根据本地区乃至国家的相关规定和要求，结合幼儿园实际和幼儿的年龄特点，制订本园各年龄班的生活作息制度。各园的生活作息制度虽不尽相同，但制订作息制度的依据基本一致。保教人员须充分理解制订科学、合理的一日生活作息制度的基本要求及其对于幼儿健康成长的重要意义，熟悉制度并严格执行，为幼儿的一生发展打好基础。

（一）活动内容的安排要符合幼儿的年龄特点

安排幼儿的一日活动时应以幼儿为本，充分考虑幼儿的年龄特点。比如表4-1-1中幼儿园午睡的安排，小班2小时25分钟，中班2小时20分钟，大班2小时15分钟，年龄小的幼儿比年龄大的幼儿睡眠时间长一些，满足幼儿机体休息的需要。又如表格中学习活动时间的安排，小班20分钟、中班25分钟、大班30分钟，充分考虑幼儿的年龄特点，包括生理、心理发育特点及注意力特点。

（二）活动安排要适应季节特点

我国地域辽阔，具有较大的地区差异，幼儿园要根据所处地区的地理特征和幼儿园的实际情况，制订相应的生活制度。如表4-1-1和4-1-2就是上海某幼儿园针对春夏季和秋冬季的季节特点制订的时间作息表，主要是户外活动时间的调整。通常情况下，幼儿园会根据园所的实际情况、场地、幼儿来园时间等来安排夏季和冬季的活动。

表4-1-1　某幼儿园春夏季一日活动作息表（2021学年）

小 班		中 班		大 班	
时　间	活动安排	时　间	活动安排	时　间	活动安排
7:45—9:00	来园活动 生活活动 角色游戏	7:45—8:15	来园活动	7:45—8:15	来园活动
		8:15—9:00	运动	8:15—9:00	运动
9:00—9:45	运动	9:00—9:30	生活活动 自由活动	9:00—9:30	生活活动 自由活动

小　班		中　班		大　班	
时　间	活动安排	时　间	活动安排	时　间	活动安排
9:45—10:10	生活活动 自由活动	9:30—9:55	学习活动	9:30—10:00	学习活动
10:10—10:30	学习活动	9:55—10:10	生活活动	10:00—10:10	课间休息十分钟
10:30—10:40	生活活动	10:10—10:50	角色游戏/ 专室活动 自由活动	10:10—10:50	角色游戏/ 专室活动 自由活动
10:40—14:40	餐前活动 生活活动 （10:50午餐） 户外散步 午睡（12:00） （14:25起床）	10:50—14:30	餐前活动 生活活动 （11:00午餐） 户外散步 午睡（12:00） （14:20起床）	10:50—14:30	餐前活动 生活活动 （11:00午餐） 户外散步 午睡（12:00） （14:15起床）
14:40—15:20	生活活动 （14:40点心） 运动 （15:00运动）	14:30—15:30	运动 生活活动 （15:00点心）	14:30—15:30	运动 生活活动 （15:00点心）
15:20—15:50	个别化学习/专 室活动	15:30—16:05	个别化学习/专 室活动	15:30—16:05	学习活动/专室 活动
15:50—16:00	离园准备	16:05—16:15	离园准备	16:05—16:15	离园准备

表4-1-2　某幼儿园秋冬季一日活动作息表（2021学年）

小　班		中　班		大　班	
时　间	活动安排	时　间	活动安排	时　间	活动安排
7:45—9:10	来园活动 生活活动 角色游戏	7:45—8:25	来园活动	7:45—8:25	来园活动
		8:25—9:10	运动	8:25—9:10	运动
9:10—10:10	运动 自由活动 生活活动	9:10—9:40	生活活动 自由活动	9:10—9:40	生活活动 自由活动
10:10—10:25	学习活动	9:40—10:05	学习活动	9:40—10:10	学习活动
10:25—10:40	生活活动 自由活动	10:05—10:50	自由活动 角色游戏/ 专室活动	10:10—10:50	自由活动 角色游戏/ 专室活动

续　表

小　　班		中　　班		大　　班	
时　间	活动安排	时　间	活动安排	时　间	活动安排
10:40—14:40	餐前活动 生活活动 （10:50午餐） 户外散步 午睡（12:00） （14:25起床）	10:50—14:30	餐前活动 生活活动 （11:00午餐） 户外散步 午睡（12:00） （14:20起床）	10:50—14:30	餐前活动 生活活动 （11:00午餐） 户外散步 午睡（12:00） （14:15起床）
14:40—15:20	生活活动 （14:40点心） 运动 （15:00运动）	14:30—15:30	运动 生活活动 （15:00点心）	14:30—15:30	运动 生活活动 （15:00点心）
15:20—15:50	个别化学习/专室活动	15:30—16:05	个别化学习/专室活动	15:30—16:05	个别化学习/专室活动
15:50—16:00	离园准备	16:05—16:15	离园准备	16:05—16:15	离园准备

（三）不同性质、不同类型的活动要交替进行

幼儿园四大板块的活动安排要做到动静结合、有组织的活动与自由活动结合、个别活动与集体活动结合、室内活动与室外活动结合。不同性质、不同类型的活动交替进行，有助于幼儿大脑皮层各机能区的神经细胞以及身体的各器官系统得到充分调整，从而促进身心的健康发展。

（四）生活作息制度要考虑家长的需要

幼儿园的任务除了育人还有服务，新《规程》第三条指出："幼儿园同时为家长参加工作、学习提供便利条件。"幼儿的年龄特点决定了来园和离园时都必须由家长接送。因此，幼儿园在制订生活作息制度时，要合理安排幼儿的来园和离园时间，方便家长接送。

（五）生活作息要保持稳定，不随意更改

保教人员应严格遵守一日生活作息，以保证幼儿在园生活的有序和连贯，帮助幼儿建立良好的生活秩序和习惯，但是幼儿在园活动并非一成不变，还会根据幼儿园的具体安排灵活调整，调整应及时告知幼儿，让幼儿对后续的活动有相应预测，避免无所适从和慌张。

（六）家园生活相互衔接

保教人员应和家长取得联系，科学地指导家长安排幼儿在家的一日生活，保持幼儿园和家庭生活的相互衔接，使幼儿保持良好的生活习惯。比如有些幼儿晚上很晚睡觉，早上起不来，进而不想上幼儿园等，保教人员可以建议家长让幼儿晚上早点睡觉，养成良好的睡眠习惯，保证第二天良好的精神状态。同时还可以引导家长在家里带领幼儿适当活动，帮助幼儿睡眠。

四、幼儿园生活活动的保教内容

一日生活活动包括来园、餐点、饮水、午睡、盥洗、如厕、离园等环节。保教人员要根据

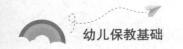

幼儿园的一日活动安排以及幼儿身心发展特点，认真做好各个环节的保教工作。

（一）来园

在幼儿进教室前，保教人员要做好环境准备、物品准备、安全检查等各项工作，以迎接幼儿的到来。保教人员要积极、热情地迎接每一个幼儿和家长，引导幼儿使用礼貌用语主动问候，观察每个幼儿的情绪和身体状态，引导有需要的幼儿如厕、盥洗。冬季引导幼儿进入室内换轻便的外套或者小背心，挂好自己的厚外套，引导小年龄幼儿学习辨认自己的衣服，引导幼儿愉快地开始一天的幼儿园生活。

（二）餐点

保教人员要做好餐点前的准备工作，包括餐桌清洁消毒、分发餐具、分发饭菜等，组织幼儿有序地盥洗（洗手、洗脸等），为幼儿创设一个安全、温馨、美观、舒适的餐点环境。进餐过程中，保教人员要仔细观察每一名幼儿的饮食习惯并指导幼儿文明进餐，对个别吃饭特别慢的幼儿给予适当的照顾帮助，对体弱儿、肥胖儿等给予相应的保教指导。要根据季节特点，注意饭菜的保温保洁工作，夏天做好防暑降温工作，饭、菜、汤、点心温凉进班；冬天做好防寒保暖工作，饭、菜、汤、点心温热进班。

（三）饮水

保教人员要为幼儿提供合适的饮水用具、温度适宜的饮用水，注意多场合、多地点的饮水准备，如活动室、户外场地等。组织幼儿安静有序饮水，关注个别幼儿的饮水需求，指导、帮助不同年龄幼儿正确接水和健康饮水。

案例：混乱的饮水队伍

中（5）班幼儿在进行饮水活动，茶水桶前排起了长龙，队伍里的小朋友叽叽喳喳讲个不停，有小朋友不停往队伍前面挤，并用小嘴巴指挥前面的小朋友："某某，你倒的水太多了，某某你站到边上去……"有小朋友倒好水站在茶水桶前面喝水，有小朋友在队伍里面开始打闹，保育员陈老师走过来，要求每一个小朋友站在"小脚丫"上面，保持距离，倒好水的小朋友回到座位安静喝水，很快队伍就安静了下来。

分析：

虽然中班幼儿已经有饮水的经验和实践，但在这个环节还是会出现各种各样的状况，需要保教人员反复提醒和指导。在一次次排队轮候、安静接水、适量接水等过程中，幼儿将渐渐学习正确接水的技能，慢慢形成集体规则意识。

（四）午睡

保教人员要为幼儿提供舒适、安全、愉快的午睡环境，合理安排睡前活动、午睡活动，帮助、指导幼儿穿脱衣裤并整理个人衣物，培养幼儿良好的午睡习惯，细心观察幼儿睡眠中的状态，发现问题及时处理，确保幼儿午睡的秩序与安全。午睡结束，保教人员指导、帮助幼儿穿衣裤鞋袜，并检查幼儿身体状况，如摸头试温，观察面色、神态等。

（五）盥洗

保教人员要为幼儿创设安全、适宜的盥洗环境，注意盥洗室地面要防滑，保持盥洗室地面整洁、干燥，提供充足的盥洗用品，组织幼儿分组安静有序地进行盥洗活动，指导幼儿正确的盥洗方法，培养幼儿良好的盥洗习惯和能力。

（六）如厕

保教人员要为幼儿提供安全、整洁、舒适的如厕环境，引导幼儿有便意时主动排便、及时排便，组织幼儿有序、分组如厕，指导、帮助不同年龄幼儿正确排便，对于个别不能自理的幼儿，要耐心帮助、特别照顾。

（七）离园

离园时保教人员要检查幼儿仪表并帮助其保持整洁；引导幼儿放好玩具、把桌椅摆放整齐，培养幼儿有礼貌地和老师以及小朋友告别后回家，提醒幼儿不要遗忘自己的衣服。等所有小朋友离园后，再做清洁消毒工作，最后检查水电开关，关好门窗，倒掉垃圾。

 知识链接

生活活动保育标准

《上海市幼儿园保教质量评价指南》从安全与保育、行为观察、自我服务、交往机会四个方面制定了生活活动保育的标准。

安全与保育：

（1）为幼儿创设安全、卫生、温馨、自主的班级生活环境；环境中要有幼儿易于识别的安全、健康、生活等规则提示。

（2）能让幼儿自主、有序、愉快地进行进餐、盥洗及睡眠。

行为观察：

（1）能顾及每个幼儿在生活上的不同需求与差异，注意观察一日生活中幼儿的语言、行为、情绪等变化，给予有效的回应。

（2）能与家长、其他工作人员及时沟通。

（3）对幼儿行为有记录、有分析。

自我服务：

（1）充分利用自主盥洗、整理玩具、分发碗筷、照顾自然角等生活实境，让幼儿获得亲身体验，给幼儿练习、锻炼和表现的机会。

（2）教师有要求，有指导。

交往机会：

（1）能提供有助于幼儿积累共同生活经验的机会，如分享、协商、沟通、合作等。

（2）让幼儿学习情感体验与表达，适应集体生活。

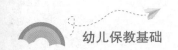

五、幼儿园生活活动的组织与指导要点

幼儿园生活活动的组织与指导主要指培养幼儿生活自理、交往礼仪、自我保护、环境卫生、生活规则等方面的活动，具体体现在幼儿园一日生活中的餐点、饮水、午睡、盥洗、如厕等环节。对幼儿生活活动的组织与指导要把握以下五个要点。

（一）建立合理的生活常规

组织幼儿生活活动应该从幼儿园的实际出发，考虑园所的场地、活动室的数量等，从各年龄班的实际情况出发，各园各班建立起科学的、合理的生活常规。生活常规应渗透在每一项生活活动中，并且是可以操作的，这有助于幼儿顺利地进入生活活动的每个环节中。

（二）坚持一贯性、一致性和灵活性相结合

幼儿园生活活动要保持规律性，不能随意更改，要把有序的一日生活安排内化为幼儿自己的行为准则，进而建立良好的连贯性、秩序性。在幼儿园中每日重复进行的各种生活活动，有助于培养幼儿的良好习惯和自理能力。同时还应重视幼儿园的具体情况和幼儿的个体状况，灵活操作。比如，疫情状态下，幼儿园实行错峰离园，各个幼儿园会根据实际情况调整小、中、大三个年龄班下午活动的时间，以配合离园时间的变动。

（三）坚持保教结合

幼儿园生活活动渗透于一日活动之中，它既能满足幼儿基本生活需要，又贯穿一日活动的各环节，保教人员应根据生活活动的特点，坚持保教结合的原则，做到保中有教、教中有保。幼儿在生活中学习发展，生活与游戏、教学相互融合，促进幼儿全面和谐发展。

（四）注重个别化指导

个别化指导是指在保教过程中，保教人员在关注全体幼儿的同时，还应重视幼儿的个别差异，有针对性地采取不同的方法，促进每一个幼儿的健康成长。在生活活动中，教师要根据幼儿生活习惯的差异以及幼儿生活能力的差异进行不同程度和次数的指导。

（五）保教人员明确分工，三位一体

开展日常生活活动的保教工作中，虽然对于主、配班教师和保育员的职责有明确的分工，但是又需要三位之间形成良好的配合。比如入园环节，幼儿会在三个区域活动（阅读区域、穿脱衣服区域、盥洗室），有的甚至会在这三个区域之间来回穿梭，这个时候就需要主、配班教师和保育员在各自岗位关注本区域幼儿的同时，在幼儿前往其他区域的时候，做好相互之间的配合。

任务二　保教结合下生活活动的实施

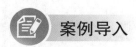 **案例导入**

午餐时间，小朋友们都洗好手来到餐厅，准备吃饭，进餐时，小朋友们大都吃得津津有味。

小朱发现安安小朋友静静地看着碗发呆，偶尔用调羹动一下食物。小朱便上前询问："安安，你为什么不吃呢？今天的菜很好吃啊！"安安回答："我不喜欢胡萝卜，我最讨厌这个了。"说着便想把碗里的胡萝卜挑出去。小朱忙蹲下来对安安说："宝贝，胡萝卜有营养，可以让我们的身体棒棒的，刚才老师上课说过，胡萝卜可以让我们的眼睛变得亮亮的，也可以提高我们的免疫力呢。"安安露出为难的神情，"我吃不下去"。

思考：怎么样才能让安安喜欢吃胡萝卜呢？生活活动中如何实施有效的保教？

一、保教结合下来园活动的实施

来园环节是缓解幼儿分离焦虑、培养幼儿综合生活能力以及开展个别化教育的重要时机，也是建立良好家园关系、形成家园合力的重要环节。保教人员应与幼儿建立相互喜欢、相互信任的亲密关系，并适时与家长进行沟通，创设条件帮助幼儿快速融入幼儿园一日生活。

（一）来园前准备工作

韩婴言："智如泉源，行可以为表仪者，人师也。"保教人员在工作的时候，不仅穿着要利于各种动作，还要端庄大方，对幼儿起到表率作用。

1. 保育员自我准备
① 绾起长发，不化浓妆，不穿高跟鞋，穿好工作服及工作鞋，有部分幼儿园会统一工作服，有些幼儿园没有统一的工作服，就需要保教人员自己安排合适的服饰。
② 清洗双手：用流动水、洗手液洗手，做好个人卫生工作。
③ 精神饱满，面带微笑，保持良好的情绪和状态。
④ 每天做好"四勤四不"，如有身体不适及时向保健员说明。

 知识链接

保育员的"四勤四不"

保育员"四勤"指的是勤洗手、勤洗头、勤换衣、勤剪指甲，保育员"四不"指的是不留长指甲、不涂指甲油、不戴戒指、不戴手链。

2. 晨间清洁与消毒
（1）开窗通风
教室、盥洗室、午睡室、包干区等开窗通风，固定窗钩，保持室内空气流通。开窗通风半小时以上，冬季幼儿进教室后，及时把窗户关小。冬季传染病高发，尤其要注意开窗通风的次数和时间，充分利用幼儿户外活动等时机，定时让室内空气流通，幼儿回教室后要及时关窗，防止幼儿感冒。
（2）包干区湿性扫除
用半干的拖把对包干区进行湿性扫除。
（3）室内与包干区预防性消毒
用含氯消毒液进行湿性擦拭，凡是幼儿摸得到的地方（玩具柜、桌椅、茶杯架、门把手

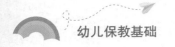
等），都应擦拭一遍。

① 桌椅的消毒顺序：按顺序从左到右、从上到下，先擦桌面再擦四边四角，椅子先擦椅面再擦靠背（一周一次）。

② 玩具柜的消毒顺序：按从上往下、由里向外的顺序擦拭。

③ 其他物品，如插座、镜框、空调、花架等保持整洁无积灰。

④ 清洁用具、抹布等勤搓洗并挂在有固定标签的地方。

（4）清洗、消毒茶桶

每日用流动水清洁茶桶内外壁及桶盖，在茶桶内放入沸水至桶内高度三分之二处，盖上桶盖进行反复晃动或者螺旋式晃动，使沸水充分接触桶内壁，并放置20分钟，然后打开水龙头，使沸水流出，再对龙头进行消毒。每周使用75%酒精对茶桶内壁、龙头及桶盖内进行擦拭消毒，并用流动水冲洗干净，再用沸水冲洗干净，最后用250 mg/L含氯消毒液对桶外壁及桶盖外进行擦拭消毒，作用时间30分钟，并用清水去除残留。

① 取、放茶杯：去密封间取茶杯，把消毒好的茶杯放入茶杯架，放置时手不触及杯口及里面，杯口朝上，杯柄朝外，按照从上往下、从左到右的顺序放入茶杯箱中，关好纱门。杯子数与班级幼儿人数相符。

注意事项：茶水箱要上锁，如茶水桶也需要，那么茶水箱和茶水桶各上一把锁。

② 茶杯架消毒：用250 mg/L含氯消毒液和专用抹布，按从上到下、从里到外的顺序擦拭茶杯架。

③ 茶水提供：将准备好的温开水倒入已经清洗好的茶桶内，加盖并上锁放入茶水柜。茶水要求冬暖夏凉，随时添加，水温以不烫手背为宜。

3. 毛巾准备

把当天消毒好的毛巾整齐地放在盥洗室水池台面上的专用盒内，毛巾随时准备充足。

（二）来园接待

保育员要做好接待幼儿的工作，协助教师接待幼儿及家长，态度和蔼、亲切，有礼貌；对于家长告知的幼儿情况，比如幼儿在家有点咳嗽、幼儿在家还没有大小便等，要耐心倾听、记录；引导幼儿主动和老师以及其他小朋友问好，和家长说再见。

保育员还要做好检查物品的工作，协助教师指导幼儿放好自己的衣物用品，尤其是冬季，指导幼儿穿脱衣物，并挂好外套。对小年龄班级，做好生活照料。

案例：小朱的尴尬

小朱发现每个周一或者是节假日结束来园的第一天，早上入园接待都特别忙碌。家长手里拿着被子递给带班老师，还要关照老师自己孩子的一些特殊情况。如果是几个家长同时来的话，那么带班老师会忙不过来，小朱很想走上前去帮忙，可是家长都是看看她，然后继续围绕在带班老师周围，等着被接待。小朱有点尴尬，她只好走开去关注在玩桌面游戏的几个幼儿。

分析：

家长刚开始对新来的保教人员会有一点不信任，小朱可以更主动一些，走过去接过被子，告诉家长自己是新来的小朱老师，不能干等家长来寻求帮助。小朱可以主动向家长介绍自己或者让带班老师向家长介绍，以更好地参与家长工作。

（三）来园环节的教育引导

① 引导幼儿主动和家人、同伴、老师打招呼，礼貌用语，养成有礼貌的好习惯。

② 引导幼儿独立有序地完成入园的各项活动，如配合晨检、插放晨检牌、放好小书包、冬季换背心或薄外套、挂好外套、洗手、喝水、如厕等等。

③ 引导幼儿学做值日生，如照顾植物、整理物品、协助保教人员管理区域等，尝试为集体服务，为他人服务。

二、保教结合下餐点活动的实施

幼儿园餐点活动是指幼儿园根据幼儿在园的时间以及其生理特点，每天定时组织幼儿进餐、用点心的活动环节，为幼儿身体发育提供充足的营养，是幼儿生活、学习的物质保障。通常幼儿园会每天为幼儿准备"一餐两点"，即早点、午餐、午点，餐点间的间隔时间大约为2小时。

（一）餐点前的准备工作

1. 桌面清洁、消毒

（1）从操作室里用专用小桶拎取250 mg/L消毒液与清水。

（2）使用专用抹布，先用清水抹布自上而下，从左到右擦拭桌子的桌面，再擦四角边缘，抹布勤翻面、勤搓洗。

（3）使用专用抹布，取消毒浓度250 mg/L有效氯消毒液消毒桌子和餐车，保持15～20分钟，湿度以不滴水为宜，擦拭方式同上。

（4）20分钟后用蒸汽消毒抹布擦拭桌面。

（5）清洁、消毒桌面的时候要按照顺序，从第一张桌子开始清洁、消毒。

2. 领取餐点、餐具

用肥皂（洗手液）、流动水洗净双手，穿上专用工作服（三白），到备餐间取午餐点心及餐具。

3. 分发餐具、点心

餐车上物品按规定摆放，进入班级后放在指定餐桌上让幼儿自主取用。

4. 分发餐具、饭菜

根据幼儿人数分发餐具，严格按规定程序放置碗筷（摆放成倒三角形，右边放菜，左边放汤，中间放饭），每桌中间放两个空碗，一个放调羹或筷子（筷头朝下），另外一碗放置米面或水果。

① 夏季分菜顺序：蔬菜、荤菜、汤、饭。

② 冬季分菜顺序：蔬菜、荤菜、饭、汤。

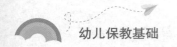

（二）引导幼儿吃点心

1. 引导幼儿用点心

① 引导幼儿自主取用餐具，轻拿轻放，注意排队。

② 将点心盒和牛奶放在已经消过毒的桌子上。

③ 指导幼儿根据提示牌取用干点，指导、帮助幼儿倒牛奶，牛奶与干点交替食用。引导幼儿安静用点心，不浪费点心，用完点心后，喝完最后一口牛奶方可离开桌子，并且将杯子、碟子放至指定的地方。提醒幼儿用完点心后养成漱口、用毛巾擦嘴的好习惯。

2. 关注特殊幼儿

关注特殊幼儿食用点心的状况，引导肥胖儿放慢速度、体弱儿吃完自己的一份点心。

（三）引导幼儿进餐

1. 餐前活动

组织幼儿进行餐前谈话，介绍菜谱，激发幼儿食欲，还可以根据幼儿年龄特点，组织大班幼儿播报新闻，小班幼儿朗诵进餐儿歌、巩固生活技能。

● 经验小贴士 ●

提供幼儿自我服务的机会

饮奶、午点等环节都是幼儿尝试自我服务、体验独立的机会，保教人员应该尽可能让幼儿自己动手，如倒牛奶、夹饼干等，保教人员要给每一个幼儿提供做事的机会，尤其是对能力弱的幼儿要多给机会。

知识链接

食 物 谜 语[1]

1. 一头大一头小，不是橄榄不是桃，骨头长在肉外面，宝宝吃了营养好。（鸡蛋）
2. 圆圆脸儿像苹果，又酸又甜营养好，既能做菜吃，又可当水果。（西红柿）

儿　　歌

1. 大米饭，喷喷香，小朋友，来吃饭，吃得饱，长得好，不让米饭地上掉。
2. 小朋友，在成长，若挑食，缺营养。瓜果菜，都品尝，食五谷，身体棒。
3. 进餐前，手洗净，入座时，动作轻。打喷嚏，遮住口，细细嚼，慢慢咽。不挑食，不剩饭，自己吃饭真能干。
4. 左手扶碗，右手拿勺，两腿并好，身体前靠，一口饭一口菜，宝宝吃得真正好。

2. 进餐活动

引导幼儿进餐时态度要温和，要耐心、细致，不大声说话，不催促幼儿进餐。

要关注幼儿进餐习惯，引导幼儿进餐时一口饭、一口菜、一口汤，做到细嚼慢咽；不吃汤

[1] 深圳市深投幼教运营有限公司.幼儿园一日生活组织与实施［M］.北京：北京师范大学出版社，2016.

泡饭、不挑食，咽下最后一口才能离开饭桌；引导幼儿用小碗漱口，用毛巾擦脸。

关注特殊幼儿（肥胖儿、体弱儿、挑食儿等）进餐情况，引导他们科学、合理进餐，鼓励他们愉快适时地吃完自己的一份饭菜。

● 经验小贴士 ●

怎样组织幼儿愉快地进餐？

1. 饭前半小时和吃饭时不要批评幼儿行为上的过失，以免影响幼儿进餐时的情绪。对幼儿在吃饭时出现的问题，如互相打闹、讲话、做小动作等，要用和蔼的态度提醒他们在进餐时不要讲话，不做小动作，从正面引导幼儿吃好饭。

2. 吃饭时，要用赞美的语气介绍饭菜的名称、营养价值和味道，及时表扬吃饭有进步的幼儿，对食欲差的幼儿给予适当的鼓励，激发他们进餐的兴趣，打消厌食心理。

3. 幼儿在进餐时不小心碰倒碗，将饭菜撒在桌子上是经常发生的事情，此时不但不能批评幼儿，而且应立刻把桌子收拾干净，保持一个整洁舒适的进餐环境。保教人员的态度要和蔼，使幼儿感到亲切愉快。

4. 除了这些环节外，保教人员在午餐环节对不同的幼儿要不同对待，如体弱儿进餐要采取先吃、循序渐进的方法，用鼓励表扬的方式激励幼儿用餐；对于肥胖儿要先喝汤，然后提醒幼儿细嚼慢咽，一口饭、一口菜、一口汤。

（四）点心后的整理

1. 清洗工作

① 用专用的毛巾清理桌面，桌子保持清洁。

② 用专用扫把打扫地面，清扫地面时不扬灰，用专用拖把拖干净地面。

③ 用专用洗衣机清洗毛巾，毛巾数量不超过洗衣机容量。

④ 用专用水池、专用毛巾、洗涤剂清洗杯子，用流动水冲洗杯子，将清洗好的毛巾、杯子放入专用橱柜等待消毒。

2. 消毒工作

① 毛巾、茶杯消毒：用蒸汽法消毒，水沸腾冒汽后再蒸30分钟；煮沸法消毒，水沸腾后再煮10分钟。

② 煮沸消毒时，水面要超过物面；毛巾疏松放置，不可以厚叠或扎紧；毛巾与茶杯一用一消毒。

（五）餐后整理

① 收拾餐桌：用专用抹布擦去桌上残留的饭菜，倒入剩菜盆中。

② 清洁餐桌：先用温洗洁精水擦洗桌子，再用清水将桌子擦干净。做到不留油污，不粘手，将餐具送往洗碗间清洗。

③ 清扫进餐室：用专用扫把清扫，不留死角；用半干半湿的拖把从里往外拖地，按顺序拖，动作有力，难拖的地方用洗洁精水拖；收拾、清洗擦嘴毛巾，倒净漱口水，清洗漱口水桶。

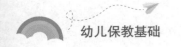

案例：不吃、吃了就要吐

　　小班的阳阳长得又瘦又小。每到中午吃饭的时候，他就开始说不饿或者不想吃，开学两周他几乎没有在幼儿园里好好吃过饭菜，有时候甚至吃一口吐一口。为了能让他把饭吃进去，保育员、带班老师以及保健老师商量对策，她们运用了少盛、不催促、邀请阳阳做值日生，为大家服务，餐前食物介绍，餐后分享感受等各种方法，来帮助、等待阳阳在进餐环节一点一滴的改变。一个学期过去了，阳阳虽然吃得还是不多，但是比起开学初的不吃、吃了就要吐，有了很大的进步。

　　分析：

　　进餐教养策略要因人而异。

　　1. 对胃口小、食欲差的幼儿，保育员可以少盛多添饭菜。

　　2. 对吃饭喜欢含在嘴里不咽下去，或者含在嘴里东张西望边吃边玩的幼儿，多用有趣、形象的指导语，提醒幼儿咀嚼。

　　3. 对吃饭特别慢的幼儿，可以让他先吃，使他感觉自己和其他小朋友一样按时吃饭。对吃得太快的幼儿，要提醒他们细嚼慢咽。

　　4. 对挑食的幼儿，允许他对不爱吃的食物先少吃一点，然后逐渐增加。可以通过改变烹饪方式，把色彩好的菜盛在碗的最上面等，用色、香、味来刺激食欲。

　　5. 对于年龄大的幼儿，可以让他们自己按需盛饭。

　　6. 对生病的幼儿，应该允许他们少吃一些。对肥胖的幼儿可以提供低热量、低脂肪、低糖的食物。

（六）餐点环节的教育引导

　　① 引导幼儿餐点前，坐端正、脚放平，正确使用餐具，左手扶碗、杯子，右手拿勺子或筷子，学习自己吃饭、点心。

　　② 帮助、指导小年龄幼儿取餐具，引导大年龄幼儿自己取餐具、倒牛奶、取饼干等，按需取物。

　　③ 引导幼儿一口菜一口饭，细嚼慢咽，嘴巴里不放过多食物，吃完口中食物，再吃下一口。吃完最后一口饭菜离开饭桌，不可以边吃边走。

　　④ 引导幼儿安静就餐，不说话，不嬉笑打闹，不玩餐具，不转杯子，等等。

　　⑤ 引导幼儿吃完自己的一份饭菜，知道均衡膳食对身体有益，不挑食、偏食，耐心引导，不训斥。

　　⑥ 引导幼儿吃完餐点，把餐具送到指定地点，饭后漱口，用小毛巾擦脸等。

三、保教结合下饮水活动的实施

　　饮水是人体的基本生理需求，幼儿需水量主要取决于幼儿的活动量、气候、饮食等，通常活动量越大、气温越高，出汗越多；另外，食入的蛋白质、无机盐较多的时候，需水量较大。

同时，年龄不同幼儿对水的需要也不同。因此，保教人员要引导幼儿主动喝水，按需喝水，喝足量的水，同时培养幼儿最基本的自我服务能力和良好的饮水习惯。

（一）饮水前的准备工作

① 准备好充足、温度适宜的饮用水（夏天30摄氏度左右，冬天40摄氏度左右），保持接水、喝水区域地面的干燥，如果地上有水渍及时拖干，以消除安全隐患。

② 组织幼儿喝水前有序洗手，分组、排队接水、喝水。

③ 保教人员三位一体，做好合理的分工，主班老师、配班老师以及保育员分别站在盥洗室、接水区、喝水区，同时关注幼儿在这三个区域间的走动，确保全体幼儿在保教人员的视线范围内。3～6岁幼儿饮水活动中，可以和应该做的可参见表4-2-1。

表4-2-1　幼儿可以和应该做的[1]

3～4岁	4～5岁	5～6岁
1. 如果手不干净，喝水之前能在教师的指导下洗手 2. 不喝生水，愿意喝白开水，在教师照看下按时、及时喝水 3. 喝水时懂得拿自己的杯子接水喝，喝完水后把杯子放回原处，杯口朝上 4. 在接水、喝水的过程中学会使用杯子，把水泼到身上或洒到地上时懂得告知老师 5. 在教师的照看下安静、有序喝水，人多时学会排队等候 6. 在教师的提醒下把接的水喝完，学会节约用水	1. 如果手不干净，懂得喝水之前洗手 2. 不喝生水，懂得喝白开水对身体的益处，能按时喝水，遇到特殊情况能及时喝水 3. 口渴了会拿自己的杯子接水喝，喝完水后把杯子放回原处，杯口朝上 4. 在接水、喝水的过程中正确使用杯子，把水泼到身上或洒到地上时，懂得及时更换衣服，并在教师的帮助下擦干地面 5. 安静、有序喝水，人多时会排队等候 6. 把接的水喝完，懂得节约用水	1. 如果手不干净，喝水之前主动洗手 2. 不喝生水，会根据自己身体的需要主动喝适量白开水 3. 喝水前后自主、熟练取放杯子 4. 接水、喝水的过程中熟练使用杯子，把水泼到身上或洒到地上时自主更换衣服、擦干地面 5. 养成安静、有序喝水的习惯，人多时主动排队等候 6. 喝多少接多少，自觉节约用水

（二）饮水活动中的保教实施

① 合理规划水杯以及茶水桶的位置。幼儿园通常会把茶水杯置于茶水桶左侧的水杯架上，每名幼儿的水杯都有清晰的辨识标记，帮助幼儿认识以及正确取放自己的水杯。

② 引导幼儿在指定的区域接水、喝水，接水的时候要排队，保持一定的距离，不拥挤，要互相谦让，互相帮助。保教人员可以引导中、大班的幼儿在饮水柜上面贴上提示画、提示语，以提醒在饮水的时候养成良好的习惯。

③ 引导、帮助幼儿正确接水，拿稳杯子，打开水龙头，水龙头不要开太大，防止水溅出来，一次接半杯水或者三分之二杯水，如有需要，第二次再接。

④ 引导幼儿喝水的时候一口口喝，不说话，不嬉笑打闹，以免呛咳。

⑤ 对于不爱喝白开水的幼儿，保教人员要及时提醒其喝水，并且在教育活动中，有意识地让这些幼儿了解喝白开水有利于身体健康，慢慢培养这些幼儿多喝白开水。针对很多幼儿喜欢喝饮料不喜欢喝白开水的现象，保教人员可以和家长沟通，赢得家长的配合。

---

[1] 深圳市投资控股有限公司幼教管理中心. 幼儿园一日生活实施指引［M］. 北京：北京师范大学出版社，2015.

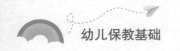

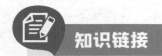

不同年龄幼儿的日需水量

　　水是构成人体组织的重要物质，人体肌肉、血液、牙齿、眼球、关节、脊髓、骨骼等组织中都含有丰富的水分。不同年龄的幼儿每日的需水量不同，1岁以内的婴儿，每日每千克体重应摄取120～160 ml水；2～3岁的婴幼儿，每日每千克体重应摄取100～140 ml水；4～6岁幼儿，每日每千克体重应摄取90～110 ml水。婴幼儿饮水的需要还受到气候、活动量、饮食等因素的影响，保教人员要引导幼儿随需随喝。

（三）饮水环节的教育引导

　　① 引导幼儿按需喝水，学会渴了就喝水，养成爱喝白开水的好习惯。

　　② 引导幼儿学会正确接水，一次接适量的水。引导幼儿接水过程中不嬉笑打闹，安静排队接水，接完水回到座位喝水。

　　③ 引导幼儿喝水的时候，一小口一小口喝，慢慢喝，不说话，不玩耍，防止呛咳。

　　④ 引导幼儿口渴了会用语言表达要喝水，打翻水了会用语言向保教人员寻求帮助。

四、保教结合下午睡活动的实施

　　午睡是幼儿在园一日生活的中间环节，是结束上午的半日活动后幼儿身心放松、进入休息状态的阶段，它能消除幼儿上午活动中脑力、体力活动带来的疲劳。睡眠过程中大脑皮层处于抑制过程，对神经系统起到保护作用。

（一）睡前准备工作

　　① 为幼儿创设一个安静的午睡环境。室内空气流通，光线适宜，师生说话或行动都要轻声，床位宽松，被褥厚薄适宜，可以放一些轻柔优美的背景音乐，帮助幼儿安静入睡。适合睡眠时播放的音乐推荐：《摇篮曲》《月光曲》，舒曼的《梦幻曲》，舒伯特的《小夜曲》，班得瑞的轻音乐系列，李斯特的《爱之梦》，格里格的抒情曲，以及《少女的祈祷》《致爱丽丝》。

　　② 检查温度，夏季最高温度高于30摄氏度，冬季温度低于5摄氏度，需要打开空调，应该提前20分钟开好空调，保持睡眠室内温度适宜。检查小床，放下窗帘、关好门窗。

　　③ 组织幼儿安静活动，可以去户外散步、晒太阳，也可以三三两两玩玩具。提醒幼儿大小便（托班要准备小马桶），向幼儿指明衣物、鞋袜摆放的位置，教他们折叠的方法。

　　④ 帮助托、小班脱衣整理衣物，指导中、大班幼儿自己脱衣、整理衣物，偶尔可以帮助一下。衣物摆放顺序：外裤—外衣—内衣，裤腿叠放一个方向，衣物叠放朝向椅背。

（二）午睡中的保教实施

　　① 当幼儿都睡好后，开窗通风，但不能有对流风，午睡起床前关窗。

　　② 对年龄小、体质弱的幼儿，可让其先上床睡，个别吵闹、调皮的幼儿应最后上床以便保教人员有更多的时间照顾他们。对一时不能安静入睡的幼儿不要大声提醒催促，反而会因为声音的刺激，让没有入睡的幼儿更加兴奋，而且把刚要入睡的幼儿也吵醒。

③ 15分钟巡视一次幼儿午睡情况,注意观察每一名幼儿的面色、出汗、睡姿、盖被情况等,对未入睡的幼儿指导他安静入睡。做到四勤:眼勤、嘴勤、手勤、腿勤。眼勤,眼睛要时刻盯着幼儿,严密注视幼儿的一举一动,发现问题,及时处理;嘴勤,就是对个别不能安静入睡、比较调皮、好动的幼儿,要耐心、轻声地提醒,不断引导其改变不良睡眠习惯;手勤,就是踢被子的幼儿,要给他盖好被子,个别衣服、鞋子摆放不整齐的,保教人员做好示范;腿勤,就是勤巡视,仔细观察幼儿的午睡状况,发现问题及时联系保健老师、园领导、家长。

④ 重点关注晨检记录中家长、带班老师交代的当天有特殊情况幼儿,重点关注易尿床的幼儿,提醒幼儿起床小便;幼儿中途去小便时,帮助他披上外衣;重点关注体弱儿。

案例:看午睡

小陈今天被临时派到大一班去看午睡,大一班的老师们都要去参加教研活动。小陈信心满满地来到大一班,在带班老师的帮助下,小朋友们安静、迅速地睡下去了。可是带班老师一走,班级里面有一个小男生就开始不安静了,他一会挠挠睡在旁边的小朋友,一会嘴巴里面发出各种声音。小陈想了很多办法,许诺他安静睡觉,起床后给他一个贴纸,警告他表现不好就让他去中班等。每一种方法都起到几分钟的作用,过一会儿就会失灵,好像小陈书本上面学到的知识都对这个小男生不起作用,这个时候小陈心里不停地祈祷带班老师能快点回来。

分析:

小陈遇到的困难是很多实习生在幼儿园里会遇到的问题,经过几个星期的熟悉环境和操作锻炼,她们很快能掌握幼儿园规范化操作,但是在教育幼儿以及操作细节方面,还需要在实习过程中不断学习、提高能力。如案例中提到的不愿意安静午睡的幼儿,可以进行一对一陪护,拍拍哄哄,每一个幼儿的状况都不一样,陪护和保教的次数与时间长短都不定,需要小陈付出足够的耐心和细心。针对这些幼儿,小陈也可以在户外活动中适当增加他们的运动量,还可以和家长取得联系,保持家园生活活动的一致,让幼儿在家和幼儿园保持同步,慢慢接受午睡。

(三)幼儿起床后的整理

① 保教人员一起做好幼儿起床护理,帮助指导幼儿穿衣服,检查幼儿衣服、裤子有没有整理好,询问幼儿是否需要上厕所。

② 等全部幼儿离开午睡室后,关掉空调,拉开窗帘,将被子翻转,开窗通风。

● **经验小贴士** ●

睡眠室的清洁

1. 定期擦拭床架子。

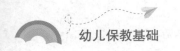

2. 托班小马桶用后清洗干净，浸泡在消毒水里消毒。

3. 如果幼儿尿湿了，要立即换下衣物，换上干净的，晾晒被子，清洗衣物。幼儿离园前，叠好衣物，打好包。

4. 夏季凉席每天用温水擦拭，每周用消毒液擦拭1～2次，夏季高温天、发生传染病班级、幼儿公用的大凉席，每天都要消毒。

5. 使用空调之前需先用空调洗涤剂清洗一次，平时定期清洗空调过滤网。

（四）睡眠环节的教育引导

① 引导幼儿养成独自入睡、安静入睡的习惯，身心放松，短时间内入睡。

② 引导幼儿养成良好的睡眠习惯，保持正确的睡眠姿势。

③ 引导幼儿学会穿脱衣服、鞋袜，整理个人衣物、床铺，培养幼儿之间互相协作叠被子、整理床铺。

④ 引导幼儿理解、学说有关的词和句子，如"能帮我脱一下毛衣吗""我要上厕所"等。引导幼儿说说穿脱衣裤的儿歌，巩固穿脱衣裤的技能。

五、保教结合下盥洗活动的实施

幼儿在园的盥洗活动包括洗手、洗脸、漱口等，是幼儿生活活动中的一个重要环节，在一日生活中反复出现。盥洗可以使幼儿毛发、皮肤保持干净、清洁，保持皮肤发挥功能，减少皮肤被汗液、皮脂、灰尘污染，提高皮肤的抵抗力，维护身体健康。同时，保教人员可以通过盥洗活动帮助幼儿学会正确的盥洗方法，培养最基本的生活能力和养成良好的生活习惯。

（一）盥洗前的准备工作

① 为幼儿创设干净、整洁、舒适的盥洗环境，为幼儿准备好温度适宜的流动水，准备好大小适中、厚薄适宜的小毛巾（整齐地叠放在小箩筐里），准备好肥皂或者是洗手液，这些物品一定要放在醒目的位置。

② 引导幼儿养成饭前便后勤洗手的好习惯，户外活动回教室要洗手，参加美工、画画等活动后要洗手。

③ 采用多种方式介绍洗手、漱口与身体健康的关系等相关知识，逐步培养幼儿关注身体健康的意识和卫生习惯。

④ 洗手台的高度分为两个高度，适合不同身高的幼儿。洗手台前装有梳妆镜，让幼儿学会整理衣服。

（二）盥洗中的保教实施

① 引导、组织幼儿正确盥洗，鼓励幼儿在自己有需求的时候进行盥洗，分组进行，排队轮流盥洗。

② 指导幼儿学习并掌握洗手、洗脸、饭后漱口的正确方法，配合儿歌、绕口令等方式让盥洗的过程变得生动有趣。

洗手的操作流程

第一步：挽起衣袖，以免打湿。

第二步：打开水龙头，用水湿润双手；关闭水龙头，涂抹洗手液或肥皂。

第三步：搓手心、手背、手指、手指缝、虎口、手腕。

第四步：轻轻打开水龙头，用水冲干净泡沫。

第五步：关上水龙头，轻轻甩一甩双手。

第六步：拿起消毒毛巾，把手擦干净。（冬天涂抹护手霜）

第七步：放下袖子，整理好衣服。

洗脸的操作流程

第一步：挽起衣袖，以免打湿。

第二步：在毛巾架上找到自己的毛巾，打开水龙头将毛巾打湿，关闭水龙头再将毛巾拧干。

第三步：将毛巾平放在双手上。

第四步：用毛巾从内眼角到外眼角，再到前额、两颊、下巴、嘴、鼻子擦拭，然后将毛巾翻过来擦耳朵和耳背（有鼻涕的话，先用纸巾擦掉）。

第五步：打开水龙头，将毛巾冲洗干净，拧干挂在指定位置。

第六步：放下衣袖，需要时可以擦护肤霜。

饭后漱口的操作流程

第一步：取出自己的漱口杯，在饮水桶下接适量的水。

第二步：端漱口杯到水池处。

第三步：喝水并含在嘴里"咕咕咕"，然后吐掉，并重复一次。

第四步：倒掉多余的茶水，放回漱口杯。

第五步：取擦嘴小毛巾，擦干净嘴巴。

③ 注重个别幼儿的帮助和指导，协助暂时不能自理的幼儿顺利完成盥洗，对于在盥洗过程中弄湿衣服等的幼儿耐心给予帮助。

（三）盥洗环节的教育引导

① 引导幼儿了解盥洗对身体健康的重要意义，关注身体健康知识，培养幼儿主动、及时盥洗的意愿。

② 引导幼儿养成良好的清洁、卫生习惯，如饭前便后洗手、外出游戏回来洗手、饭后漱口擦脸等好习惯。

③ 引导幼儿学习正确洗手、洗脸、漱口的方法，发展基本的生活自理能力，培养自我服务的意识。

④ 引导幼儿养成节约用水的环保意识。

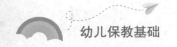

六、保教结合下如厕活动的实施

幼儿园如厕活动包括大便和小便，是一日生活活动中多次出现的环节。人的排泄物中含有一些有毒的物质，及时地代谢废物有利于身体健康。同时通过如厕活动，保教人员可以帮助幼儿学会如厕的基本技能，培养幼儿养成良好的生活习惯，促进其身心健康和谐发展。

（一）如厕环境的创设

1. 盥洗室清洁、消毒

① 先用第一副手套第一个小水桶（500 mg/L有效氯消毒液）第一块抹布将男孩和女孩便器按钮揿一下，冲水，便器脏的要先放入洁瓷精，用刷子刷，再冲水。紧接着，依次消毒门把手、镜面区域的瓷砖、水龙头、台面、台盆里面，最后将擦拭使用完的消毒水倒入拖地的第三个大水桶中。

② 接着换上第二副手套，用第二个小水桶（500 mg/L有效氯消毒液），用第二块抹布依次消毒男孩和女孩马桶按钮、水箱、扶手、隔板等。换第三块抹布依次消毒女孩马桶盖板、坐圈里外。换第四块抹布依次消毒男孩便器外侧、便器下面的长管子、女孩马桶座及马桶座下面，最后将擦拭使用完的消毒水倒入拖地的第三个大水桶中。

③ 20分钟后用清水再一次擦马桶坐垫和男孩小便池。

④ 用第三个大水桶（500 mg/L有效氯消毒液）的水拖地和拖便槽踏脚处，从清洁区域到污染区域。

⑤ 最后用1 000 mg/L有效氯消毒液冲洗便槽。

2. 注意事项

① 放消毒水的小桶不能直接着地，需放置在小椅子上。

② 消毒时戴好手套，消毒水池和消毒马桶要分两副手套进行。

③ 盥洗室消毒每天两次，分别安排在幼儿午睡时和离园后。

④ 用专用工具进行消毒时，应按如下顺序：从外到里、从上到下、从干净区域到污染区域。清洁用具要专用，清洁工具勤清洁、消毒，挂在有标签的固定地方。

● 经验小贴士 ●

盥洗室的清洁

1. 幼儿每次小便之后，要检查马桶是否冲干净。

2. 幼儿每次洗手之后，要清洗干净台面泡沫，拖干净地面，保持地面干燥。

3. 要经常检查纸巾、厕纸、洗手液的量，及时补充；擦手毛巾要及时补充，多余的擦手毛巾要放在干燥处。

4. 定期擦镜子，擦拭橱柜，周五幼儿离园后要敞开通风（图4-2-1）。

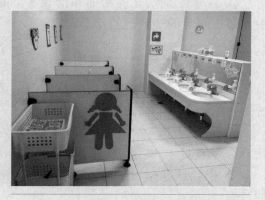

图4-2-1　盥洗室环境

5. 定期擦拭通风窗的百叶、排风扇、净水器及地面等。

6. 定期清洗装洗手液（肥皂）的盒子，定期清洗垃圾桶（周五不能有垃圾袋）。

（二）如厕中的保教实施

① 引导幼儿认识男女便盆的位置，男孩小便使用小便斗或者小便池，大便使用小马桶；女孩小便、大便都使用小马桶。

② 鼓励幼儿在有便意的时候及时如厕，尽量分组进行，排队轮候等，避免拥挤。

③ 幼儿排便时，保教人员要在一旁照顾，提醒幼儿如厕的正确方法，对小年龄幼儿要给予帮助。同时提醒幼儿排便时间不要超过5～10分钟。

④ 幼儿排便后，保教人员要指导大年龄的幼儿用卫生纸从前往后擦净臀部，对于小年龄的幼儿要帮助他们从前往后擦，并耐心进行辅导，最后提拉裤子。保教人员要观察幼儿大小便有无异常情况，然后对便池进行及时清洁和消毒。

⑤ 提醒幼儿大小便，如在外出活动前、集体活动以及入睡前提醒幼儿排便，也要根据幼儿的年龄、大小便间隔的规律等因素提醒幼儿大小便，对容易尿裤子的幼儿要重点照顾和提醒。

（三）如厕环节的教育引导

① 引导幼儿养成自主如厕的习惯，有便意及时如厕、主动如厕，懂得及时排便对身体健康的好处。

② 引导幼儿学习自主如厕、整理衣裤的正确方法，掌握安全、卫生、正确排便的基本要求。

③ 引导幼儿学习便后使用卫生纸擦拭的方法，养成便后用水冲厕的习惯。

④ 引导幼儿知道如厕方式男女有别，知道男女厕所分边，建立初步的性别意识。

⑤ 引导、鼓励幼儿有便意时主动、及时用语言表达"我要上厕所"，尿裤子或者大便在裤子上主动、及时告诉老师。

七、保教结合下离园活动的实施

离园是幼儿在园一日生活的最后一个环节，是一天幼儿园集体生活的结束，幼儿在此环节身心放松，进行自我整理，准备回家。保教人员在此环节可以引导幼儿回顾一天的愉快生活，学会做好个人仪表和物品的整理，主动和保教人员、伙伴进行离园前告别，有意愿再去幼儿园。

（一）做好离园准备

① 检查幼儿的仪表，帮助、指导幼儿塞好衣裤，检查幼儿裤子有没有尿湿，提醒并帮助幼儿整理好自己的衣物、玩具等。

② 保教人员做好家长接待工作，三位一体，当教师和幼儿家长简短交流的时候，配班老师或者保育员关注好其他幼儿，稳定幼儿的情绪。

③ 把幼儿换洗的衣物交给家长。

（二）离园后的清洁整理

① 所有物品整理、归类、摆放，必要时准备好第二天需要的材料。

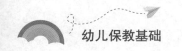

② 等幼儿全部离园后用半干半湿拖把清扫教室、走廊，保持教室、走廊整洁。用专用毛巾、洗涤剂在专用水池里清洗杯子，用流动水冲洗杯子。用流动水冲洗茶水桶后沥干，擦拭茶水桶架子。

③ 用洗涤剂在流动水下清洗毛巾，将清洗好的毛巾、杯子放入保育员操作室内专用橱柜等待消毒。

④ 消毒盥洗室地面、台面、水槽，保持无污垢、无异味，消毒要求和具体操作与中午盥洗室消毒要求一致。

⑤ 进行安全检查，检查设施设备，如有损坏及时报修，关好水电、门窗，倒掉垃圾，并开启紫外线灯。

案例：小朱的困惑

小朱到幼儿园实习有一段时间了，她每天都认真地学习保育员的规范操作，但还是觉得有点力不从心。每天结束工作的时候也是她最累的时候，她往往拿了这样东西就忘了那样东西，在活动室和保育员操作室之间要来来回回数次。而且小朱自己觉得清洗茶水桶的时候动作还不够规范，洗毛巾的时候动作比较慢，收拾盥洗室台面时不能又快又干净，不能关注到死角等。

分析：

小朱遇到的问题是我们很多实习生或新手保育员共同的问题，即理论转化实践的问题。课堂上解决的是单个教学内容、单个物体的操作，但是实际工作中是一个保育环节到另外一个环节，每个环节有大量的物品，是学校所学的综合练习，需要规范、熟练、高效进行，小朱可以在家里通过类似的家务活来练习，提高动手操作能力。

（三）离园环节的教育引导

① 引导幼儿一起收拾整理玩具，摆放好物品。
② 引导幼儿回忆、说说一天的生活，鼓励幼儿进步。
③ 引导幼儿主动和师生道别，使用礼貌用语。

 模块小结

幼儿园生活活动渗透于一日活动中，在时间上占据一日总活动量的一半以上，是构成幼儿一日活动的重要内容，和学习、游戏具有同等重要的价值，对幼儿发展具有非常重要的意义。本模块的任务一包含了幼儿园生活活动的含义、意义、幼儿园生活作息制度的制订依据、幼儿园生活活动的保教内容、幼儿园生活活动的组织指导要点。在厘清幼儿园生活活动含义的基础上，重点阐述了生活活动各环节的价值，保教人员应重视幼儿园的生活，充分挖掘其隐形教育价值。在任务一生活活动保教内容以及组织指导要点的基础上，任务二阐述了生活活动各环节保教结合下的活动实施。结合幼儿园实例，帮助学习者学习规范操作的同时，学会细心观察幼儿在生活活动中的需求，及时回应幼儿的需要。

思考与练习

一、单项选择题

1. 幼儿一般正餐的间隔时间为（　　　）。

　　A. 2～2.5 小时　　　　　　B. 2.5～3 小时　　　　　　C. 3.5～4 小时　　　　　　D. 4.5～5 小时

2. 在睡眠保育任务中，应培养婴幼儿良好的睡眠习惯，以下属于良好睡眠习惯的是（　　　）。

　　A. 不蒙头睡　　　　　　　　　　　　　　B. 趴着睡

　　C. 叠被子　　　　　　　　　　　　　　　D. 整理床位

3. 2 岁以后的幼儿进餐，保育员必须（　　　）。

　　A. 帮助他们吃完饭菜　　　　　　　　　　B. 让他们自己吃完饭菜

　　C. 让他们快速吃完饭菜　　　　　　　　　D. 即使幼儿哭也要喂完饭菜

4. 对于不习惯喝白开水的幼儿，应（　　　）。

　　A. 提醒他喝　　　　　　　　　　　　　　B. 由少到多地培养其形成习惯

　　C. 随他不喝　　　　　　　　　　　　　　D. 由多到少地培养其形成习惯

5. 培养幼儿良好的排便卫生习惯是让幼儿做到（　　　）。

　　A. 随意排便　　　　　　B. 控制排便时间　　　　　　C. 定时排便　　　　　　D. 以上都是

二、判断题

1. 保教结合就是教师要与保育员沟通、相互帮助。　　　　　　　　　　　　　　　　　（　　　）

2. 体弱儿的饭菜尽量多盛一些。　　　　　　　　　　　　　　　　　　　　　　　　　（　　　）

3. 培养幼儿学做力所能及的事是盥洗的保育任务之一。　　　　　　　　　　　　　　　（　　　）

4. 幼儿睡眠时，保育员要加强巡查，特别注意不能让幼儿蒙头睡，以免因呼吸不畅造成窒息。

　　　　　　　　　　　　　　　　　　　　　　　　　　　　　　　　　　　　　　　（　　　）

5. 对尿裤的幼儿，保育员应及时为其换洗，并进行批评教育。　　　　　　　　　　　　（　　　）

三、简答题

1. 如何做好幼儿睡眠的保教实施？

2. 如何做好幼儿离园的保教实施？

四、实训任务

　　幼儿饮水环节是一日活动中的重要组成部分，保教人员每日来园工作中要做好茶水桶的清洁及消毒，为幼儿饮水做好准备。请边说清洁、消毒茶水桶的步骤边进行操作。

模块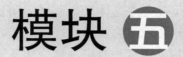

幼儿园运动活动的保育与教育

任务一 ➡ 幼儿园运动活动概述

任务二 ➡ 保教结合下运动活动的实施

模块导读

《纲要》明确要求："幼儿园必须把保护幼儿的生命和促进幼儿的健康放在首位。"幼儿园的健康教育涵盖方方面面的内容，其中，运动活动就是幼儿园健康教育的形式之一。《上海市学前教育课程指南》指出，运动主要指体操、器械运动、基本动作活动、自然因素锻炼等活动，旨在提高幼儿身体素质、动作协调能力和适应环境的能力，为幼儿健康的体质奠定基础。幼儿园可以根据国家以及本地区的相关规定和要求，结合幼儿园实际和幼儿的年龄特点，进行本园各年龄班的运动安排。各园的运动计划和安排虽不尽相同，但制订的依据基本一致。保教人员须执行科学合理的运动计划及安排，并理解运动中科学的保育与教育对于幼儿健康成长的重要意义。

学习目标

1. 了解幼儿园运动活动的含义及内容。
2. 能根据保教工作的规范和要求，组织实施幼儿园运动活动。
3. 能体会运动活动中的保教工作对幼儿健康成长的重要价值。

内容结构

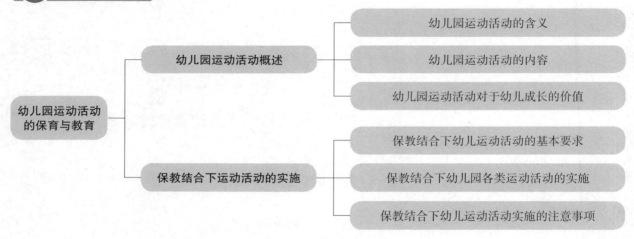

任务一　幼儿园运动活动概述

案例导入

刚进入幼儿园工作的保育员小钟认为："幼儿园运动就是去户外玩，只要幼儿每天去户外活动了，就是锻炼任务完成了。"有时候因为天气原因不能外出户外运动，保育员小钟就觉得这是没有运动。而只要去户外了，哪怕就是玩玩滑梯、走走平衡木等，小钟老师认为：这就达到了运动促健康的目的。

思考：什么是幼儿园运动活动？你觉得小钟老师的观点对吗？

《纲要》明确要求："幼儿园必须把保护幼儿的生命和促进幼儿的健康放在首位。"由此可见，运动活动是幼儿园教育的重要组成部分，其性质类似于学校体育，但是幼儿运动活动又有其独特性，它是融幼儿保育和教育为一体的。在幼儿全面发展教育中，运动活动占据非常重要的位置。

一、幼儿园运动活动的含义

运动活动是遵循3～6岁幼儿生长发育的特点和规律，以增强其体质、发展身心素质和初步运动能力、提高健康水平为目的所进行的一系列教育活动。

幼儿阶段是人生的起步阶段，幼儿身体各器官的生长发育，不仅处于极不成熟时期，又是迅速成长时期，此时正是建立物质基础的关键时期。因此，他们特别需要保教人员的精心保护和照料，以及创设良好的运动环境，运用一切有利的教育条件增强体质、提高身心素质，为终身的健康成长奠定基础。

二、幼儿园运动活动的内容

幼儿园运动主要是通过体操活动、器械活动、基本动作活动、利用自然因素的锻炼活动来实现的。幼儿园运动旨在提高幼儿身体素质、动作协调的能力以及适应环境的能力，增进其对疾病的抵抗能力，为幼儿身体的健康奠定基础。

（一）体操活动

体操是发展幼儿动作的重要手段之一，体操活动是以全面锻炼身体、审美性强为特征的运动活动。在不同的年龄阶段配有相应的体操。

幼儿体操根据是否持有器械，可分为徒手体操和器械体操。

1. 徒手体操

徒手体操是根据人体各部位的特点，按照一定的程序，由举、振、屈与伸、转、绕与绕环、蹲、跳跃等一系列的徒手动作所组成的动作练习，它不需要使用任何器械或材料。

幼儿徒手体操主要包括一般徒手操（广播操）、模仿操、拍手操、韵律操、武术操等。

模仿操比较适合年龄较小的幼儿，它是将日常生活中常见的各种活动、成人的劳动、自然界的各种现象、动物的动作与姿态或是军事训练中的动作等挑选出来，编成形象的体操动作，让幼儿进行模仿练习，有目的、有针对性地来促进幼儿身体的发展。

韵律操是将简单的舞蹈动作或律动动作与徒手体操有机地组合在一起的体操动作。幼儿韵律操一般都伴有轻松活泼、旋律简单优美、节奏感较强的音乐。

2. 器械体操

器械体操是指借助一定的器械所做的体操动作。器械体操又可以分为轻器械操和辅助器械操，其中幼儿园中使用较多的是轻器械操。

轻器械操是指在幼儿徒手操的基础上，手持较轻的器械所做的各种体操动作。轻器械操除了有徒手操的动作要求外，还需要根据所持器械的特点做一些特殊的体操动作。这样便增加了体操动作的难度，加大了活动量，但同时也能提高幼儿参与活动的兴趣和积极性。因此，幼儿轻器械操一般适合于中、大班幼儿。幼儿常做的轻器械操有哑铃操、花操、旗操、球操、棍棒操、铃鼓操，也可选用一些废旧物品或生活物品来做操，但应注意的是选用的材料必须安全，体积和重量要适合该年龄段幼儿的特点，从而使幼儿做动作时感到灵活、方便。

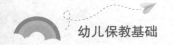

（二）器械活动

体育器械活动是指借助自行车、摇摇车、滑梯、跷跷板、木马、爬桶、转椅、蹦床、荡船、秋千、攀登架等进行的活动。

体育器械活动是幼儿园开展较广泛的活动，它能激发和培养幼儿的运动兴趣，能满足幼儿在日常生活和运动中难以满足的运动需求，如爬高、滑下、摇晃、操作器械活动等。它适于集体活动，也适于小组活动和个别活动，为幼儿自主性、独创性的发挥提供了便利。

（三）基本动作活动

幼儿期是幼儿动作发展最迅速的时期。幼儿动作的发展包括全身动作和手的动作发展，全身动作从抬头逐渐发展到翻身、坐、爬、站、走、跑、跳、攀登、平衡、投掷等动作；从喜欢模仿他人的运动和动作，到喜欢和同伴合作、竞争；从不平衡到平衡、协调、敏捷。而手的动作是从大把抓，发展到利用拇指和食指并用的捏拿，再进一步发展到一些复杂精细的动作。

幼儿动作发展的规律是从上到下、由近及远、由大到小、从正到反。保教人员要遵循幼儿动作发展的规律，发展基本动作。不同年龄段幼儿动作发展虽各有特点，但它们之间是有衔接的，后发展的动作是以先发展的动作为基础的。保教人员要关注幼儿动作发展，既要符合该年龄应达到的动作要求，又要注意巩固前一阶段的动作。

为了发展幼儿的基本动作，可以通过体操、运动游戏等活动练习走、跑、跳、钻爬、投掷、平衡、攀登等动作，提高体力和加强幼儿的活动能力，促进身体健康成长。

（四）利用自然因素的锻炼活动

利用自然因素的锻炼活动也称为三浴锻炼，是指科学地利用空气、阳光和水等自然因素来锻炼幼儿身体的一种方法，即空气浴、日光浴和水浴，简称"三浴"。

 知识链接

运动活动保育标准

《上海市幼儿园保教质量评价指南》从运动时间与运动量、器械与材料、资源利用、运动保护四个方面制定了运动活动保育的标准。

1. 运动时间与运动量

（1）能根据年龄特点安排个别锻炼和集体运动性游戏。

（2）在运动中根据幼儿脸色、出汗、心跳等情况及时调节内容和运动量。

2. 器械与材料

（1）根据年龄特点、运动特点及幼儿动作发展水平合理安排运动器械。

（2）材料丰富、多功能并具有一定的挑战性，满足幼儿自由选择和创造性运动的需要。

3. 资源利用

积极开发园内外运动资源，结合季节特点，充分利用各种自然条件开展富有野趣的活动和民间运动。

4. 运动保护

（1）运动中有安全意识和保育意识，保证幼儿安全、快乐地运动。

（2）根据季节、天气情况适当调整户外运动的时间和场地。

（3）注意幼儿自我保护能力和规则意识的培养。

三、幼儿园运动活动对于幼儿成长的价值

良好的运动活动，在为幼儿身心健康成长提供保障的同时，能潜移默化促进幼儿心理和社会适应性能力的发展。

（一）促进幼儿身体的发展

运动活动对于幼儿身体发展的促进作用，主要是通过对幼儿的身体施加一定的刺激（即运动的刺激）来实现的。一定的运动刺激作用于幼儿的机体，便使幼儿的机体承受着相应的生理负荷，这种刺激的经常化，促使着幼儿机体内部不断地进行调整而逐渐产生适应性的变化，从而使机体在形态、结构和机能上得到一定的完善和提高。

（二）促进幼儿心理的发展

1. 对幼儿认知发展的影响

在身体运动的过程中，还伴有大量认知活动的参与。例如，幼儿在运动中需要认识并记忆身体部位的名称或玩具、运动器械的名称，需要理解游戏活动的过程和规则，需要通过想象去模仿和表现人、物、事的各种姿态或活动，需要学习、掌握和运用基本的空间概念、时间概念和多方面的知识，需要对于变化情况迅速做出正确判断等，所有这些都离不开幼儿积极的认知活动。通过各种身体运动，幼儿可以获得丰富的知识和运动经验，使他们的知觉更敏锐、观察更准确细致、语言更丰富，记忆力、想象力、思维能力和判断力都得到长足发展。

2. 对幼儿个性形成的影响

运动能使人心情开朗、精神振奋、积极活泼，尤其是幼儿期的运动经验，对一个人个性的形成具有重要影响，这一点已为许多理论和实践研究所证实，主要表现在身体活动的能力影响幼儿自我概念的形成。幼儿能够做什么、不能做什么，主要是由其身体活动的能力来决定的。身体活动能力较强的幼儿，往往会得到成人较多的赞许以及来自小伙伴的羡慕和钦佩，他们也会逐渐形成肯定自我的概念，这种良好的感觉，将促使他们对其他事情也抱有较强的自信心，愿意大胆独立地去尝试新事物，行为较积极主动，经常表现出较强的探索精神和独立性、自主性。

（三）提高幼儿社会适应性

身体运动的种类和项目很多，其中有些部分是可以个人单独进行的，但绝大部分需要在社会性的场合中进行，这时幼儿需要学会和他人友好合作，遵守游戏规则、克服冲动，学会等待和忍耐，懂得分享，还要有公平竞争意识、团队精神及责任感。因此，运动活动有利于提高幼儿良好的社会适应能力。

 知识链接

法规政策中幼儿运动相关要求及建议

来 源	核 心 目 标	教 育 建 议
《幼儿园教育指导纲要试行》	1. 身体健康，在集体生活中情绪安定、愉快 2. 生活、卫生习惯良好，有基本的生活自理能力 3. 知道必要的安全保健常识，学习保护自己 4. 喜欢参加体育活动，动作协调、灵活	1. 健康第一，身体、心理都健康 2. 保护照顾与自理自立并重 3. 尊重生长发育规律，严禁有损健康行为 4. 注重体育兴趣培养，体育活动生动有趣、形式多样

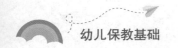
来 源	核 心 目 标		教 育 建 议
《3—6岁儿童学习与发展指南》	身心状况	目标1：具有健康的体态	营养丰富、健康的饮食；充足的睡眠；正确的姿势；规定的健康检查
		目标2：情绪安定愉快	温暖、轻松的心理环境；帮助幼儿学会恰当表达和调控情绪
		目标3：具有一定的适应能力	保证幼儿户外活动时间；通过游戏锻炼幼儿的平衡能力；锻炼幼儿对环境变化的适应
	动作发展	目标1：具有一定的平衡能力，动作协调、灵敏	利用多种活动发展幼儿身体平衡和协调能力；能发展幼儿动作的协调性和灵活性；不过于要求数量，不能机械训练；渗透安全教育及自我保护能力培养
		目标2：具有一定的力量和耐力	开展适合幼儿的走、跑、跳、攀、爬等各种身体活动，鼓励幼儿坚持，不怕累；鼓励幼儿多走路、少坐车；鼓励幼儿自己上下楼梯、自己背包
		目标3：手的动作协调、灵活	创造条件和机会，促进幼儿手的动作灵活协调；引导幼儿注意活动安全
	生活习惯与自理能力	目标1：具有良好的生活与卫生习惯	引导幼儿有规律地生活，养成良好的作息习惯、饮食习惯、个人卫生习惯、锻炼习惯
		目标2：具有基本的生活自理能力	鼓励幼儿做力所能及的事情，不包办代替；幼儿学习和掌握生活自理的基本方法；提供有利于幼儿生活自理的条件
		目标3：具有基本的安全知识和自我保护能力	创设安全的生活环境，提供必要的保护措施；结合生活实际进行安全教育；教会幼儿简单的自救和求救的方法

任务二 保教结合下运动活动的实施

案例导入

刚入职幼儿园工作的保育员小钟，开学一周的某天早上，她就在焦急地找擦汗毛巾，原来是要去户外运动了，孩子们都开始排队了，这时却发现找不到小毛巾了。她翻箱倒柜找来找去最终也没找到，只能先跟着大部队去户外运动了。后来才发现是她自己把户外运动毛巾叠好后落在其他班级了。

思考：请结合案例说说如果幼儿户外运动时没有擦汗巾该怎么办？结合保育员岗位职责，谈谈保育员在幼儿园运动活动实施中要注意些什么？

保育员在幼儿运动时要协助和配合教师工作，既要注意幼儿动作发展的规律，也要注意生理机能变化的规律，还要关注在运动中的安全、卫生和保育工作。

一、保教结合下幼儿运动活动的基本要求

（一）运动前了解幼儿的健康状况

在幼儿运动前，保育员要协助教师做好准备工作，比如提醒幼儿如厕、整理装束、系好鞋带等。除此之外还要了解幼儿的身体状况，特别是体弱儿、肥胖儿以及身体感觉不舒服的幼儿，做到心中有数，并对这些幼儿及时给予关心和照顾。

（二）掌握各年龄段幼儿的运动时间

根据各年龄段幼儿运动的特点，保育员要配合教师掌握好幼儿运动的时间，不要让幼儿过于疲劳，可以参照表5-2-1中各年龄段的活动时间。

表5-2-1 幼儿运动活动负荷参考

年　　龄	活动时间（分钟）	活动平均心率（次/分钟）	运动密度
3～4岁	15～20		
4～5岁	18～25	130～160	30%～60%
5～6岁	20～30		

（三）观察幼儿在运动中的反应状况

根据运动量与幼儿反应状态对照表观察幼儿在运动中的活动量与密度，如脸色相当红、出汗较多、情绪精神略有疲乏，说明活动量比较大了，要及时提醒幼儿休息，可以参照表5-2-2中的运动量与幼儿反应状态对照。

表5-2-2 幼儿运动量与生理反应观察一览表

时　间	外显指标	生　理　反　应		
		轻度疲劳	中度疲劳	非常疲劳
活动进行中	面部色泽	稍红	相当红	十分疲劳或苍白
	排汗情况	不多	较多	大量出汗
	呼吸情况	中速较快	显著加快	呼吸急促，表现节奏紊乱
	动作反应	协调、准确、步态轻稳	协调、准确，但速度降低	动作失调、步态不稳、颤抖

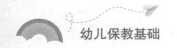

续　表

时　间	外显指标	生　理　反　应		
		轻度疲劳	中度疲劳	非常疲劳
活动进行中	注意力及反应	注意力集中，反应正常	能集中注意力，但不够稳定，反应力减弱	注意力分散，反应迟钝
	运动情绪	愉快	略有倦意	精神疲乏
活动后	饮食情况	良好，食量增加	食欲一般，食量降低	食欲降低，食量减少，恶心，呕吐
	睡眠质量	入睡快，睡眠良好	入睡较慢，睡眠一般	很难入睡，睡眠不安
	精神状况	精神爽快、情绪好	精神略有不振，情绪一般	精神恍惚，厌倦练习

（四）加强生活护理

保育员在幼儿运动中应加强生活上的保育工作，悉心照顾，做好护理。如随时帮助或提醒幼儿增减衣服，及时帮助或提醒幼儿擦去汗水；幼儿需要喝水的、小便的一一给予帮助。运动结束时不仅要收拾好器具和玩具，归类摆放，还要提醒幼儿将衣物带回活动室，让幼儿洗手擦脸，稍作休息后穿好外衣，有需要喝水的让幼儿喝少量的水。

（五）加强安全措施

保育员在幼儿运动中更要关注安全工作，不能随意离开幼儿所处的运动场地去打扫卫生，更不能聊天，要全身心地参与、观察、照顾幼儿运动。同时也要配合带班教师教育幼儿在运动中不玩危险的物品，不做危险的动作，不推不挤不吵闹，注意自身安全。

二、保教结合下幼儿园各类运动活动的实施

幼儿运动主要是通过体操、器械活动、基本动作活动、利用自然因素锻炼来实现的，但体操活动一般与器械活动、基本动作或利用自然因素的锻炼结合在一起，因此在不同运动活动的实施中主要从器械活动、体操活动、基本动作活动和利用自然因素锻炼四个方面来展开。

（一）保教结合下器械活动的实施

器械活动是幼儿通过器械的使用开展的活动，在器械活动实施中要注意从活动前的准备工作、活动中的保教实施和活动后的整理做好保育工作。

1. 器械活动前的准备工作

（1）选择适合幼儿年龄特点的运动器械

幼儿园运动器械分为小型、中型和大型，各种体育活动设备和运动器械要适合不同年龄的幼儿（见表5-2-3），注意安全、防止外伤。大型运动器械应放置在泥草地上，最好有专人保管；小型运动器具要整理分类，放在固定的地方，便于取放。一般按照班级人数备足，可以略多于班级人数，便于幼儿选择和交换。保育员应根据教师的安排和活动场地摆放好运动器械。

表5-2-3　幼儿园常用运动器械

类　型	小　班	中　班	大　班
中小型运动器械	皮球、羊角球、高跷、套圈、小轮胎、软棍、地上垫、小推车、跳袋、拱形门、小拉车、木马、单方块、青蛙跳、沙包等	中型轮胎、高跷、沙包、跨栏、脚踏车、铁环、投掷板、竹梯、青蛙跳、四轮滑板、弹弹圈、幼儿滑板车等	羽毛球、乒乓球、竹梯、沙包、高跷、长短绳子、羽毛球、飞盘、哑铃、轮胎、跨栏等
大型运动器械	滑滑梯、平衡木、爬梯、钻笼、攀登架、秋千、吊环、滑索、转椅、脚踏滚筒、跷跷板、钻筒、荡桥等		

知识链接

《上海市幼儿园装备指南（试行）》（运动器械）

为不断提升本市学前教育内涵质量，2021年上海市教育委员会教育技术装备中心研制印发了《上海市幼儿园装备指南（试行）》（简称《装备指南》）。《装备指南》指导上海市幼儿园设施设备及玩教具的配备和使用，强调信息技术以及电子产品的科学、合理应用，保障幼儿安全和身心健康发展。《装备指南》中对运动器械的配备和使用要求如下：

1. 全园应配备具有攀、爬、滑、钻、荡等单一或组合功能的运动器械，运动器械的配备应兼顾多功能组合和单一功能的有机结合，托、小班配备以单一功能小型运动器械为主。

2. 运动器械配备数量、品种和大小应根据场地条件、每个运动器械上可同时容纳人数及年龄特点配备。总量上能满足1个班级幼儿同时活动的需要。

3. 运动器械有滑梯、攀爬架、网、秋千、钻筒、平衡木等。

4. 全园应配备防护垫。防护垫材料特性应符合《体操器械　体操垫》（GB/T23124）的要求，防护垫宽度应不小于跌落高度。

（2）场地准备

如果在室内进行运动活动，应该保持场地清洁卫生、无杂物，保持室内良好的通风以及适宜的光照。大部分运动活动是在户外进行的，保教人员应根据天气情况，选择适宜的运动场所。例如，夏季应尽量在阴凉处，冬季最好在向阳背风处。保育员还应检查地面上有无碎石子、树枝、碎玻璃等危险物品，并及时清理。场地若有积水，应及时擦洗干净。要在活动前认真检查场地、器械等方面的安全卫生（图5-2-1）。

（3）组织幼儿做好准备活动

准备活动是指幼儿做一些身体运动练习，以提高身体技能的活动能力，使身体各器官系统的机能逐步进入工作状态，为开展较大活动做好身体准备。活动前，保育员要配合教师组织幼儿做好准备活动，特别是冬天，因为寒冷的时候，人的肌肉和韧带的弹性、伸展性以及关节的灵活性都较差，做准备活动可使体温升高，使参加活动的肌肉得到充分的伸展。这是机体的热身活动，以使其逐步适应较大的运动量。

（4）物品准备

活动前要观察幼儿衣着是否适合锻炼，中、大班可以指导幼儿相互检查衣着，如查看鞋带

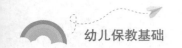

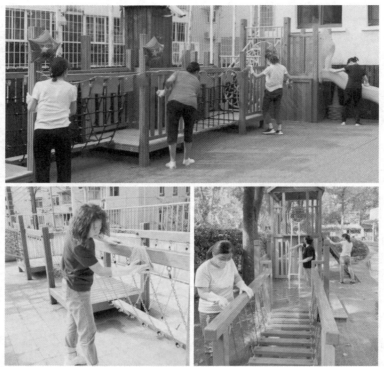

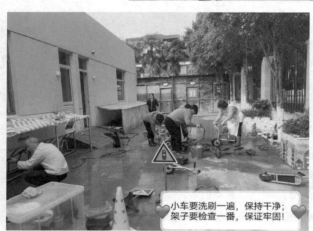

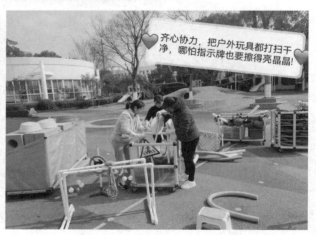

图5-2-1　上海某幼儿园保育员在做场地准备[1]

是否系好、裤腿是否过长等，发现问题及时处理。应注意检查幼儿是否携带不安全物品，尤其是金属小刀、针等，结合问题对幼儿进行安全教育。同时准备好擦汗毛巾、垫背毛巾、餐巾纸、擦手毛巾、饮水杯等。

2. 器械活动中的保教实施

（1）注意观察幼儿的活动进展情况

活动过程中根据幼儿的生理反应，要及时调整运动量，不能使幼儿过度劳累；要求幼儿饭前饭后不做剧烈运动等。活动中，教师和保育员之间相互配合，维护活动时的秩序，发现问题及时处理。如发现有的幼儿在活动时大声喊叫或者挥舞器械，扰乱其他幼儿正常活动等问题时，应及时介入采用适宜方式让幼儿自觉停止此类行为（图5-2-2）。

----

[1]　图片由上海市黄浦区汇龙幼儿园和上海市嘉定区马陆以仁幼儿园提供。

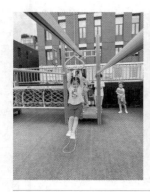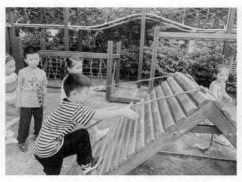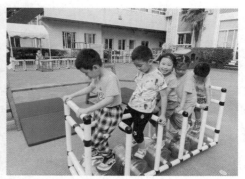

图5-2-2　观察幼儿活动情况[1]

（2）注意培养幼儿自理能力和自我保护意识

在保育员的提醒下幼儿要知道热了要脱衣，冷了要穿衣，累了要休息，渴了要喝水，出汗要擦汗，腹部要保暖等，提高自我保护。同时知道在运动中小心不要跌倒，不可在运动中玩闹嬉笑（如推撞别的小朋友），以免造成伤害事故。

（3）关注特殊幼儿

根据幼儿活动量及气温的变化，及时帮助或提醒幼儿擦汗和增添衣物。照顾体弱幼儿，减少其运动量，对于有心肌炎等的特殊幼儿，要根据病情给予特殊照顾和护理。

3．器械活动后的整理

（1）归纳整理

引导幼儿玩好小器械后根据对应标志及时将其"送回家"，培养幼儿良好的习惯。较大运动器械可由保育员进行归纳整理。幼儿收拾整理后，保育员及时进行检查、归纳整理。

（2）定期清洁和检查

运动设备、器具安装要牢固，表面要光滑，没有尖角，每天检查是否损坏，发现损坏停止使用，及时修理。对无法修理的搬离现场，以防意外，一定要确保幼儿安全。要注意清洁卫生，每天擦洗、定期消毒。

案例：开汽车

小班幼儿在场地上玩彩色塑圈。有几个幼儿正将圈用力向上扔，教师想阻止，来不及了。掉下来的圈碰到了莹莹的手臂，莹莹被吓得哇哇大哭，那几个扔圈的幼儿似乎还没有意识到。教师连忙阻止，召集了那几个男孩，"圈硬硬的，不能扔"，又转身安慰莹莹，教师指着远处玩"开汽车"的磊磊向他们建议道："我们也像磊磊他们一样，做驾驶员好吗？""好！"于是教师做车头，莹莹做第一节车厢，几个小男孩挨个连接"车厢"，玩起了"开汽车"的游戏。"车厢"跟着"车头"的信号变换着"车速"与走向。

[1]　图片由上海市虹口区临潼路幼儿园提供。

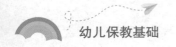

分析：

　　几个男孩玩出了抛圈的新花样来，但如何在抛出以后及时奔跑避开掉下来的塑圈，却很有挑战性。由于小班幼儿的手部控制能力与空间知觉尚不成熟，加之对物体的质地与安全性能不理解，便出现了案例中的碰痛现象。这个案例中的老师先是阻止抛圈的行为，但来不及了。接着便进行安全教育，告诉幼儿圈是硬硬的，不能扔。然后用幼儿熟悉的情景性游戏转移了幼儿的注意力。

　　如何对待幼儿自发产生的一些有助于运动能力发展，却又有一定安全隐患的玩法？从案例中我们看到，简单地制止似乎是不够的。对于类似塑圈这样较硬质的小型移动性器械，教师要关注并处理好幼儿创造性运用其进行锻炼的方法与是否安全之间的关系。活动中密切注意幼儿的玩法，分析哪些是玩法本身太危险，哪些是器械本身太危险，哪些是由于某种器械不适合某种玩法而导致不安全，哪些是由于组织实施的措施导致的不安全，然后根据情况进行处理。

（二）保教结合下体操活动的实施

　　体操是幼儿运动活动的一种基本组织形式，是增强幼儿体质的有效手段，对促进幼儿身心健康具有十分重要的意义。幼儿基本体操由体操动作的练习、排队和变换队形组成。

　　1. 体操活动前的准备工作

　　① 物质准备：要准备好体操活动用品，包括做操时所需的生活物品。

　　② 场地准备：组织全班到户外做操，条件不允许时可在室内宽阔平整地做操。

　　③ 人员准备：关注幼儿着装、情绪、身体状况等，特别关注有特殊需求的幼儿。

　　2. 体操活动中的保教实施

　　保育员协助教师整理幼儿队形、维持做操秩序，并在必要时示范和纠正个别幼儿的做操动作。

　　3. 体操活动后的整理

　　引导幼儿将做操后的器械及时送回，幼儿完成后，保育员及时进行检查与归纳整理，并定期检查、清洁消毒。

（三）保教结合下基本动作活动的实施

　　1. 基本动作活动前的准备工作

　　（1）做好活动前的准备工作

　　保育员应协助教师检查活动场地和活动器械的安全性，为幼儿做好场地、运动器具等的准备工作。协助教师为幼儿做好户外活动前的必要准备，如如厕、增减衣物、整理装束、系好鞋带等。

　　（2）了解幼儿的身体状况及情绪状态

　　活动前，保育员必须了解幼儿的身体状况及情绪状态，采取相应的保育措施。如对活动中容易出汗的幼儿，事先在幼儿的背上垫上毛巾吸汗，活动后抽出毛巾以防捂汗感冒；对体质差或刚恢复健康的幼儿，在活动中要适当减少活动时间和运动强度；对情绪低落、胆小内向的幼儿，及时给予鼓励，调动活动情绪，并消除个别幼儿对体育活动的恐惧心理，激发其参与活动的兴趣。

（3）根据季节特点调整体育活动的时间与内容

春秋季节户外活动时间相对较长，活动内容不受限制；而冬夏两季由于受气温影响，在暴冷暴热天，可将户外活动时间相对缩短，并根据季节变化将活动时间移至接近中午或清早。场地选择也需要变化，冬天可选择向阳背风处，活动量可适当增加，如跑、跳的活动及活动量大的传统游戏；而夏天则要选择阴凉背风处，活动量需相对减小，如组织平衡、钻的活动等。

2. 基本动作活动中的保教实施

保育员应配合教师做好活动过程中的指导及对幼儿的照料，特别是注意对体弱儿以及身体不适不能参加活动幼儿的照料。

（1）充分的准备活动

组织活动时，首先要进行3～5分钟的热身活动，唤醒机体，使幼儿全身的骨骼得到舒展，心脏工作强度逐渐加大，防止突然的剧烈运动给机体带来损伤。

（2）活动中的及时观察与科学调整

活动中要通过察、摸、问等途径，了解幼儿的活动情况，随时对幼儿的活动量和密度进行调节。

察：要随时观察幼儿在活动中的脸色、出汗情况及动作表现。

摸：对于外部表征不明显的幼儿，还需经常摸摸其额头、颈部，采取相应的保育措施，如垫毛巾、及时减衣等。

问：在活动中随时注意幼儿的活动情况，通过询问掌握幼儿的运动量、情绪状态及生理、心理需求，如问问幼儿是否需要休息、小便、喝水等。

（3）关注体弱幼儿

对于体质较弱的幼儿，在活动中要注意区别对待、循序渐进。体弱儿由于本身体质问题极易疲劳，活动量直线上升或强度增大都会直接影响他们的健康，所以不能强求他们的运动负荷量与体质好的幼儿相同，要控制好体弱儿的运动量，在中等体质幼儿运动量标准上相对减少其练习时间和密度，并建立一个循序渐进的过程。另外，在体育活动中要做有心人，多关注体弱儿的反应，当发现幼儿有脸色涨红、表情不自然、出汗很多、呼吸急促等症状时，应马上调节其活动量，谨防活动量过大影响幼儿的身心健康。

3. 基本动作活动后的归纳整理

基本动作活动后的保育工作对幼儿平稳地恢复到运动前的状态，起着决定性的作用。教师和保育员在活动后要注意稳定幼儿的情绪，使他们由兴奋转为平和，并注意运动后动静交替的相互衔接，不能让幼儿在活动后突然停顿下来或马上坐下休息，可以在操场上漫步一会儿再回教室，等幼儿情绪平稳后再坐下。活动后要及时提醒幼儿穿好衣服注意保暖，还应培养幼儿养成用肥皂洗手、用干毛巾擦汗、主动喝水的习惯。

案例：跳下来

教师发现小班的波波和刚刚站在独木桥上（离地有近40 cm高），波波跃跃欲试地想要

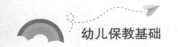
往下跳，教师边叫着波波的名字，边急忙跑向两个孩子。教师了解到波波是想跳下来，教师问："怕吗？"波波摇摇头，刚刚点点头。"跳吧，我接着你们。"于是，教师在孩子跳下的一刹那扶了一把，波波比刚刚胆大，两人都很满足，又试了两次。可当教师手缩回来说"你们自己跳，我不接了"时，刚才还很勇敢的波波也有些面露难色，两人站在那儿好一会儿没动，看看脚下又看看老师。教师想了一会儿，找来一个大软垫，并和他们一起在软垫上蹦跳了一会儿，然后又示意他们上平衡木自己跳到软垫上。波波迟疑了一下，有一点害怕地跳下平衡木，但一落到垫子上，他立刻高兴得直甩手，并且很快爬上平衡木又一次跳下来。随后就像一个有经验的伞兵那样纵情地爬上跳下，刚刚在他的影响下也跟着跳。

分析：

小班幼儿已经不满足于跑了，他们开始热衷于跳。除了在平地上跳跃以外，从高处往下跳对他们是非常具有挑战性的运动，他们没有足够的力量向上跳很高，却可能产生往下跳的欲望。但是往下跳更需要控制身体的平衡能力，才能有效保护自己不摔倒，这种尝试对小班幼儿来说是需要勇气的。案例中教师知道幼儿勇气的培养需要老师的支持，当幼儿意识到老师"扶一把"的可靠支持，便在心理上获得了安全感。有了往下跳的初步体验，老师改用"大软垫"，先让幼儿体验"软垫"的安全性然后鼓励幼儿独自下跳，成功地满足了幼儿的发展需要。在对幼儿"下跳"动作的整个指导过程中，无论是客观上的安全，还是心理上的安全，或是技能上的发展，这样的分步推进都是可取的。

（四）保教结合下利用自然因素锻炼活动的实施

"三浴锻炼"指科学地利用空气、阳光和水等自然因素来锻炼身体的一种方法，即空气浴、阳光浴、水浴。它不仅能锻炼幼儿的身体，促进生长发育，而且还能振奋精神，促进智力的发展。自然因素是取之不尽用之不竭的锻炼身体的好手段，如玩沙、玩雪也是幼儿非常喜爱的。

1. 空气浴

空气中的氧气能促进体内新陈代谢。空气湿度、温度和气流的变化，对幼儿的生长发育是一种刺激，可以提高和改善大脑调节体温的机能。经常到户外活动，吸入新鲜空气后新陈代谢会加强，能促进血液循环及神经系统的调节作用，使呼吸变得慢而深，呼吸功能增强。会使幼儿面色红润、精神饱满、心情愉快、食欲增强。空气浴可分为单纯性空气浴锻炼和日常生活中的空气浴锻炼。

（1）单纯性空气浴锻炼

空气浴时尽可能使幼儿体表与空气直接接触，开始时可着衣，以后逐渐减少，直至仅穿一条短裤。开始在室内进行，以后逐步过渡到室外进行。每次持续的时间，开始时不超过10分钟，以后可根据具体情况，每次延长5～10分钟。在温暖的天气，空气浴可持续40～60分钟。在寒冷的季节里，可以在室内进行，进行之前要做好通风换气。室温下降的速度一般每隔3～4天下降1℃。对3～4岁的幼儿来说，温度可降至13℃～15℃，体弱儿应不低于15℃。冬季空气浴的持续时间以20～25分钟为宜。空气浴应结合体操或游戏活动进行。

（2）日常生活中的空气浴锻炼

保育员要配合教师多带幼儿到户外活动，在风和日丽的上下午经常带幼儿去操场，去公园看花、看树、玩游戏等，以接触新鲜空气。活动室也应保持空气流通新鲜。新《规程》指出，每日体育活动不少于1小时，户外活动不少于2小时。夏天尽量在阴凉地方如树荫下进行活动，冬天寒冷时节可定时开小窗通风。

2. 日光浴

进行日光浴锻炼之前，应进行至少一周的空气浴锻炼，以提高幼儿对外界环境的适应性。日光浴应选择绿化好，空气清新流畅又能避开强风的地方。

进行日光浴锻炼时，要尽量让幼儿裸露身体，戴上凉帽、护目镜，避免阳光直射眼睛，可让幼儿躺在席子上，两脚朝向太阳，做做小动物仰卧、俯卧的游戏。夏季可安排在上午进行，春秋两季可在午后进行，大风或炎热和寒冷的天气不宜进行。

日光浴的持续时间，小班幼儿每次以20～30分钟为宜，开始时可短些。每天一次，可连续20～30次，之后间歇半个月左右，间歇期间应照样进行空气浴。日光浴后应进行淋浴或擦身，给幼儿及时补充水，并做一些安静的游戏。另外，可以多带幼儿在户外活动，使幼儿皮肤多接触日光的照射也是进行日光浴的一种方法，比如在阳光下和幼儿一起玩"捉影子""踩影子"等光影游戏。

3. 水浴

利用水浴进行锻炼的方法很多，如冷水洗手、冷水洗脸、游泳等，一般从夏季开始，逐渐过渡到冬季。

（1）冷水洗手、洗脸、洗脚

冷水洗手、洗脸、洗脚能增强幼儿对外界冷、热气温变化的适应能力，预防感冒，提高皮肤抵抗力，防止手脚生冻疮。一般先从夏天开始，用冷水（即自来水）给幼儿洗手、洗脸、洗脚，使他们逐渐习惯，这样春秋季节也能坚持下去。

（2）游泳和嬉水

游泳和嬉水在摩擦、冲淋的基础上进行，夏季可组织幼儿在水池中嬉水。为了保证幼儿的健康，必须遵守有关规定，如上海市关于《托幼机构儿童嬉水池管理要求》，并注意水池的水质清洁卫生和安全。

幼儿游泳，气温不低于25℃，一般水温可掌握在30℃～35℃。关于水池进水量、深度，根据幼儿年龄特点及嬉水要求而定，一般涉水嬉水时，水深20～25 cm，而嬉水游泳时，水深到幼儿腰部为宜。

4. 玩沙活动

幼儿进行玩沙活动首先要保证在室外应有较大的沙箱或沙坑。沙箱周围应留出便于幼儿蹲、站的地方，其边缘应高于沙面，以防止沙土流失。沙箱、沙坑最好设在向阳的地方，便于幼儿多晒太阳。沙箱、沙坑不使用时应盖上盖子或盖上油布，保持沙土的清洁，因为沙土里经常会混入一些碎石、泥土、废纸及其他的腐败物。

（1）活动前的准备

在玩沙活动前，投放必需的用具和玩具等辅助材料非常重要。保育员为幼儿投放的辅助材料数量较多，但种类相对集中。保育员可以选择投放容器类材料（如小桶、壶等）、挖掘类材料（如铲子、铁锹等）以及滤器类材料（如漏斗等）。这些材料是幼儿在玩沙活动中必不可少的工具。除此之外，量器及观测类材料（如天平、台秤、量杯等）能帮助幼儿获得早期的测量、平衡、守恒等概念，促进幼儿科学思维的发展；废弃物品（如废旧瓶子、管子等）能激发幼儿的创造潜能，进一步激发幼儿的游戏兴趣；装扮类材料（如积木、饼干模型、玩偶等）能帮助幼儿拓展活动内容，将角色扮演引入玩沙活动，可提升幼儿玩沙活动的质量。

活动开始前还要提醒幼儿卷起袖子，最好戴上脚套和袖套，在夏季玩沙可以赤脚玩。玩沙

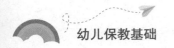

前，要让幼儿知道玩沙规则：玩沙时，不揉眼睛；不扬沙子、不吃沙子；玩沙时，要蹲下来玩；不往沙滩里放脏东西，不把沙子倒到干净的地方；玩沙后要及时洗手，收拾好自己的玩沙工具。不要对幼儿反复强调"不要扬沙子"，可能会起消极暗示作用。

（2）活动中的实施

玩沙时，让幼儿有较大的空间，不要太拥挤。要注意观察个别幼儿，一看到幼儿将沙子弄到自己或别的幼儿鼻子、耳朵里或嘴巴里，马上予以制止。

（3）活动后的整理

游戏结束后，督促幼儿收拾起沙土上的各种物品，放回指定的地方。要求幼儿在沙箱或沙坑内拍拍手、跺跺脚，从而抖掉沙土，并脱下袖套和脚套拍打身上的沙土，到水池边用肥皂洗净双手。可利用儿歌引导，如《玩沙整理儿歌》：手心拍一拍，头上拍一拍，身上拍一拍，手臂拍一拍，肚子拍一拍，屁股拍一拍，跳跳跳。除此之外，定期翻晒、清洁、过筛，使沙土保持清洁、松软；在气候干燥的季节，还要经常洒水，既保持沙土的湿度，又可以预防沙土飞扬。

5. 玩雪活动

玩雪能锻炼幼儿抵御寒冷的能力，强壮身体。如果在冬季正巧碰到下雪时，保育员可以配合教师和幼儿一起玩堆雪人、打雪仗、团雪球等活动。

（1）活动前的准备

幼儿玩雪前要穿厚衣服及防湿滑的鞋子，戴好手套、帽子。另外，准备好玩雪工具，如铲子、小推车、小桶等。

（2）活动中的实施

玩雪的时间不宜过长，防止冻伤手脚、耳朵、皮肤，玩雪一般以15分钟左右为宜。幼儿堆雪人或团雪球时，尽量用工具或戴上手套，不要用手直接接触雪，否则可能会冻到手。幼儿打雪仗时，雪球不要团得过硬，也不要朝人的脸、头上打，跑动追逐时，步伐要小，不要太快，以防滑倒磕伤。

（3）活动后的整理

玩雪工具用完后放在妥善的地方，防止幼儿绊倒磕伤，回教室前要先掸掉身上的雪。

三、保教结合下幼儿运动活动实施的注意事项

① 运动中锻炼的内容和方法，应按幼儿的体质、年龄及季节的变换等进行安排。

② 在运动前，尤其对参加凉水冲淋、游泳嬉水等重要项目的幼儿，必须要全面了解他们的健康及发育状况，如患有急性或慢性疾病者不宜参加；对体弱、胆怯者要个别照顾。

③ 在运动的过程中，如发现有寒战、过多出汗、面色苍白、头晕、精神萎靡、情绪不好者应暂停锻炼，马上休息，加强观察；或适当供应糖水，同时及时与保健老师联系，采取相应的措施。

④ 运动的时间一般不宜在空腹或饭后1～1.5小时内进行，以免影响食欲和消化吸收，空腹时个别幼儿会出现头晕。

⑤ 运动中的锻炼要注意逐步适应，应从刺激性较小的冷水洗手、洗脸开始，逐步发展到凉水冲淋或游泳嬉水等。

为了培育新生一代具有体格健壮、品德优良、智力发达的良好基础，每个保育员须结合本园所的实际，创造条件组织实施各项运动活动。

知识链接

《幼儿园保育教育质量评估指标》——运动活动

2022年教育部印发的《幼儿园保育教育质量评估指南》中，从办园方向、保育与安全、教育过程、环境创设、教师队伍五个方面展开评估，其中涉及的运动活动考察要点如下：

1. 制订并实施与幼儿身体发展相适应的体格锻炼计划，保证每天户外活动时间不少于2小时，体育活动时间不少于1小时。

2. 重视有特殊需要的幼儿，尽可能创造条件让幼儿参与班级的各项活动，同时给予必要的照料。根据需要及时与家长沟通，帮助幼儿获得专业的康复指导与治疗。

 模块小结

本模块首先阐述了运动活动的含义、形式及重要意义等，接着详细介绍了各类运动活动在不同环节的保育与教育。

幼儿运动主要是通过体操、器械活动、基本动作活动、自然因素锻炼来实现的。为了让这些活动顺利开展，需要保教人员积极配合，这是幼儿运动的重要保障。保育员要配合教师做好运动前的准备工作，包括检查场地和器械的安全，准备数量充足的器械、物品，检查幼儿的衣着是否便于运动，了解幼儿的身体状况，关心幼儿的情绪等。此外，保育员要做好幼儿运动活动中的保育，包括提醒幼儿喝水、休息、擦汗，关注幼儿的安全、卫生以及活动量，给幼儿及时提供帮助与指导。在运动后，保育员还要组织幼儿做好相应的整理工作。

本模块帮助学生深入理解各类运动活动的保育、教育价值，真正使运动活动成为全面增强幼儿运动能力、促进其身心和谐发展的保教活动。

 思考与练习

习题测试

一、单项选择题

1. 幼儿运动活动前，保育员必须做好的准备工作不包括（　　　）。

　　A. 检查场地及幼儿服装　　　　　　　　　B. 安全教育

　　C. 备好活动器械、茶水、毛巾　　　　　　D. 带领幼儿做体操

2. 幼儿进行运动活动时，保育员主要根据幼儿的（　　　）来判断幼儿的活动量是否合适。

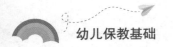
A. 面色   B. 出汗量

C. 情绪   D. 以上三项都是

3. 幼儿运动活动的形式主要包括（　　　）。

A. 体操   B. 自然因素锻炼

C. 器械活动   D. 以上三项都是

4. 保育员在幼儿运动活动的过程中不能做的事情是（　　　）。

A. 观察幼儿运动   B. 指导幼儿运动

C. 清洁消毒运动器械   D. 参与幼儿运动

5. 《幼儿园工作规程》规定，正常情况下，幼儿每日的户外活动时间不得少于（　　　）小时。

A. 0.5   B. 1   C. 1.5   D. 2

二、判断题

1. 运动活动中应根据场地大小安排活动量，尽量使活动区域宽敞，不设障碍物。　　（　　　）

2. 幼儿使用的运动设备及运动器械必须每月检查一次，发现损坏应停止使用。　　（　　　）

3. 幼儿在户外运动中大量出汗，这是幼儿中度疲劳的反应。　　（　　　）

4. 在组织幼儿进行运动锻炼前，必须全面了解幼儿的健康状况。　　（　　　）

5. 幼儿体操有模仿操、花操、器械操、韵律操等。　　（　　　）

三、简答题

1. 幼儿运动的主要形式有哪些？

2. 如何做好幼儿玩沙的保育工作？

四、实训任务

上午户外活动时，幼儿玩得可开心了。没过一会儿，霖霖就满头大汗，他用小手将流下的汗擦掉继续玩，玩得停不下来。还有的小朋友口渴了也不主动喝水，有的累了也不休息。

作为保育员，看到此情景时你会怎么做？

模块 六

幼儿园学习活动的保育与教育

任务一 ➡ 幼儿园学习活动的特点和形式

任务二 ➡ 保教结合下学习活动的实施

教学课件

模块导读

在幼儿园一日活动中，学习活动是很容易被保育员忽视的环节，一般认为学习活动是教师的事情，其实保育员除了对幼儿生活活动进行指导外，也需要配合和参与幼儿的学习活动。学习活动能培养幼儿诸多良好的学习品质，幼儿园要关注幼儿在园内各个空间里发生的学习活动，包括集体教学、区域活动和渗透式的学习活动，每种形式的学习活动都有各自的教育价值。为了与模块五的游戏活动相区别，本模块的区域活动特指发生在室内、认知色彩较强的区域活动。结合学习活动的开展，在学习活动的准备、实施、评价三个环节，要求保育员掌握学习活动的相关知识，与教师一起共同促进幼儿的发展，真正体现保教结合。

学习目标

1. 理解幼儿园学习活动的特点，能阐述不同形式的学习活动对幼儿发展的价值。
2. 掌握学习活动不同环节的工作内容和要求，能主动配合参与、完成相应的保教任务。
3. 能够协助指导幼儿解决学习活动中出现的问题，充分发挥保教工作对幼儿成长的支持。

内容结构

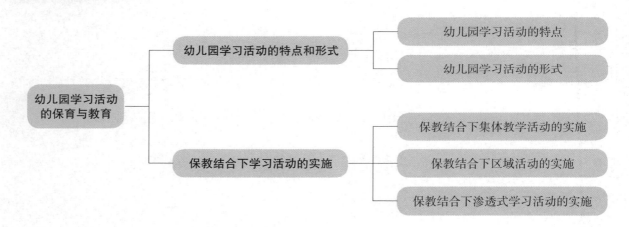

任务一　幼儿园学习活动的特点和形式

案例导入

该吃午饭了。由于临时停电，午饭要晚一会儿才能开。大一班教室内，孩子们手拿小碗小勺叮叮当当地敲个不停。陈老师说"小朋友安静一会儿吧。"见不管用，陈老师又说"别敲了！"见还有响声，陈老师急了，大声说："我看哪个还在敲！"实习的保育员小吴老师看到这一幕，很着急，她跑到大二班去看看情况……

大二班教室内。"孩子们，今天因为咱们幼儿园临时停电，午饭要晚开一会儿了。"林老师一边给孩子们发碗一边故意加重语调说，"唉！停了一会儿电，咱们就要挨一会儿饿，要是天天没有电该怎么办呢？"一个幼儿马上接着说："老师，有办法，用煤气灶。"另一个幼儿说："老师，用煤球。"还有的幼儿说用沼气、用柴火等。林老师问："你们怎么知道的？"幼儿说得更起劲了："我家用的煤气""我家用煤球""我在电视里看过用沼气也能做饭"……

思考：案例中陈老师和林老师的做法有何不同？反映了两位老师怎样的幼儿园学习活动理念？

幼儿园的学习活动是一个非常广泛的概念，可以发生在任何时间、任何场所、任何情境中。幼儿园的学习活动是指教师采用游戏、谈话、实验、操作、实地参观、听赏、表演等多种方式，有目的、有计划地引导幼儿通过直接感知、实际操作和亲身体验获取经验，帮助幼儿逐步养成积极主动、认真专注、敢于探究和尝试、乐于想象和创造等良好学习品质[1]。

一、幼儿园学习活动的特点

（一）注重通过探索进行学习

幼儿是天生的探索者。环境中的变化，如声音的高低、闪动的光线、移动的物体都能引起他们探索的兴趣。幼儿往往通过看、听、闻、摸、尝等多种感官去感知事物的特点，积累他们的经验，探索世界的奥秘。在幼儿园，通过探索进行学习，实际上就是给幼儿大量做自己感兴趣事情的机会，让他们自己在探索中来解决所面临的各种问题，即让幼儿在探索中主动学习、发展，成为有智慧的问题解决者。

（二）以感知为基础进行学习

幼儿通过观看、倾听、闻嗅、品味、触摸及运动等各种感知觉认识周围世界，并通过这些具体而生动的经验进行学习。一个孩子要理解圆形这个抽象的概念，必须积累许多关于圆形物体的经验。他需要时间去感知圆的钟表、圆的盘子、圆的车轮、圆的太阳、圆的月亮等，思考各类圆形物体的特征和共同点，最后在保教人员的帮助、讲解下才能理解圆形这个抽象的概念。因此，要想使幼儿的学习变得有效，就要帮助幼儿积累大量的感性经验，支持并鼓励幼儿多看、多听、多闻、多触摸、多品尝，只有这样，才能使其多思、多想、多学习。

（三）尊重幼儿学习过程中的个体差异

无论哪个年龄阶段的儿童，在学习的速度、方式、效率、水平等方面都存在着很大差异。如有的幼儿学习语言速度很快，很早就开始说话，很早就能用很清晰、明确的语言表达自己的意思，但同龄的很多幼儿还不能用完整的语言表达自己的需要，可见幼儿之间在学习上的差异是非常明显的。在同一个幼儿身上，在学习的不同领域，也会存在着很大的差异。如有的幼儿语言发展得很好，但在动作的学习上却显得有些笨拙，在学习跳绳、滑冰等需要多种动作技能协调的运动中总是显得笨手笨脚。每个幼儿在学习上都存在着优势的领域，也存在着需要成人帮助的领域。在学习的方式上，幼儿之间的差异也是十分明显的。如有人是视觉学习者，有人是听觉学习者，有人是动觉、触觉学习者，等等。如果能够让学习者以自己的方式学习，那么，他们将学得最快、最好，而且非常愉快。

---

[1]　广东省教育厅. 广东省幼儿园一日活动指引（试行）［EB/OL］.［2015-12-31］［2022-6-3］. http://edu.gd.gov.cn/gkmlpt/content/2/2094/post_2094119.html#1622.

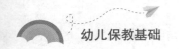

所以，幼儿园的学习活动应尊重接纳幼儿在学习上的差异，以符合幼儿学习特点的、充满个性的指导方式，充分调动幼儿学习的主动性，提高学习的效果。

二、幼儿园学习活动的形式

在幼儿园，教师通过集体、小组和个别学习的方式组织学习活动。结合幼儿园一日活动开展的具体情况，本模块阐述的幼儿园学习活动主要存在于以下三种形式：集体教学活动、区域活动、渗透式学习活动。

（一）集体教学活动

集体教学活动即教师有目的、有计划地组织和指导全班幼儿在同一时间、同一空间下所进行的统一的学习活动。此类活动一般计划性较强，组织比较严密，时间比较固定。

集体教学质量对于幼儿园教育质量提升起着重要的作用，也体现着教师的专业化水平。为了更好地实现"保教融合"，当下较多幼儿园班级管理的模式是"两教一保"或"三教轮保"，保育员的工作发展方向也朝着专业幼儿园教师发展，保育员除了对幼儿生活活动进行指导外，也需要更好地配合参与幼儿在集体教学活动中的学习。

1. 集体教学活动的价值

（1）是经济、高效的教学方式，体现着公平性

集体教学是一种明确简捷、系统有序、经济有效的教学方式。教师采用集体教学形式进行教学，内容一般包括：人类优秀文化传统；社会的观念、行为规范、约定俗成的规则；必需的社会知识或概念，与健康生活有关的安全、卫生等常识，周围环境的有关信息；某些技能，如工具、物品的使用方法。[1]无论从适应社会的角度来说，还是从幼儿主体性发展的角度来说，凡是全班幼儿共同感兴趣的或有着共同经验基础的内容，为适应社会要求全体幼儿都应该掌握的内容，通过集体教学方式进行传授是最为经济、高效、适宜的，且体现着公平性。

（2）引导性、系统性强，促进幼儿智力的发展

苏联学前教育专家乌索娃把要求幼儿掌握的知识分为简单知识和复杂知识两类。对于简单知识，幼儿在与成人的日常交往中，在游戏、劳动和观察中就可以获得，无须专门教学，但是幼儿获得的这些知识多是零散的。要使幼儿掌握复杂知识，则必须经过专门的作业教学（即集体教学）。乌索娃认为，复杂知识在幼儿的知识总量中虽然只占很小的一部分，但对他们的智力发展却具有决定性影响。因此，通过有计划、有目的的集体教学，可以帮助幼儿组织、提升简单知识，当幼儿获取的简单知识转化为一定的知识体系，可使幼儿的旧经验在新的理解上得以重构。而重构后的知识体系对幼儿发展具有重大的价值：能生成新知识，促进知识的迁移和应用，提高幼儿的思维水平，从而引起其智力发展的重大飞跃。

2. 提升集体教学活动质量的策略

（1）准确定位集体教学活动目标

在进行教学活动目标定位时，首先必须遵循幼儿各年龄阶段身心发展的规律，将幼儿的兴趣、需要与教学活动目标有机地结合。其次在选取教学活动目标时，要选择贴近幼儿生活的目标，教师要思考如何通过教学活动扩展幼儿的生活经验。活动目标的生活化不仅能使幼儿进一步理解和掌握知识，更是促使幼儿进行自主学习、形成良好学习习惯的前提条件。

（2）注重各领域内容的整合性、平衡性

幼儿园的教育内容可以相对划分为五个领域，即健康、语言、社会、科学和艺术领域。按

---

[1] 张亚妮，王瑜.幼儿园保育员胜任能力十五讲［M］.北京：清华大学出版社，2020.

照《纲要》的精神，幼儿园各领域的内容是相互渗透的，应从不同的角度促进幼儿情感、态度、能力、知识、技能等方面的发展。确定集体教学活动内容和主题时，应注重五大领域活动之间的均衡性、关联性、整合性。教师不能仅根据自身的兴趣随意改变周计划上的课程安排，影响幼儿的全面、完整发展。领域间的渗透需要以主题的形式展开，但同时也要防止实践中教师只看重形式而忽略内容，使各领域间的关联和渗透没落到实处。

（3）以间接教学的指导方式为主

按照教师的指导方式，教学活动可以分为直接教学和间接教学。直接教学包括教师的直接教和幼儿的接受学习。间接教学包括教师的间接教和幼儿的发现学习。集体教学活动应当是有趣的，引发幼儿思考、探究、主动学习的过程，但目前的集体教学仍然有部分教师以直接传授为主，幼儿的学习是被动接受的，教师的言语活动成为幼儿获得知识的主要途径。以言语讲解为主要教学方式的接受式学习，要求学习者具有较高的用言语对思维活动进行调节与概括的能力，但幼儿是通过感知、动作、表象认识世界的，他们在学习过程中更多地依靠具体的材料操作和直接经验进行学习。奥苏伯尔认为："发现法更适合学前和小学低年级的儿童。"在幼儿期，发现学习是比接受学习更适合幼儿的一种学习方式。所以集体教学中应以间接教学的指导方式为主，保教人员应多为幼儿的发现学习创造条件，放手鼓励幼儿探索和操作，必要时提供支持和帮助，让幼儿真正成为学习的主人。

（4）采用灵活多样的教学组织形式

按照组织形式，教学活动可分为集体活动、小组活动、个别活动。幼儿园教学由于受幼儿身心发展水平的影响，其教学内容带有广泛性、启蒙性等特点，故相应的教学组织形式也应该是灵活多样的。在充分发挥集体活动优越性的同时，集体教学也应该吸收小组活动、个别活动等其他教学组织形式中对幼儿发展有益的成分，打破全班活动"一统天下"的局面，增加幼儿小组活动、个别活动的机会，使教学组织形式真正能够更好地为教学目标的实现服务。

（5）增强和保持教育的敏感性

教师的敏感性是教师的一种极其珍贵的素质，体现着教师的教学水平和能力，它是教师对教育现象、教育事件、教育问题等蕴含的教育价值所具有的敏锐的辨识和感知能力。教师保持一定的敏感性，时刻关注幼儿的表现及反应，不仅能获得丰富的教学经验，同时还能引发生成性教学活动，提升教学活动的效率和质量。培养教育的敏感性首先要培养专业精神，其次要有丰富的知识储备和经验积累，再次是培养发现意识与观察力，最后教师还要保持一颗童心，在思想上、感情上与幼儿保持和谐一致。

（二）区域活动

幼儿园区域活动又称区角活动，是教师根据教育目标以及幼儿发展水平和兴趣，有目的地将活动室相对划分为不同的区域，投放相应的活动材料，让幼儿按照自己的意愿和能力进行小组或个别活动的一种自主学习方式。

区域活动打破了集体教学的模式，充分考虑了幼儿的差异性和个性，主张幼儿自由、自选、自主，满足不同幼儿的兴趣与需求，幼儿通过自由选择材料和游戏同伴，在自由轻松的环境中学习与发展。区域活动依据主题和活动方式的不同，具体可分为生活区、角色区、建构区、美工区、益智区、阅读区、科学区、表演区等。充分发挥区域活动的效益，离不开保教人员适当的介入和指导。因此，为了更好地提升保教质量，新时代的保育员应当理解区域活动的特点及价值，掌握区域活动中保育工作的相关技能。

1. 区域活动与教学活动、游戏活动

① 幼儿园区域活动与教学活动同为幼儿园课程的重要组成部分，只是以不同形式来促进幼

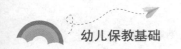

儿的发展。教学活动多为集体性活动，目的性、计划性强，教学效果更明显；区域活动多是小组形式的活动或幼儿自发进行的活动，在活动中，幼儿的自主性较强，更加重视环境和材料的作用。区域活动中，幼儿不仅可以通过动手操作来发展能力，也可以获得丰富的感性经验，而这些感性经验是幼儿建构概念的重要基础，也是教学设计和实施的重要依据。同时，区域活动也经常作为集体教学活动的补充与延伸，可以生成教学活动，二者相辅相成，一定条件下也可以相互转化。

② 幼儿园区域活动包含游戏活动，但不只是游戏活动。部分区域活动可以等同于游戏活动，例如，在建构区搭积木、玩雪花片，在"娃娃家"中扮演爸爸妈妈……都属于游戏活动。除此之外，还有一些区域活动需要教师引导和设计，为幼儿活动搭建支架，这些区域活动更加注重行为习惯养成、技能、学习品质的提升，更多为教师引导的学习活动。例如，放在数学区的连线卡、美工区的折纸、语言区的识字卡等。

2. 区域活动的特点

（1）学习内容和目标的整合性

《指南》指出，要关注幼儿学习与发展的整体性。幼儿的发展是一个整体，要注重领域之间、目标之间的相互渗透和整合，促进幼儿身心全面协调发展，而不应片面追求某一方面或几方面的发展。区域活动通过为幼儿创设覆盖各个领域内容的活动区，为幼儿提供各领域学习与发展的可能与机会。教师可以观察不同幼儿的活动特点及发展水平，并依据观察做出科学合理的解释，从而准确把握本班幼儿的发展状况，有效开展各种形式的教育活动。

（2）学习过程的自主性和个别性

《指南》指出，每个幼儿在沿着相似进程发展的过程中，各自的发展速度和到达某一水平的时间不完全相同，要充分理解和尊重幼儿发展进程中的个别差异，支持和引导他们从原有水平向更高水平发展，按照自身的速度和方式到达《指南》所呈现的发展"阶梯"。由于幼儿生活的环境不同，每个幼儿的学习兴趣、学习需要和学习能力都不一样，在区域活动中，幼儿可根据自己的兴趣需要、认知经验和探索能力自主选择学习内容和学习伙伴。幼儿可以选择不同的活动材料，以不同的速度进行活动，还可以反复地进行探索。区域活动以其个别化的教育形式尊重了幼儿的个体差异，满足了不同发展水平幼儿的个体需要，是发展幼儿自主性、个别性学习的有效途径。

（3）学习指导方式的间接性

环境、教师、幼儿这三者构成了区域活动的三要素。在活动中，保教人员是活动环境的创造者，需要在了解幼儿发展水平和分析幼儿已有生活经验的基础上设置活动区，选择、搜集并有创意地制作活动材料，使设置与材料吸引幼儿并能引发幼儿的活动兴趣。在活动中，保教人员是以环境为中介，对幼儿实施间接指导。保教人员应通过引导幼儿熟悉各种材料的功能与用途，并观察、评估每个幼儿在活动过程中呈现出来的发展方向与发展水平，有针对性地指导幼儿的活动，使其水平不断提升。在区域活动中，保教人员将充分体验到环境设计者、材料搜集者、观察评估者、活动引导者等多种角色。

（4）学习材料的开放性、发展性

活动区的设置和材料对于幼儿来说是开放的、可变的，具有发展性的。与集体教学不同，区域活动中幼儿可以自主选择区域及各种活动材料，可以反复、轮流、持续不断地探索，重复使用所有活动区材料，并可以进行不同的创意变化。就每个活动区而言，幼儿可以轮流进区，因此，保教人员不必投放与全体幼儿数量一致的操作材料，只要投放可以满足和支持本区幼儿活动的材料即可。为了使幼儿获得更好的体验与发展，幼儿园还可创建各种专项功能活动室，如科学发现室、美味厨房、大型超市等，全园不同班级幼儿可以轮流使用，可减少频繁收放材料、重复投放材料、幼儿的操作与体验不充分造成的活动低效等问题。

3.区域活动的价值

《指南》指出，幼儿园需要为幼儿创建丰富、健康的活动和生活环境，切实满足幼儿各种需求，使他们拥有一个快乐的童年。幼儿园区域活动作为一种灵活的教育形式，须充分贯彻《指南》精神，针对不同年龄阶段和不同个性的幼儿，选择不同学习性区域材料，给幼儿创设生动丰富的活动环境，促进幼儿园学习活动的深入开展。以幼儿为本位，发展幼儿主体性，尊重幼儿差异性，为幼儿持续性学习与发展奠定基础，是区域活动的主要价值取向。

（1）充分发展了幼儿的主体性

丰富多彩的区域活动，让幼儿根据自己的需求与兴趣等进行自由选择、自主探索，从而发展了幼儿行动的目的性和对行动的支配调节能力，有利于幼儿自主性、独立性和主动性的发展。区域活动中幼儿有更多的与环境（人、材料）互动的机会，有利于幼儿主动建构多方面的经验。充分发展幼儿的主体性，为幼儿人格的均衡发展创设平等、自由、公平的活动环境，并有助于关注幼儿的需求与兴趣，这就是区域活动追求的首要价值。

（2）实现了幼儿个性化发展

《指南》应用到教育实践的过程中，应把握的一个重要原则是"尊重幼儿发展的个体差异"。由于遗传条件和环境的不同，幼儿之间存在认知风格、发展速度、个性特点等方面的差异，区域活动以其个别化学习为主的方式，将"尊重幼儿发展的个体差异"这一现代幼儿观真正体现出来，幼儿可以按自己的兴趣、需要、水平选择适宜的活动，从而实现个性化的发展。

 知识链接

加德纳的多元智能理论[1]

美国教育家、心理学家霍华德·加德纳认为人拥有八种（或更多）智能：语言智能、数理逻辑智能、视觉空间智能、音乐智能、身体运动智能、人际交往智能、自我认识智能、自然认识智能。依据这八种智能，引导幼儿进入多领域的学习活动区。在学习活动区中，教师可通过观察识别幼儿的智能强项和活动风格。一旦确认了幼儿的强项领域后，教师应提供必要的帮助，加强和培育这种强项。利用幼儿在其强项领域的经验，引导他们进入其他广泛的学习活动中。

该理论给了我们如下启示：

1.创设满足幼儿兴趣、需要及发展多种智能的活动区，满足幼儿发展自己强项的需求，使幼儿富有个性地发展。

2.利用幼儿的强项，创设情境，安排任务，发展幼儿的弱项，促进个体的全面发展。

3.幼儿智能优势不同，学习风格不同，教师要以接纳的态度对待幼儿的个体差异，因材施教。

[1] 何艳萍.幼儿园区域活动的实践与探索［M］.北京：北京师范大学出版社，2010.

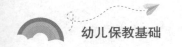

（3）为幼儿持续性学习与发展奠定了基础

区域活动在设置时充分考虑了幼儿的全面发展及个体差异性，有些区域为幼儿的创造和想象提供空间，对幼儿的情绪情感、亲社会行为、良好的同伴关系的发展都有较大的促进作用；也有培养学习品质的区域，这些区域需要幼儿安静、有秩序地操作区域材料，为培养幼儿形成独立、自制、讲规则、遵守秩序的良好学习品质提供了条件。例如，图书区的幼儿能够安静地自己阅读；美工区的幼儿也能够做到独立完成作品，不打扰到其他人。活动区的整合性、多样性、丰富性，兼顾幼儿不同的发展需求，尊重差异性的同时又促进幼儿全面发展，实则为幼儿的持续性学习与终身发展奠定了良好的基础。

（三）渗透式学习活动

虽然集体教学、区域活动是促进幼儿发展的重要学习形式，但集体教学和区域活动在幼儿园一日活动中实际用时每天不超过2小时。所以除此之外，幼儿园还存在着大量渗透式的学习活动，如渗透于日常生活与活动的学习活动、渗透于幼儿园环境的学习活动、渗透于家园合作中的学习活动等。

（1）渗透于日常生活与活动的学习活动

幼儿园日常生活与活动指的是幼儿一日活动中的生活环节，包括进餐、饮水、睡眠、盥洗、如厕、入园离园以及晨间谈话、过渡活动、自由活动、散步等每天都要进行的日常活动。日常生活与活动在幼儿一日活动中时间长，内容丰富，蕴藏着很多让幼儿学习和发展的机会。如保教人员可以借散步的机会，引导幼儿观察幼儿园内飘落的树叶，有各种各样的形状、大小、颜色、厚薄，而且树叶的叶脉、边缘都不一样，但它们又有共同的特征，都是有叶肉、叶脉、叶柄等，在散步的日常活动里很自然地渗透了学习活动——让幼儿了解了叶子的构成。

（2）渗透于幼儿园环境的学习活动

环境是幼儿园课程的一部分，在幼儿园环境中，同样蕴含着幼儿的学习活动。蒙台梭利提出的"有准备的环境"给我们很多启示。为打造"有准备的环境"，保教人员必须对环境进行精心设计和准备。要分析为了促进幼儿的发展，应该开展哪些活动，设置哪些环境来引发幼儿活动；这些环境是否使幼儿从心里认同；环境中，应蕴含哪些学习信息或要求；周围的人际关系和物质条件哪些可以利用；所设置的环境以什么样的形式与幼儿"对话"更为合适，即怎样引发幼儿活动，告诉幼儿怎样做。

环境的准备不是一次可以完成的，随着幼儿的兴趣、需要、能力的变化及季节、单元内容的进度或临时性变化，已经准备好的环境或者已经作好的计划要进行调整，这样环境才能适应幼儿的发展。比如，某幼儿园有一个通道，通道两边是两面墙，平时教师利用墙面展示幼儿作品。随着教育理念的更新，幼儿园经过改造，将这两面墙改造成幼儿可以反复利用、便于冲刷的创意涂鸦墙，促进了幼儿艺术领域经验的获得。

（3）渗透于家园合作中的学习活动

"家庭教育与幼儿园教育对幼儿的学习与发展共同起着决定性的作用。"[1]家园合力会给教育带来意想不到的效果。学习活动的开展同样可以渗透于家园合作中。除了在幼儿园中尽心尽职开展学习活动之外，保教人员还应调动家长的积极性，取得家长对学习活动的支持，使家长在认识到家园共育意义的基础上，参与到幼儿园学习活动中来，更好地实现学习活动目标。

[1] 李季湄.幼儿教育学基础［M］.北京：北京师范大学出版社，1999.

任务二　保教结合下学习活动的实施

案例导入

林老师在中班开展"树叶创意粘贴画"的教学活动，做完讲解和示范后，孩子们搬着小椅子回到座位，用老师准备好的各种材料开始创作，接着各种声音响起，"老师，我的树叶撒了""老师，乳胶弄到桌上了""老师，你来帮帮我"……林老师一会儿帮帮这个，一会儿帮帮那个，没办法继续上课，只好叫道："吴老师，你出来帮一下我。"这时，保育员吴老师放下手机，不慌不忙地走出来。

思考：林老师组织学习活动时，保育员吴老师需要配合参与吗？吴老师又可以从哪些方面配合参与"树叶创意粘贴画"的活动呢？

随着一系列政策法规的颁布，幼儿园保育员的工作内容与角色定位也发生了变化：由过去侧重"消毒清洁"转变为注重"配班参与"，由过去重视"管物"变为侧重"育人"，由过去注重"保"到现在注重"育"。新《规程》第四十二条指出，幼儿园保育员的主要职责之一就是："在教师指导下，科学照料和管理幼儿生活，并配合本班教师组织教育活动。"可见，保育员配合参与幼儿学习活动是其必须承担的职责。

为了更好地促进幼儿全面、和谐、健康发展，把握好幼儿园一日活动中的教育契机，更好地发挥自身在一日活动中的教育价值，保育员需要掌握基本的学习活动设计、组织及评价相关知识，适时参与集体教学、区域活动及渗透式的学习活动。

一、保教结合下集体教学活动的实施

（一）集体教学活动前的准备工作

1. 知识经验的准备

在活动开展前，保育员需要向教师了解本次活动的目标、内容、程序和方法。根据活动要求查阅相关的资料与书籍，积累基本的经验，做到心中有数，从而更好地激发幼儿的学习兴趣，为幼儿学习和理解相关内容做好准备。例如，中班开展以"鞋子"为主题的教学活动，在活动前要做好家长工作，请家长协助幼儿搜集各种各样的鞋子实物或图片。同时，保育员在日常工作中要注意养成观察幼儿的习惯，对幼儿已有的知识经验、能力水平、习惯爱好等做充分的了解，在活动中能给予幼儿更好的指导，使其在原有的水平上得到发展。

2. 活动场地的准备

（1）室内教学活动

首先，保育员应调节室内光线。若活动室内照明度不够，需开灯照明；光线太强时，应适当拉上窗帘。其次，摆放好桌椅。根据活动特点及教师要求摆放桌椅。要考虑到个别听力差、视力差和不爱讲话幼儿的实际情况，最好把他们的座位摆放在距离教师较近也最易观察到的位置，这样便于教师有针对性地进行指导。最后，保育员要擦好桌椅、黑板、地面等，并能指导中、大班值日生做些力所能及的工作。

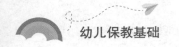

（2）户外教学活动

检查活动场地内是否有碎石子、玻璃、树枝等危险物品，确保活动场地的安全卫生；冬季尽量在阳光下、背风处活动，夏季尽量在阴凉处活动。

3. 活动用具准备

物质材料是教学活动开展的必要条件，为幼儿顺利地进行探索活动提供了保障。活动材料要充足、丰富，适宜幼儿的年龄特点，这样有利于保障教学活动目标的实现。

在室内教学活动开展前，保育员应做到以下四点：

① 主动询问带班教师是否需要协助制作玩教具、特殊摆放桌椅等，必要时可配合教师根据活动需要制作简单的教具。

② 协助教师准备并摆放好所需的教具和材料。

③ 协助教师摆放幼儿的学具和学习材料，保证数量充足，并检查有无损坏。对于中、大班幼儿，保育员可指导值日生一起摆放。在摆放剪刀、铅笔时要头朝下放置或平放，以免发生危险。

④ 根据自己平日对幼儿的了解和关注，就材料制作、教学环境创设方面提出自己的意见，进而帮助教师改进玩教具的制作和改善教育环境。

在户外集体教学活动开始前，保育员要配合教师准备好活动所需要的器械，并检查器械是否安全卫生、数量是否充足。此外，还需检查幼儿的服装，如衣扣是否扣好，鞋带、裤带是否系好，口袋内是否有危险物品（如金属小刀、针、玻璃等），发现问题要及时处理。

4. 排除与教学活动无关的人和物

幼儿的自我控制能力较差，注意力容易被其他的新鲜事物吸引。因此，如有其他教师或外来人员听课，应把他们安置在幼儿的后方位置，有条件的可通过特别设置的幼儿观察室或录像机等进行。

（二）集体教学活动过程中的指导工作

教学活动中保育员应随时关注教师和幼儿的需求，根据活动的动态及幼儿年龄特征，适时、周到、适当地给予协助，以保障教学活动的顺利进行。

1. 协助教师做好教学活动的组织工作

保育员在教学活动中要关注幼儿的情绪和注意力，使幼儿能够以良好的心理状态参与教学活动。如有幼儿情绪比较激动，保育员要给予其精神上的安抚，运用恰当的方式对幼儿进行引导，但是要注意方式，以免因对他们限制过多而挫伤他们活动的积极性。在活动期间，不随意打断教师的活动，不随意进出活动室，保持安静，不能做与教学活动不相干的事情，也不能与他人聊天，以免干扰幼儿的学习与探索。在活动中遇到突发情况（如幼儿需要擦鼻涕、如厕等），保育员要在不影响活动秩序的前提下及时解决和处理。要适时协助教师稳定幼儿的注意力，维持教学活动的秩序，以保证教学活动的正常进行。

2. 关注教学活动实施动态，及时提供支持

在教学活动中，保育员要随时关注教师的教学行为与动态，根据需要及时给予教师必要的支持与帮助。例如，帮助教师出示、操作、演示教学用品和用具，必要时还要承担一定的角色任务，这些都应在准备阶段与教师协商清楚，有的还需要事先练习，以保证获得预期效果。

案例：及时的小方凳

在一次认识"水的三态"的科学活动中，大班的孩子们很兴奋。在做水的三态变化实验时，教师拿出准备好的冰块，先让每个幼儿察看和触摸，然后教师将冰放在电热锅里加热，请幼儿一起观察冰的变化。突然，保育员发现坐在后排的孩子秩序有些乱，他们小脑袋一会儿向左伸，一会儿向右伸，有的人还干脆站了起来。保育员观察后发现，因为做实验用的电热锅放置高度不够，导致后排的孩子们看不清锅里的冰，所以他们才站了起来。怎么解决好这个问题，还能既不打扰正在上课的教师，也不分散孩子们的注意力呢？这时，保育员顺手拿了一个小方凳，轻轻递给正在做实验的教师，教师马上明白了保育员的意思，很快把小方凳垫在实验用的电热锅下面，后排的孩子们都能看到了，秩序混乱的现象也就很快消失了。

分析：

该案例是较为典型的保育员协助教师上课的案例。从案例中知悉，该保育员明白自己的任务不仅是照料幼儿的生活，还应配合好教师的教育工作。适时为教学中的教师提供支持，既能增进教师教学的有效性，又能促进幼儿的发展，保证活动质量。该案例中的保育员在现场密切观察幼儿的学习状态，及时发现了秩序混乱的问题，并马上找出原因，果断采取行动，帮助教师解决了问题，使教育活动顺利进行，也体现着作为保教人员的教育智慧。

3. 观察了解幼儿的需要，捕捉教育契机

当班级幼儿人数较多、教师不能关注到每个幼儿在活动中的表现时，就需要保育员的支持与配合，以更好地关注到幼儿的个别需求，开展有效指导，达到保教质量的最优化。具体任务如下：

① 保育员应根据幼儿的需要及教学活动内容对幼儿进行个别指导，督促、检查幼儿的学习情况，帮助幼儿解决操作中的困难和纠纷，使其顺利完成教学活动任务。

② 加强活动中的卫生保健工作，例如，及时纠正幼儿不正确的坐姿，关注幼儿饮水、如厕情况，严防在一些操作活动中发生意外事故等。

③ 关注需要特殊照顾的幼儿，给予适当的支持。保育员在教学过程中留心观察幼儿，发现学习能力较差的、主动性欠缺的幼儿，做好观察记录，及时向班级教师反映，之后与教师讨论幼儿在活动中的特殊表现，并协助教师制订合理有效的教育计划。还要针对集体活动的领域性特征进行针对性的指导，例如，在语言活动中，应该鼓励那些不愿或不敢表达的幼儿积极举手发言表达想法；科学活动中，鼓励不愿动手的幼儿开动脑筋，积极地进行探索与操作；美术活动中，鼓励胆小的幼儿充分发挥自己的想象力，大胆作画。保育员应通过积极的引导和正确的示范来指导幼儿，切忌代替幼儿操作，阻碍幼儿独立自主地探索。

（三）集体教学活动结束后的整理工作

活动结束后，保育员应做好清洁整理及消毒工作，为下一次活动做准备，并及时与教师分

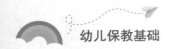
享、讨论在活动中观察到的现象与问题，更好地促进教师的教学水平及幼儿发展水平的提高。具体工作任务如下：

① 帮助教师收拾整理活动中使用的玩教具和材料，并检查其是否有缺损，如有缺损要及时与教师联系，必要时应重新制作和准备，以备不时之需。

② 根据需要对活动场地做进一步的清洁，将桌椅归位并摆放整齐，必要时要进行擦洗、消毒。如果是中、大班幼儿，可以指导值日生一起做，以促进其独立性发展。

③ 活动结束后，要组织幼儿及时盥洗、如厕、饮水。

④ 及时评价反思。保育员应将活动过程中观察到的现象进行记录，将自己对教学活动的想法及时反馈给教师，尤其是活动中的幼儿行为表现和教学活动实施存在的问题，吸取经验以便下次更好地开展活动。例如，活动结束后，可与教师讨论幼儿兴趣不大、参与积极性不高的原因，为其提供合理的建议，将自己对教学活动实施效果的看法客观地分享给教师，或者向教师"取经"，多多积累教学专业知识。

 知识链接

保育员要做好工作的观察记录

保育员要在平时的工作中养成观察、记录的习惯，随时把观察到的幼儿实际情况记录在案，从而熟悉每一个幼儿的情况，进行有针对性的教育影响。记录的内容主要包括：班级的基本情况、活动名称、活动目标、活动内容、教育要求、全班幼儿的活动情况、个别幼儿的活动情况，设备、材料、物品的使用情况等（见表6-2-1）。

表6-2-1　保育员配合教育活动记录表[1]

时间：　　年　　月　　日

班　　级		教　　师		保育员	
活动名称					
活动目标					
活动内容					
教育要求					
全班幼儿活动情况					

[1] 陈华，张海丽.幼儿园保育［M］.北京：高等教育出版社，2016.

续 表

个别幼儿活动情况				
体弱儿	胆怯儿	肥胖儿	多动儿	其他
设备、材料、物品的使用情况				
备　　注				

说明：
1. 全班幼儿活动情况主要记录幼儿活动的分组情况，幼儿在活动中的身体、情绪及参与活动的情况，幼儿的交往情况及幼儿在活动中发生的各种轶事等。
2. 个别幼儿的情况主要记录体弱儿、肥胖儿等的身体和活动情况，以及个别需要帮助幼儿的情况。
3. 设备、材料及物品的使用情况主要记录本班设备、材料、物品的使用和外借情况，下次活动需要继续保留的设备、物品和材料以及需要维修和更换的设备情况等。

二、保教结合下区域活动的实施

（一）区域活动前的准备工作

1. 协助教师布置、调整区域环境

保育员的角色不是区域之外的等候者和旁观者，在创设高质量区域环境方面，保育员应是教师的协助者。

（1）合理设置区域的种类

区域活动的设置要考虑不同年龄班幼儿的特点，小班以游戏化的区域活动为主，以生活活动、感官训练、建构、装扮与美工等为主设置区域活动，如娃娃家、医院等；中班应加强区域的目标化，以装扮、建构、美工、音乐等为主设置区域活动；大班应注重活动的探究性和区域的学习功能，以社会性、文化、语言、科学探索、自主性等能力培养为主设置区域活动。

活动区种类的确定应尽量满足幼儿认知、情感、社会性、语言、动作技能等多方面的发展需要，保育员要了解各活动区的基本功能（见表6-2-2）及本班幼儿的兴趣、发展水平和需要。

表6-2-2　幼儿园各活动区域的基本功能

区域名称	基　本　功　能
生活区	1. 通过各种生活模仿性操作与练习，训练幼儿的手眼协调能力 2. 让幼儿在动手操作的过程中，提高生活自理能力和为他人服务的能力 3. 培养与人交往的意识，会使用一些常用的礼貌用语、词汇、简单句式等来表达自己的需要和介绍自己的活动过程 4. 培养良好的卫生习惯

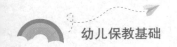
续　表

区域名称	基　本　功　能
角色区	1. 满足幼儿参与社会生活的愿望，帮助积累社会生活经验 2. 提供角色交往机会，发展社会性 3. 提高解决问题和人际交往能力 4. 发展假想能力和创造性
建构区	1. 发展空间想象能力和表征能力 2. 发展手眼协调能力、大肌肉动作及动手操作能力 3. 感知形体大小、多少、长短、宽窄、对称等概念，感知比例关系 4. 培养坚持性、细致、专注力等品质
美工区	1. 体验美术的创意和自由表达乐趣 2. 增强对色彩、线条、构图等的理解 3. 增强对美的感受力、表现力、创造力，陶冶美的性情和品格 4. 认识各种材料的性能并掌握绘画、泥工、剪贴、小制作等技能
益智区	1. 学习观察方法 2. 认识各种棋类，掌握它们的玩法 3. 学习数概念、几何形体概念，理解长度、形状、空间方位、部分与整体的关系等，学习分类 4. 培养思维的敏捷性，培养分析问题、解决问题的能力
阅读区	1. 感受阅读带来的愉悦感，缓解不良情绪 2. 培养良好阅读兴趣和阅读习惯 3. 培养对画面和文字的敏感性，提高阅读能力 4. 形成积极的人生态度和良好品德
科学区及自然角	1. 在科学区进行科学探索和实验活动，在自然角进行种植、养殖、观察等活动，从而获取有关生物自然现象、材料及其性质、工具与技术等方面知识 2. 培养幼儿的科学精神与态度
表演区	1. 发展想象力和创造性语言表达能力 2. 发展人际交往能力 3. 体验舞台表演的满足感和自豪感

（2）合理规划各活动区的空间位置

首先，要妥善布局不同性质的活动区域，如干湿分区、动静分区；其次，各活动区要有相对的封闭性，可以利用各种玩具柜、书架、地毯等现有设施作为活动区之间的分界线；最后，要避免"死角"，保证保教人员的视线能达到所有区域，以便观察、指导幼儿的活动。

（3）检查活动区场地环境的安全

活动区现场要安全、宽敞；做到地面平坦，橱柜、玩具柜的摆放分隔要平稳；留有活动空间，方便幼儿活动。应经常检查玩具，如有破损，应及时整修，因为破损的玩具容易造成幼儿不爱惜玩具的心理，有时也会对幼儿造成伤害。要注意检查活动区是否有不安全物品，尤其是金属小刀、针等。结合物品检查，指出携带不安全物品的危险性，对幼儿进行安全教育。

（4）排除与幼儿活动无关的人和物

为了保证幼儿区域活动的质量，保育员在活动之前应尽量排除与活动无关的人和物，防止幼儿注意力被新异的人或物所吸引。

2. 协助教师制作和投放适宜的活动材料

皮亚杰提出："幼儿的智慧源于材料。"区域活动的教育功能主要通过材料来体现，保教人员为幼儿提供活动材料时，应选择无毒、无味，对幼儿无安全隐患的制作原料，制作前进行彻底的清洁消毒，并在此基础上应当了解活动区材料的投放原则。

（1）活动材料的投放要有目的性

不同年龄的幼儿其心理特点不同，他们对于区域活动材料的需求也各不相同。因而要根据不同年龄阶段投放材料。小班应投放一些简单的材料，种类要少、数量要多；中班可以投放有一定操作难度的材料（如半成品材料），促使合作行为的发生；大班可以投放具有探索性的材料，即一种材料可玩出多种花样。

（2）活动材料应保持更新

新奇活动材料往往会激发好奇心，好奇则会引发探索行为。活动材料如若长期没有任何变化，幼儿会渐渐失去对区域活动的兴趣。不过材料的更替也不能太频繁，要有计划地更新。建议在原有材料的基础上，抽取或添加材料，这样既能保证区域活动的连贯性，又能对幼儿提出新的挑战。

（3）活动材料的投放要有层次性

保教人员在投放材料时要为不同发展水平幼儿提供不同层次的材料，满足不同的学习需要，促使每一名幼儿都能在自身原有的水平上获得适宜的发展。譬如，同样是发展幼儿的精细动作，对于能力较弱的，可练习用竹筷夹报纸团；对于能力较强的，可练习用竹筷夹红枣；对于能力再强些的，可练习用竹筷夹玻璃珠子。

（4）活动材料要有探索性

富有探索性的活动材料有两个条件：第一，活动材料暗含着丰富的教育价值；第二，活动材料能够引起幼儿的探究动机和兴趣，激发积极的思维活动。从实践活动来看，成品玩具的玩法往往比较固定，故缺少探索的可能性；而半成品材料、原材料则由于其不确定性，反而具有各种可能性，更具探索性。

（二）区域活动开展过程中的保育工作

1. 保持区域环境的安全与卫生

保育员应注意活动区的安全与卫生。注意场地要平坦、宽敞、无积水、不堆杂物、清洁卫生；应加强巡视检查，及时发现和制止幼儿的危险或不卫生的举动，如把玩具含在口中，在幼儿密集处挥舞玩具等；还要经常清点人数，人数若有缺失应及时采取对策进行处理。

2. 协助幼儿制订区域活动的计划

保育员可在幼儿入区之前通过多种方式协助幼儿制订区域活动计划，保证活动的有效性，如与全体幼儿一起做集体计划；与小组幼儿一起做小组计划；一对一协助幼儿制订个别计划，通常是计划幼儿的个别化学习或自主活动。鼓励幼儿通过多种方式表达自己的计划内容，注意在鼓励过程中，不必严格地去要求幼儿明确表达自己的想法或目标，激发幼儿学习的主动性和自信心是更为重要的。因此，保育员需要密切关注还没有学会制订区域活动计划的幼儿，并对他们的行为给予及时的回应和指导。

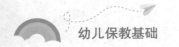

● 经验小贴士 ●

不同年龄段幼儿的区域活动计划

小班：

以口头计划为主，计划的内容比较简单。比如，教师提问："×××，今天你想做什么？"幼儿简单说出自己要去哪里玩或者玩什么即可。

中班：

中班幼儿语言表达能力增强，制订计划的内容可以更加丰富些。比如，教师提问："今天你想做什么？准备怎么做？"幼儿说出自己要去参加什么区域活动，简单描述自己将要进行的活动，将要和谁一起玩等，如"我想去语言区玩手偶表演，我想请×××一起玩"。

大班：

大班幼儿的计划意识和语言表达能力都有所增强，教师可以引导幼儿较详细地描述自己将要进行的活动，如主要的想法、将要使用的材料、怎样合作以及需要什么帮助等。除了语言表达外，大班幼儿还可以运用各种表征手段表述自己的计划，如利用绘画、表格、文字、符号等体现自己的计划。

3. 观察并适当协助幼儿参与区域活动

保育员要保证幼儿有足够的区域活动时间，一般活动时间须持续40分钟以上。此外，要选择适当的位置观察和了解幼儿的自主学习情况，一方面，要对各区的使用率、活动材料的数量和难易程度、幼儿间的冲突与环境的关系等方面进行观察与评估；另一方面，对幼儿的兴趣、活动参与情况、幼儿社会交往水平、幼儿认知发展水平、遵守规则情况等进行观察记录。并在恰当的时候用适宜的方式回应幼儿的需求或参与幼儿的活动，必要的时候协助幼儿一起处理同伴之间的矛盾冲突。

4. 引导幼儿克服区域活动的困难

当幼儿在活动中遇到困难、导致活动出现停顿现象时，保教人员应及时介入，引导幼儿采取一些切实可行的方法解决问题。只有引导幼儿不断地克服困难，幼儿才有信心不断地将探索活动深入进行下去。当然，这种指导应适度，"点到为止"，巧妙引导幼儿自己想出解决问题的办法，因为通过自己摸索得出的经验会记得更牢，也更能进一步激发幼儿自己解决问题的信心。

案例：怎么装手电筒？

在科学区里，保育员刘老师为孩子们提供了若干拆散的手电筒零件和一只完整的手电筒。小宇今天第一次来这儿装手电筒。他先拿起一个个零件，摆弄着，不知如何是好。过一会儿，小宇就急着问："老师，怎么装手电筒呀？我不会。""你看看这个手电筒吧！先试一试好吗?"刘老师边说边将那个完整的手电筒递给了他。小宇接过手电筒仔细地观察着，还一开一关地玩着，嘴里咕哝着:"电筒能发光真好玩，我也要装一个。"说完，他信心十足地装了起来……零件组装完毕，最后该装电池了，他就从篮子里拿两节装上。当他兴奋地推上开关时，手电筒没亮，小宇奇怪地问:"咦? 怎么会不亮呢?"他一脸的疑惑不解，接着又发出了求助信号:"老师，我的手电筒怎么不亮呢?""是呀! 为什么会不亮呢?"小宇想了想说:"是不是没电了。老师，我换一下电池好吗?""电池真的没电了吗?"刘老师质疑道。小宇不知所措，于是刘老师从旁边的区角中拿给他一个带有电线的小电珠，他高兴地叫了起来:"对呀! 我以前玩过这个游戏，如果电池没电，灯泡会不亮，让我试试。"经仔细测试，结果两节电池都有电。这可急坏了小宇，他小脸涨得通红。此时，刘老师觉得介入的时机到了，于是蹲下来，慢慢地将那只完整的手电筒里的电池从中滑出，又示意小宇将手中不亮的手电筒也滑出电池。啊! 终于发现了其中的奥秘，他恍然大悟:"原来电池要朝一个方向排队。"找到秘密的小宇，小心地将电池朝着一个方向一节一节装入手电筒内，手电筒终于亮了，小宇跳了起来。

分析:

在区域活动中，保教人员的引导要适时、适度。保教人员要灵活掌握介入指导的时机，这种时机一般出现在幼儿的探索难以深化之时。适度是指保教人员的指导要留余地，要尽量鼓励幼儿自己去学习探索，而不要直接把答案告诉幼儿。

（三）区域活动结束后的保育工作

1. 指导并协助幼儿一起做好收拾、整理工作

在组织幼儿结束活动时，应注意掌握时机，尽量采用游戏化的方式，使幼儿愉快地结束活动，以保持幼儿对活动的兴趣。活动结束时，保育员要收拾整理活动场地和活动材料，对活动中幼儿的作品进行展示、归类、保存，并进一步清点、整理玩具。指导幼儿一起分类整理、摆放玩具，看玩具是否有遗失或损坏，使幼儿养成整理玩具、善始善终的良好习惯，并对单独完成收拾、整理工作有困难的幼儿给予协助。

2. 做好活动后的保育护理工作

活动结束后，首先，保育员要组织幼儿洗手、如厕、饮水，必要时还应组织幼儿洗脸;其次，注意根据幼儿身体状况，帮助或提醒幼儿增减衣服;最后，还要做好玩具的清洁工作，将用过的玩具进行清洁，做到玩具无灰尘、无黏附物，可以用水清洗的就用水清洗，不能用水清洗的要经常在阳光下直射曝晒。

3. 引导幼儿对自己的活动进行回顾、分享

活动结束后，保教人员引导幼儿对自己的学习经验进行回顾、分析，以及分享学习他人的经验。分享可以是一项活动结束后保教人员和幼儿间的个别化交流，也可以是整个区域活动结束后保教人员组织的小组式分享，或幼儿之间的分享。此外，注重收集和保留幼儿真实的学习痕迹，协助幼儿进行分享，如活动照片、作品实物、作业单等。

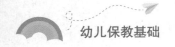

三、保教结合下渗透式学习活动的实施

（一）渗透于日常生活与活动的学习活动实施

日常生活与活动渗透着有组织、有计划、有目的的学习活动内容。生活活动中，可以渗透幼儿的生活和卫生习惯以及一些社会性行为规范的养成教育。为了让幼儿学习洗手的技能，养成良好的卫生习惯，保教人员在每次幼儿洗手的时候，都会诵起《洗手》的儿歌："挽好袖子来洗手，小心打开水龙头，淋湿以后关起来，肥皂打上左右手，搓手心，搓手背，记得搓搓手指头，搓完再开水龙头，冲冲干净一双手。"在这一过程中，保教人员利用儿歌的渗透作用，将学习内容融入生活环节中。晨间谈话中，可以选择贴近幼儿生活、符合幼儿兴趣与需要的话题，如天气、节日、新闻、自然界的变化或与班级主题探究相关的内容，这样的"心灵交汇"，不仅可以融洽师生之间的情感，而且还扩展了幼儿的生活经验。

当日常生活与活动出现突发事件时，也可随机开展学习活动。如下雪天是引导幼儿认识雪的大好时机。可以将幼儿带到户外，让幼儿看漫天的雪花飞舞，鼓励幼儿用手接住雪花，摸一摸、闻一闻、比一比，再想一想：雪花是棉花吗？雪花是糖吗？雪花是盐吗？为什么不是？还可以鼓励幼儿在雪地上跑步、打雪仗等。这一场生动的学习活动会让幼儿兴奋不已，也令他们对雪留下深刻的印象。幼儿是积极的学习主体，他们在日常生活与活动中经常会有学习的表现。保教人员应注意观察幼儿在日常生活与活动中的学习行为，关注幼儿的个别活动，善于在情境中辨别幼儿行为的发展意义，捕捉随机教育时机，组织能引起幼儿兴趣的活动，促使活动向纵深发展，或者通过开放性提问引导幼儿自己开展活动，并为其创造条件。

（二）渗透于幼儿园环境的学习活动实施

设计与准备环境的根本目的是引发幼儿的学习活动。在幼儿的学习活动发生时，保教人员的主要任务则是引导幼儿与环境相互作用，利用环境激发幼儿活动的积极性，帮助幼儿利用环境条件发展自己。

1. 引导幼儿观察、体验事物的性质及关系

观察中的引导可以随时随地进行。在园外活动时，保教人员应注重引导幼儿利用各种感官感知客观世界，如社区中弥漫着各种各样的声音、气味，飞驰而过的汽车，不同软硬度及质地的道路，各个季节的动物、植物、人的变化，等等。在农村户外活动中，可鼓励幼儿在小山坡上自由玩耍，攀爬树木、小山，跨越沟坎，让幼儿体验空间、时间与人的关系。只要保教人员引导幼儿观察，细心去感受、体验，幼儿对事物的感知和观察能力就能进一步增强。如果幼儿园因条件简陋，不具备有关的活动环境，可多组织幼儿外出活动，弥补园内环境条件之不足。

2. 引导幼儿思考、发现和解决问题

在幼儿与环境相互作用时，保教人员应有针对性地提出问题，使幼儿面临问题情境，并鼓励幼儿自己去寻求解决问题的途径，注重幼儿自身的创意与判断，只有在幼儿无力解决时，才提供帮助。这样做，对于养成幼儿务实、求真的学习态度有重要作用。

保教人员对幼儿与环境相互作用的引导体现在幼儿活动的全过程中，主要通过边观察、边采用直接或间接帮助的形式进行。保教人员在活动中及时鼓励和启发，可以在较长时间里保持幼儿探索的兴趣，并使幼儿获得解决问题的乐趣，从而更加渴望学习、探索并掌握探索方法。对幼儿活动的引导，是一种教育艺术，需要保教人员不断学习、研究，才能系统掌握。

（三）渗透于家园合作中的学习活动实施

保教人员可以有计划地向家长公布本班最近开展学习活动的内容与学习活动要求，请家长配合班级学习活动做一些工作，如可以促使家长提供家中已有的材料（物质材料或资讯等），给予力所能及的支持，帮助保教人员自身节省时间与精力；可以促使家长在园外生活中配合学习活动，巩固幼儿的有关知识；还可以鼓励家长从幼儿的兴趣表现来反馈学习活动效果，提出学习活动建议等。例如，大班下学期进入了"幼小衔接"工作的全面推进阶段，大班教师在新学期之初就在家园工作栏提醒家长："请引导幼儿与家长共同完成第二天入园的衣物收整。"过了段时间，教师提出了新的目标："请家长协助幼儿完成第二天入园的衣物收整。"学期中，教师写道："请幼儿独立完成第二天入园的衣物收整。"在这一过程中，教师将教学活动目标的融入做得水到渠成，幼儿的主体地位不断凸显，幼小衔接真正地达到了循序渐进、逐步推进。

 模块小结

在本模块，从保教结合的角度，保育员首先需要全面了解学习活动包括集体教学、区域活动和渗透式学习活动及其基本知识，涉及内涵、特点和价值等。接下来从保育员的职责入手，根据学习活动实施的不同阶段，即从活动开始前的准备、活动过程中的配合参与到活动结束后的收拾整理，掌握在集体教学、区域活动和渗透式学习活动实施中的工作内容和工作方法。对于学习活动中的配合和参与要点，模块提供了典型案例分析，不仅从实际操作，也从保教理念上提升保育员的素质和能力。

 思考与练习

一、单项选择题

1. 在参加幼儿教学活动前保育员要了解本班幼儿的（ ）、水平、需要等实际情况，做好前期的教学准备。

    A. 特点　　　　　　　　B. 分组情况　　　　　　　C. 想法　　　　　　　　D. 个性

2. 幼儿园安排幼儿从事的各种活动都有其特定的教育目标，保育员在平时的工作中应该有意识地了解这些活动的意义和教育目的，明确在幼儿发展中的作用，掌握主要的（ ）和指导要点。

    A. 活动内容　　　　　B. 精神准备　　　　　　　C. 物质准备　　　　　　　D. 方法

3. 在指导幼儿学习时，保育员应尊重幼儿的学习特点，（ ），促进幼儿主动地学习。

    A. 做好充分的准备　　　　　　　　　　　　　B. 接纳幼儿在学习上的差异

    C. 与教师共同配合　　　　　　　　　　　　　D. 做好精神准备

4. （ ）是保育员在参与幼儿区域活动时必须要掌握的技能之一。

    A. 正确把握介入幼儿活动的时机　　　　　　　B. 创设游戏活动的环境

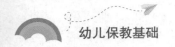
C. 设计活动的计划 　　　　　　　　　　　　D. 与家长的沟通

5. 保育员平时要做好保育工作计划和（　　　），为写好保育工作总结积累材料。

A. 经验总结 　　　　B. 对工作的改进建议 　　　C. 组织活动的心得 　　　D. 记录

二、判断题

1. 幼儿的学习是一个非常广泛的概念，可以发生在任何时间、任何场所和任何情境中。（　　　）

2. 在指导幼儿学习的过程中要重视良好的学习态度和浓厚的学习兴趣等非智力因素的培养。

（　　　）

3. 多元智能的理论是由美国心理学家杜威提出的。 　　　　　　　　　（　　　）

4. 在学习活动中，保育员应善于根据幼儿的不同情况和教师的不同要求，采取灵活机动的方式，发现问题不需要向教师汇报、请示。 　　　　　　　　　　　　　　　　（　　　）

5. 在幼儿园区域活动设置中，其中阅读和讲故事属于语言区，娃娃家、医院等属于表演区。

（　　　）

三、简答题

1. 幼儿园渗透式学习活动包括哪些形式？

2. 在区域活动前，保育员要做哪些准备工作？

四、实训任务

林老师在中（1）班开展"树叶创意粘贴画"的教学活动，作为中（1）的保育员，在活动前、活动中、活动结束后你分别要配合参与哪些工作？请制订一份工作任务清单。

模块 七

幼儿园游戏活动的保育与教育

任务一 ➡ 幼儿园游戏活动概述

任务二 ➡ 保教结合下创造性游戏活动的实施

任务三 ➡ 保教结合下规则性游戏的实施

模块导读

　　《纲要》中提出幼儿园教育要尊重幼儿身心发展的规律和学习特点，以游戏为基本活动，保教并重，促进每个幼儿富有个性地发展。《指南》中提出幼儿的学习以直接经验为基础，在游戏和日常生活中进行，要珍视游戏和生活的独特价值。由此可见，游戏是幼儿获得经验的主要途径，本模块将围绕保育员如何在幼儿园游戏活动中协助教师实现保教结合，从而促进幼儿全面协调发展来展开。

学习目标

1. 掌握幼儿园游戏活动的概念及分类。
2. 掌握创造性游戏、有规则游戏的保教任务，提升保教能力。
3. 能够支持幼儿主动、创造性地开展游戏。

内容结构

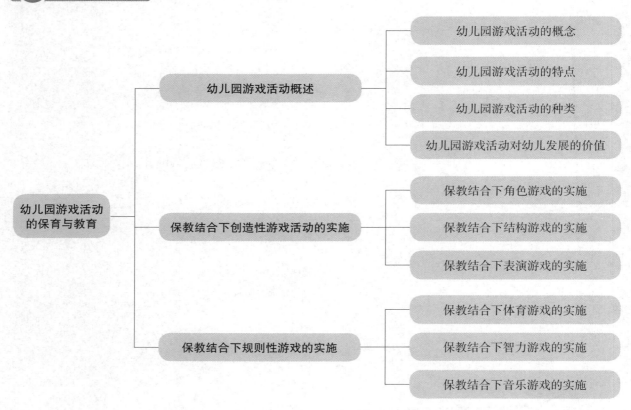

任务一　幼儿园游戏活动概述

 案例导入

　　幼儿园户外游戏时间到了，李老师引导幼儿自主选择游戏的类型，有的幼儿荡秋千、滑滑梯、走独木桥、玩攀爬墙，有的幼儿与小伙伴借助大型的建构材料搭起小房子，有的幼儿走到户外美工区拿起颜料在石头上、纸板上任意涂画，有的幼儿戴着皇冠拿起魔法棒扮演起公主，有的幼儿在沙水区玩得不亦乐乎，有的在美食区做起美食招揽着顾客，整个户外场地充满了孩子们的欢声笑语……

　　思考：什么是幼儿园游戏活动？幼儿为什么喜欢游戏活动？

一、幼儿园游戏活动的概念

（一）游戏的本质

　　游戏是随着人类的诞生而自然产生的一种社会活动，并伴随着人类社会的进步而不断地变化和发展。19世纪以来，研究者对游戏研究逐步深入，并从不同的角度对其本质进行了探讨。德国思想家席勒和英国哲学家斯宾塞提出了"精力过剩说"，认为游戏是消耗过剩精力的一种方式；德国生物学家格罗斯提出了"生活准备说"（或"生活预备说"），认为游戏是儿童对于未来生活的一种无意识的准备；荷兰心理学家博伊千介克主张"成熟说"，认为游戏是儿童幼稚动力一般特点的表现，是一种欲望的表现；德国学者拉察鲁斯和裴茄克提出了"放松说"，认为游戏不是消耗剩余精力而产生的，而是为了恢复精力；美国心理学家霍尔的"行为复演说"则认为游戏是人类遗传的结果，是对过去行为发展的再现。其中德国著名的幼儿教育家福禄贝尔是教育史上第一个对游戏进行系统论述的教育家，他强调游戏的教育价值，并设计了一套玩具"恩物"，强调成人应支持和关心儿童的游戏。上述关于游戏本质的阐述可以看出研究者们从不同的角度出发阐述了对于游戏的理解和认识，可谓是百家争鸣、各有千秋。

 知识链接

儿童教育家的游戏理论

　　1. 福禄贝尔的游戏理论

　　福禄贝尔倡导教育适应自然的原则，他是第一位宣扬游戏价值和功能的教育家。首先，福禄贝尔认为游戏是儿童的内在需要和冲动，儿童内在的思考和想法可以在游戏中得到发展和表现。其次，强调游戏对儿童身心发展的重要意义，强调游戏的教育价值。再次，成人需要关注和指导儿童游戏。最后，针对儿童身心发展特点，设计一套玩具"恩物"，以支持儿童的游戏和发展。

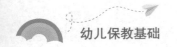
2. 陈鹤琴的游戏理论

陈鹤琴的游戏理论是其教育思想体系中的重要组成部分，他主张以儿童的身心发展特点为前提，以大自然、大社会为课堂，以游戏为主要方式，充分发挥儿童的自主性，促进儿童的全面发展。首先，游戏是儿童的生命。陈鹤琴认为儿童有四心："好动心""模仿心""好奇心""游戏心"，其中"游戏心"出自儿童的本能。其次，大自然、大社会是一本无字的书，是活教材。最后，倡导游戏式的教导方法，幼儿园活动应以游戏为主。

（二）幼儿园游戏活动

对于游戏概念的界定，并没有一个通用的阐述，但从学者对游戏的解释来看游戏具有主动性、愉悦性、虚拟性等关键特征。刘焱从毋庸定义、直觉判断和特征列举等方面，提出了解决游戏定义问题的几种策略。邱学青认为游戏是幼儿在某一固定时空中，遵从一定规则，伴有愉悦情绪，自发、自愿进行的有序活动。[1]本书中则认为幼儿园游戏活动（也称"幼儿园游戏"）是指在幼儿园这一特定环境下发生的幼儿游戏，因为幼儿园环境相比较其他环境而言，具有可控性和教育性的特点，是教师精心设计的有助于幼儿身心全面发展的环境。因此幼儿园游戏活动不仅兼具一般幼儿游戏的特点和价值，还蕴含着一定的教师预设性教育目的。

二、幼儿园游戏活动的特点

（一）幼儿园游戏活动是自主性与教育性的统一

幼儿园游戏活动的自主性主要表现在幼儿开展游戏是其自主自愿的过程，幼儿自主选择游戏的类型、玩伴、材料等，是由他们最初的动机驱动而产生的。教育性则体现在幼儿园这一环境中产生的游戏，往往蕴含着教师的教育设想，主要表现在教师在创设游戏环境、事先提供玩具材料时都会思考这些物质环境有可能激发幼儿哪些方面的成长和发展，是否符合教育目的的整体要求，是否符合本年龄阶段幼儿身心发展的水平和需要。因此幼儿园的游戏活动是幼儿在预设性教育环境下发生的幼儿自主性和教育性的统一，但不可排除的是幼儿的创造性所带来的预设性教育目的以外的发展。

（二）幼儿园游戏活动是虚拟性和现实性的统一

幼儿园游戏活动是以幼儿所体验到的客观世界为依据的，是其经验结构的反映，来源于现实生活，所以说是现实性的。但游戏过程中的幼儿所营造的生活场景，使用的玩具材料又是虚拟性的。比如说幼儿开展小医院角色扮演游戏时，医院的场景、听诊器、注射器、药物等都是假设性的材料，并非医院的真实场景，但其却处处以真实医院为参照，力求反映出挂号、问诊、拿药等环节中的典型动作。所以说幼儿的游戏是来源于现实生活，通过幼儿的想象和创造反映至游戏过程中，是虚拟性和现实性的统一。

（三）幼儿园游戏活动是兴趣性和娱乐性的统一

幼儿开展游戏时往往是以其自身的兴趣爱好去选择游戏的类型和内容，兴趣是其积极开展游戏的认知动力和倾向。当幼儿的兴趣和需要在游戏的过程中得到满足时，幼儿往往带有很强的

---

[1] 邱学青.学前儿童游戏［M］.南京：江苏教育出版社，2008.

愉悦感，所以经常会看到幼儿游戏的过程通常都是充满欢声笑语、神情愉悦放松的。这是因为他们在游戏时获得了巨大的满足，这种愉快感来自游戏中充分的自我表现、同伴间的互动交往带来的愉悦、游戏中获得成功体验等方面。所以如果幼儿一旦失去了兴趣，那么游戏便会终止。

（四）幼儿园游戏活动是过程性和创造性的统一

幼儿在游戏时更多关注到的是游戏的过程，因为这一过程充满了幼儿身心各个方面的参与。幼儿需要用自己的创造性推动游戏的进程，需要通过自身的沟通合作、组织协调去分配游戏角色，需要以自身的经验选择适合游戏情景的玩具材料，需要发挥自身的社会性交往能力去解决游戏中的矛盾和冲突等，就是这样一个需要调动幼儿全身心各方面参与的社会活动，使得幼儿将更多精力和注意力投入游戏过程的本身，享受游戏的过程带来的多感官刺激，想象力和创造性得到非常大的发展。

三、幼儿园游戏活动的种类

（一）依据认知发展划分的游戏阶段

著名心理学家皮亚杰从认知发展的角度，对幼儿游戏进行研究。他认为幼儿游戏的类型和侧重点会随着年龄的增长而有所不同，主要分为练习性游戏、象征性游戏、结构性游戏和规则游戏。

1. 练习性游戏

这是游戏的最初形式，也称感觉运动游戏、机能性游戏，主要发生在2岁以前。处于此阶段的幼儿主要是依靠感知觉和动作获得经验，游戏的主要表现形式是简单的、重复的动作，比如重复性地拍手、摇铃、扔球等动作，幼儿将在这一重复性的过程中体会游戏的快乐。

2. 象征性游戏

象征性游戏是幼儿期最为典型的游戏类型，大约在2岁产生，五六岁的时候达到高峰。象征性游戏是幼儿依靠模仿和想象，通过以物代物、以物代人等手段开展游戏的一种方式。处于此阶段的幼儿通过与周围世界的相互作用获得相关的经验，并将这种经验通过象征性的手段反映到其游戏过程中。

3. 结构性游戏

结构性游戏又称建构性游戏，是幼儿期一种典型的游戏类型，是幼儿借助各种结构性材料进行创造性活动的过程。积木、雪花片、沙水游戏、玩雪、玩泥等都是常见的结构游戏类型。这种游戏不仅需要幼儿具有相关的认知经验，还要具备一定的创造能力和操作能力。

4. 规则性游戏

规则游戏的产生与发展，标志着幼儿认知发展到一个更高水平，需要幼儿具备初步的抽象逻辑思维，游戏的内容和规则开始从具体向抽象进行发展。规则性游戏常见的类型有智力游戏、语言类游戏以及规则类体育游戏等。

 知识链接

皮亚杰认知发展阶段理论

著名的儿童心理学家皮亚杰认为，儿童认知发展的过程可以划分为四个主要阶段：

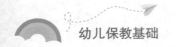

感知运动阶段（sensorimotor stage）、前运算阶段（preoperational stage）、具体运算阶段（concrete operational stage）和形式运算阶段（formal operational stage）。

1. 感知运动阶段（0～2岁），是婴幼儿认知能力初步发展的时期，婴幼儿靠感觉与动作认识周围的世界。这一阶段存在若干重要的认知概念，其中之一就是"客体永久性"的概念。

2. 前运算阶段（2～7岁），这一阶段的儿童开始学习并渐渐能够熟练地运用符号表征事物，并用符号从事简单的思考活动。在这一阶段儿童思维发展的两个典型局限性特点是思维的片面性和我向思维，还倾向从自己的角度出发看待事物和进行思考，皮亚杰称之为我向思维或自我中心的思考。

3. 具体运算阶段（7～11岁），这一阶段发展最典型的标志就是儿童能够运用符号进行有逻辑的思考活动。儿童可以形成对事物的初步符号表征，但他们的认知活动还与身体经验密切相关，在分类、文字处理、时间和空间概念上有了很大的进步。

4. 形式运算阶段（11岁以后），这一阶段的典型特征是抽象思维的发展和完善。青少年不再将思维局限于具体的事物上，他们开始运用抽象的概念，能提出合理可行的假设并进行验证，知道事物的发生有很多种可能性，从而使他们的思维具有更大的弹性和复杂性。[1]

（二）从社会性发展划分的游戏类型

美国心理学家帕登从幼儿社会性发展的水平出发对幼儿游戏的类型进行了研究，将其划分为偶然性的行为、旁观者行为、单独游戏、平行游戏、联合游戏以及合作游戏六个阶段。

1. 偶然性的行为

幼儿无意识的行为，偶然间碰到某件玩具摆弄起来，或单纯的身体动作行为，并没有互动的玩伴和有意识的游戏内容，并不能称之为真正意义上的游戏。

2. 旁观者行为

幼儿以一种旁观者的身份出现在游戏中，观察其他幼儿开展游戏，跟正在游戏的幼儿也没有发生实质性的互动，自己并没有真正参与到游戏的过程中。

3. 单独游戏

幼儿在游戏时，将注意力完全放在自己玩的游戏类型中，专注于摆弄自己感兴趣的玩具材料，以自我为中心，不去关注在场的同伴以及他们玩的游戏内容，没有发生社会性的交往和互动。

4. 平行游戏

处于此游戏阶段的幼儿，不仅关心自己的游戏还注意到同伴的存在，会去观察和模仿同伴的游戏内容。但此时幼儿仍然是各玩各的，不会尝试去交流和讨论他们的游戏过程，缺乏社会性交往。

5. 联合游戏

幼儿游戏时会就游戏进行交流，存在借玩具的行为，会一起开展游戏，但幼儿间缺乏统一的目标、明确的分工以及整体的协调与组织。这一种类型的游戏，幼儿表现出较多的社会性交往

[1] 彭聃龄.普通心理学（第5版）[M].北京：北京师范大学出版社，2019.

行为，是社会性发展的一个明显标志。

6. 合作游戏

随着幼儿年龄的增长，社会性发展水平也随之提升，也表现在了幼儿的游戏过程中。往往在5岁以后就会产生合作游戏这种类型，游戏由领导者组织开展，有共同的游戏目标，围绕目标，游戏的领导者会组织开展游戏的分工与合作，进而推动整个游戏的进程。

（三）按照教育作用划分的游戏类型

我国幼儿园游戏活动中，通常会采用这种划分方式，将游戏活动分为创造性游戏和规则性游戏。

1. 创造性游戏

创造性游戏是幼儿以想象为基础，积极、创造性地反映其现实生活的一种游戏类型，是幼儿期所特有的、典型的游戏类型。创造性游戏主要包括角色游戏、结构游戏以及表演游戏，给予幼儿更多想象和创造的空间，有助于其创造力的提升。

2. 规则性游戏

规则性游戏是教育者根据教育目的和保教任务而创设的带有规则和要求的游戏类型，主要包括智力游戏、体育游戏和音乐游戏。

四、幼儿园游戏活动对幼儿发展的价值

（一）有助于幼儿身体的发展

游戏活动中，幼儿的身体机能处于兴奋状态，游戏能够促进幼儿的血液循环和新陈代谢，促进幼儿生理器官和神经系统的发育。无论是户外的体育游戏活动还是室内丰富的游戏活动，都会促进幼儿身体机能的发展。同时，在户外开展游戏活动时，户外的空气和阳光也有利于幼儿的生长和发育。

（二）有助于幼儿认知的发展

游戏活动是深受幼儿喜爱的，是其自主自愿的活动。对幼儿来说，游戏的过程是充满趣味和愉悦的，幼儿的注意力、想象力、思维等都会得到充分的激发。通过各种类型的游戏，幼儿将获得丰富的知识经验，比如对客观事物的认识、对数量的感知、对色彩的认识等方面，从而促进幼儿认知的发展。

（三）有助于幼儿语言的发展

轻松愉快的游戏活动氛围，为幼儿自由表达构建了良好的语言环境，幼儿可就游戏的玩法、材料、玩伴等与同伴进行充分的交流。另外，在游戏中幼儿会结合游戏情境的丰富性选择恰当的语言去推动游戏的进程，从而促进语言的发展。

（四）有助于幼儿社会性的发展

游戏的过程中，幼儿与同伴间建立起游戏伙伴的关系可以帮助幼儿摆脱自我中心，学着与同伴交流，体会他人的想法和意愿。游戏过程中，游戏的分工与合作可促进幼儿组织能力和交往技巧的发展。游戏有一定的规则，为了保证游戏的有序开展，幼儿需要遵守游戏的规则，从而增强规则意识和责任感，进而促进其社会性的发展。

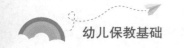

幼儿保教基础

案例
分析

案例：玩小汽车游戏

在幼儿园里，彬彬坐在地上，拿着一辆小汽车，在地上推来推去，口中喃喃自语：上坡了，拐弯了，呜呜呜……让开让开，我要加油了。

思考：你认为彬彬在玩小汽车的游戏中，能得到哪些方面的发展？

分析：

在这种简单的玩小汽车游戏中，彬彬可得到多方面的发展。首先，在推拉小汽车时，彬彬可以锻炼手部肌肉，运用手眼协调等，以控制车子的移动方向或速度。车子移动时发出的声音，也给他带来了感官上的刺激，间接地有助于其感觉器官的发展。在游戏中，他也可能加入了幻想，从而体会到驾驶汽车的乐趣，甚至刺激他去联想一些与驾驶或道路交通等有关的事项。在推动小汽车的过程中，彬彬也可能会领悟到一些在日常生活中常接触到的概念，如高低、远近、快慢、前后等。其实，在整个游戏中，彬彬为了要控制小汽车，也在去思考、去学习如何克服困难了。[1]

任务二　保教结合下创造性游戏活动的实施

案例导入

幼儿很喜欢小医院的角色扮演游戏，天天首先得到了当医生的机会，凯凯也很想扮演医生，可是小医院的游戏规则是只能有一位医生，这时不知所措的凯凯大哭起来。李老师看到这种情形，马上安慰伤心的凯凯说："下次请你第一个选择角色好吗？"凯凯依旧情绪激动地说："我现在就想当医生。"于是李老师将凯凯带到天天的身边，对天天说："天天，今天我们小医院来了一位实习医生，你可要做好他的老师哟。请实习医生坐你旁边当你的小助手好吗？"天天欣然接受了，凯凯也因为得到实习医生的角色而开心起来。

思考：在游戏的过程中幼儿经常会因扮演角色而产生冲突，作为保教人员应该如何更恰当地引导幼儿，开展保教工作呢？

一、保教结合下角色游戏的实施

（一）角色游戏的概念

角色游戏是幼儿根据自己的兴趣和愿望，借助模仿和想象，通过角色扮演创造性地表现其生活环境和生活体验的游戏活动。角色游戏作为幼儿期典型的游戏类型，是对其现实生活的经验进行创造性反映的一种游戏活动。两三岁的时候产生，学前晚期达到高峰。角色游戏开展的过程

[1] 郑健成.学前教育学（第二版）[M].上海：复旦大学出版社，2017.

中主要包括角色扮演、材料的假想、对动作和情节的概括及游戏规则四个方面的要素。

（二）角色游戏的特点

1. 经验性特点

幼儿角色游戏的内容和情节来源于幼儿对现实生活的观察和体验，是对其社会经验的反映与概括。游戏中角色的分配、材料的使用、情节的开展等，都体现了幼儿对现实生活的模仿，以及一定程度上对成人生活的憧憬和期待。

2. 象征性特点

角色游戏的过程中通常包含着幼儿的想象，带有很强的象征性特点。幼儿为了保证游戏情节的合理性和丰富性，往往出现以物代物、以物代人、以人代物、以人代人的现象，凭借自身的经验对其进行象征性的呈现。

（三）各年龄阶段幼儿角色游戏的特点

1. 小班

小班幼儿由于认知发展水平的限制，其游戏主要依赖玩具来展开，与同伴交流较少，游戏的类型是以独自游戏和平行游戏为主。小班幼儿角色意识不强，游戏没有明确的主题，情节简单。小班幼儿喜欢模仿，往往与同伴玩相同或相似的游戏内容，在提供玩具材料时注意要以幼儿的生活经验为基础，选择数量多、种类少、形状相似的成品玩具。

2. 中班

随着幼儿社会性经验的不断丰富和认知水平的不断提升，中班幼儿的角色游戏进入联合游戏阶段。中班幼儿角色游戏的内容和情节比小班丰富了，持续时间增长，但主题不稳定常常会更换。有了一定的角色扮演的意识，会根据自身兴趣选择角色，并能明确角色的任务。与同伴的交流和互动增加，但由于缺乏一定的社会性交往技巧，常会出现任性、霸道、以自我为中心或攻击性行为等。

3. 大班

角色游戏在大班达到高峰期，大班幼儿能在角色游戏中反映自己对现实生活的丰富体验，角色游戏进入合作游戏阶段。游戏的情节内容多彩丰富、主题新颖，角色分配合理，角色扮演自然鲜明，能体现出复杂的人际关系。游戏的开展主题明确，有计划、有组织，任务分配明确。游戏中有领导者，率领和组织其他幼儿共同开展游戏。幼儿间的互动和交流明显增加，当出现问题和冲突时，幼儿能独立解决。

案例："小医院"的产生[1]

一天，"娃娃家"的"爸爸"说："我的小狗打喷嚏了。"一听这话，幼儿七嘴八舌地议论开来了："哎呀，不得了，你得带它去看病才行呀！""爸爸"听后忙转身带着小狗去了"康康医院"。小医生正忙着给"病人"打吊针，他执意不给小狗看病，说："这里是给人看

---

[1] 金宇清. 从"动物园"到"宠物乐园"——一次游戏环境创设的成功尝试 [J]. 幼儿教育，2010（10）：36-37.

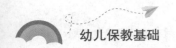
病的医院，不是给动物看病的。"医院里一时吵吵闹闹，争论不休。一名有生活经验的幼儿提出："小狗生病都应该去宠物医院，不能去人的医院治疗，因为这样会感染的。"大家听了都很赞同，于是，角色区的"宠物医院"很快开张了，幼儿把在"康康医院"中的游戏经验迁移过来，尝试给动物打针、吊盐水、配药。

分析：

角色游戏是幼儿生活经验的集中体现，在此案例中大部分幼儿都有生病要去医院看病的生活经验，面对小狗生病的情况下大部分幼儿都意识到需要到医院看病，但对应该去哪个医院大家产生了分歧，这时有相关经验的幼儿就起到了推动游戏发展的关键性作用，直接推动了"宠物医院"这一新的游戏情境的产生，促进了角色游戏的丰富和发展。因此，可以发现经验对幼儿游戏开展的重要性，幼儿园一定要与家庭、社区进行合作，以多种形式丰富幼儿的生活经验。

（四）保教结合下角色游戏的组织与实施

角色游戏是幼儿感兴趣、开展频率较高的一种游戏类型。保教人员应从角色游戏开始前、游戏中以及游戏结束等环节开展适宜的保育、教育活动，以促进幼儿认知、语言、动作、意志品质、社会性等多方面的发展。

1. 角色游戏开始前的准备工作

（1）丰富幼儿的生活经验

角色游戏是幼儿对其生活体验的一种创造性反映，所以幼儿的生活经验越丰富，幼儿在开展角色游戏时内容和情节就会越丰富，游戏开展得也更加深入。首先，在幼儿园内，保育员要协助教师多带领幼儿体验不同户外环境，感知大自然的变化和神奇，另外还要注意室内游戏材料的不断更新和丰富，以及多种信息化手段的应用，保证幼儿能持续不断获得生活经验上的增长。其次，幼儿园与家庭进行合作，向家长强调幼儿生活经验的重要性，幼儿可以通过家庭活动来体验不同于幼儿园的经验。另外，幼儿园还可以与社区进行合作，与幼儿一起走出幼儿园，利用社区中丰富的资源体验多种多样的生活场景。

（2）提供充足的游戏时间

角色游戏的顺利开展与充足的游戏时间是分不开的，为了保证角色游戏的深入开展，每次自主游戏的时间不能少于40分钟。只有在时间充裕的情况下，幼儿才能充分地去考虑游戏的情节、选择适合的游戏材料、寻找游戏同伴开展游戏。这样幼儿就可以充分考虑游戏的进程，调整、丰富游戏情节，总结评价游戏过程，幼儿兴趣也能更好地得到保持和维护。

（3）提供适宜的场所和丰富的材料

游戏的场地、玩具和材料是角色游戏必不可少的物质条件，也是幼儿发挥想象和创造的重要基础与前提。首先，保教人员要为幼儿创设一个相对固定的角色区域。如此，幼儿便能在熟悉的区域中持续开展游戏，并不断地进行思考和想象。每个活动室尽可能提供两个以上的角色扮演区，比如"娃娃家""小医院""小超市""小厨房"等，来满足幼儿角色游戏的需要。其次，保教人员还要根据幼儿年龄的特点提供不同种类、不同玩法的玩具材料。小班幼儿以成品玩具为主，到了中、大班逐渐增加半成品以及低结构性材料，以激发幼儿想象力、发挥幼儿的创造性、提高操作能力。另外，要鼓励大班幼儿参与游戏材料和场地的创设，提升其玩具材料的制作能力。保教人员既要注意玩具的卫生与清洁，还要注意材料、玩具的丰富和更新，以保持幼儿游戏的兴趣。

2. 角色游戏过程中的配合与协调工作

（1）鼓励幼儿按照自己的意愿提出游戏主题

角色游戏是幼儿自主自愿的，游戏主题的提出也应该是幼儿的自主想法，而非外在强加的。比如幼儿有丰富的家庭生活体验，娃娃家这一主题会更容易被激发，并且按照自己的意愿去展开游戏内容。保教人员应在充分观察的基础上发现幼儿的兴趣，捕捉幼儿游戏的时机，引导幼儿适时开展角色游戏。

（2）指导幼儿自主选择和分配角色

幼儿的角色意识在小班时并不强，是随着经验的不断增加和认知水平的提升而逐渐发展起来的，每个幼儿之间存在着一定的差异。所以在指导幼儿选择角色时，一定要充分了解幼儿的发展水平，根据其发展特点选择不同的指导措施。同时教会一些分配角色的方法，比如猜拳、轮流、协商等方式。

（3）观察幼儿游戏过程，适时适当适度开展指导

游戏的指导需要在观察的基础上来展开，在幼儿需要帮助和指导时，教师可以通过玩伴的身份参与游戏来促进游戏情节的发展，保育员则应根据需要给予协助，或是通过提供玩具材料来支持游戏的进程。同时要注意角色游戏中角色之间的联系，加强幼儿间的合作。注意培养幼儿游戏中的规则意识，以及自我管理和评价的能力。

3. 角色游戏结束时的整理与反馈工作

（1）在愉快自然的状态下结束游戏

游戏结束的时机可以选择在幼儿对游戏尚未失去兴趣、情绪尚未低落时，或是在游戏已告一段落时及时结束游戏，以维持幼儿的游戏兴趣。游戏结束的方式可以视情况而定，保教人员可以直接提醒幼儿结束游戏，或是以游戏中的角色身份提醒幼儿结束游戏。

（2）收拾整理场地和材料

游戏结束时，保育员要引导幼儿收拾整理玩具材料，培养幼儿养成良好的收纳整理习惯。小班幼儿，保育员可以指导并帮助一起整理；中、大班幼儿可以独立整理或小组合作整理，保育员在旁指导，逐步引导幼儿养成独立整理材料的习惯。

（3）评价游戏

评价游戏主要是保教人员就游戏开展的主题和情节进行讲评，就游戏中的新颖主题进行及时的肯定和评价。另外还可以就游戏的玩具和材料的使用与制作展开评价，对幼儿的个别行为进行评价，比如幼儿间的矛盾是如何解决的，幼儿的合作和协助是如何开展的，帮助幼儿树立正确的行为榜样。

 知识链接

表7-2-1　角色游戏的评价标准[1]

项　　目	分　　　　数			
	0分	2分	4分	6分
目的性	无目的性	有时会更换目的	事先能想好目的	有目的地持续玩

[1] 梁周全，尚玉芳. 幼儿游戏与指导［M］. 北京：北京师范大学出版社，2011.

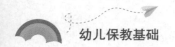
续　表

项　目	分　数			
	0分	2分	4分	6分
主动性	不参与游戏	能参加现成的游戏	在别人的带领下参与游戏	主动地游戏
对担任角色的理解度	不明确角色	能明确角色	能主动担任角色	能担任主要角色
遵守职责情况	不按角色职责行动	有时能按角色职责行动	基本能按角色职责行动	一直按角色职责行动
表现形式	重复个别动作	各动作有联系	有一系列游戏	能够创造性地游戏
角色间的关系	独自游戏与他人没联系	与别人偶尔有联系	在启发下与别人保持联系	明确角色关系，互相配合联系
对游戏材料的使用	凭兴趣使用	按角色需要使用	创造性地使用	自己为游戏设计、制作玩具
组织游戏的能力	无组织能力	基本上会商量着分配角色	能出主意使游戏进行下去	领别人玩，教别人玩
持续时间	不能坚持10分钟	能玩10～20分钟	能认真玩20～30分钟	坚持玩到游戏结束

二、保教结合下结构游戏的实施

（一）结构游戏的概念

结构游戏，是幼儿利用各种不同的结构玩具或结构材料，通过想象和操作构建立体形象，反映现实生活的一种创造性游戏活动，又称为建构游戏。结构游戏在幼儿3岁左右的时候产生，从最初简单的搭积木游戏开始，逐渐丰富化和复杂化。

常见的结构游戏种类有积木建筑游戏（图7-2-1），积塑构造游戏（图7-2-2），金属结构游戏，积竹游戏，拼图游戏，穿珠、串线编织类结构游戏及玩沙、玩雪、玩水等结构游戏。

（二）结构游戏的特点

1. 操作性特点

结构游戏是将一定的玩具材料进行建构的游戏类型，需要动手操作，通过拼插、搭建、铺平等动作，将玩具材料建构成理想的造型。

2. 造型艺术特点

幼儿在进行操作和建构的过程中，需要通过考虑材料的形状、颜色、大小等特征，发挥自己的创造想象能力，尽力呈现出一个结构合理、外表美观的艺术作品。

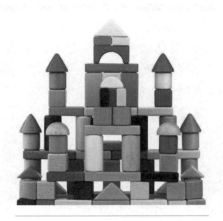

图7-2-1　积木

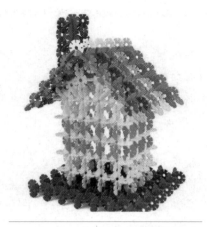

图7-2-2　积塑（雪花片）

（三）各年龄阶段幼儿结构游戏的特点

1. 小班

小班幼儿由于其认知发展水平的影响，更多的是对建构的动作感兴趣，没有一定的目的。小班幼儿喜欢重复性地垒高、推倒等动作，热衷于反复地摆弄玩具材料。小班幼儿需要在成人的示范和指导下开展简单的建构游戏，逐步有了主题，但却不稳定。

2. 中班

中班幼儿有了初步的游戏计划，游戏主题也较为明确，能按照一定的主题进行建构。他们不仅关注建构的过程同时注重建构的成果，可以借助结构成品开展游戏，具有独立整理玩具材料的能力和行为习惯。

3. 大班

大班幼儿的结构游戏目的明确、计划性强，掌握了较为全面的建构技能。建构的作品力求创新和美观，分工合作意识强，往往能围绕一个主题开展持续的建构，或开展大型的建构游戏活动，基本具备了制订游戏计划、主题、分工、步骤、规则等方面的能力。

案例分析

案例：从小花到电风扇[1]

嘟嘟是一个性格内向的孩子，他做事认真，但思维不够活跃、缺乏变化。最近几天，嘟嘟一直在建构区玩雪花片，每天都在拼小花。我要求孩子们充分发挥自己的想象力，用雪花片搭出更多以前没有搭过的东西。可我发现一连两天嘟嘟在区角活动时还是选择了搭雪花片，每天都搭小花。于是，我走到他的身边："嘟嘟，今天你又搭小花了？""这不是小花，是电风扇。"看得出嘟嘟非常兴奋。"怎么我看上去还是像小花一样？你看电风扇放在桌子上好像站不住，你再想想办法让它站稳。"过了一会儿，我再去看嘟嘟，只见他在

[1] 刘燕琳. 从小花到电风扇［J］. 幼儿教育，2012（16）：43.

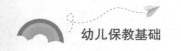
搭一个四方的底座，这是他在搭小花时已有的经验，他已经知道可以把电风扇固定在底座上。看到他在连接电风扇时遇到了困难，我适时给予帮助。"嘟嘟，你看电风扇站稳了，现在要打开电风扇了，怎么开呢？""这里按一下。""哪里按一下？我看不清，你是否可以做个开关？"最后嘟嘟终于拼出了雪花片电风扇，他特别高兴。

分析：

在这个案例中，老师通过观察发现了嘟嘟在结构游戏时出现的小问题，并通过引导结合嘟嘟的生活经验，一步步搭出了新的造型。因此，保教人员在引导幼儿开展结构游戏时需要注意观察幼儿现有的发展水平，并通过幼儿能够接受的方式逐步引导幼儿通过自己的探索和操作实现新的发展。

（四）保教结合下的结构游戏的组织与实施

结构游戏能够促进幼儿基本动作的发展，而且有助于促进幼儿的创造力、丰富幼儿的知识经验，培养幼儿的细心耐心等优良品质，对幼儿的全面发展具有重大意义。因此，掌握结构游戏开始前、过程中和结束时的指导措施，对保教人员来说非常重要。

1. 结构游戏开始前的准备工作

（1）提供必要的物质条件

时间、场地和结构元件是结构游戏有效开展的物质条件，结构游戏需要通过幼儿的实物操作来完成。因此，保教人员在保教计划以及一日生活的组织中，应充分考虑结构游戏开展的需求，满足幼儿进行结构游戏的需要。提供的结构元件，要考虑到幼儿的年龄阶段特点，并且种类尽量丰富，数量充足、安全卫生。场地应该满足幼儿不同结构游戏的需要，有桌面上进行的小型建构游戏，有在地面上完成的中型建构游戏，还有户外的大型建构游戏。在教师确定好场地和需要的玩具材料后，保育员需要对其进行游戏前的安全性检查和消毒，以保证幼儿游戏时的安全。

（2）丰富幼儿对生活中常见物体和建筑物的知识经验

丰富的建构经验是幼儿进行建构游戏的重要前提，因此保教人员要通过园内的多种活动、家庭活动以及幼儿园与社区合作等多途径，来加强幼儿对周围生活中的物体与建筑物的观察和了解，比如建筑物的形状、结构、色彩以及建构材料的性能、玩法等，为建构游戏的开展提供经验源泉。

（3）引导幼儿掌握基本的建构技能

基本的建构是幼儿结构游戏能否实现的关键，幼儿基本的建构技能包括识别材料的技能，掌握排列与组合、镶嵌拼插、黏合、延长、铺平、对称等基本的操作技能，设计构思的能力以及分工合作的能力。

2. 结构游戏过程中的配合与协调工作

（1）激发幼儿开展游戏的兴趣，确定主题

保教人员可以采用多种方式来激发幼儿参与结构游戏的兴趣，并引导幼儿对建构的物品进行全方位的观察，指导幼儿通过对比性的观察，分析结构特征，对建构的主题和对象进行全面感知。组织幼儿结合已有的经验对建构主题开展广泛的讨论，从而明确建构的主题，制订游戏框架。

（2）指导幼儿分工合作，开展游戏

确定好主题后幼儿便开始选择需要的玩具材料，并进行游戏任务的分配，此时教师可以根据幼儿开展游戏的情况协助幼儿进行分工。小班幼儿可在教师的带领下分工，保育员做好协助，中、大班鼓励幼儿进行独立分工。

（3）鼓励幼儿创造性地建构

教给幼儿一些创造方法，比如局部改变法和列项改变法，为幼儿的创造提供方法和思路上的支持，具体可以从改变结构元件的颜色、大小、形状、位置、组合方式等改变建构作品。

（4）关注幼儿的安全

建构游戏过程中，保育员需要时刻关注幼儿的安全。如果开展的是桌面建构，注意引导幼儿不要吞咽细碎零散的元件；户外大型的建构游戏，注意避免搭建过程中的碰撞、坍塌问题。

3. 游戏结束时的整理与反馈工作

结构游戏将要结束时，保教人员提前提醒幼儿，给予幼儿保存作品的时间。保育员要引导幼儿收拾整理器材，及时对场地和玩具材料进行清洗消毒，提醒幼儿爱护结构材料，同时注意游戏结束后建构作品的欣赏和评价，还要引导幼儿进行如厕、盥洗、饮水等活动。

三、保教结合下表演游戏的实施

（一）表演游戏的概念

表演游戏是根据文艺作品中的内容、情节、角色，通过自己的语言、表情、动作创造性地进行表演的一种游戏。按照角色扮演的形式不同，表演游戏可以分为自身表演、桌面表演、影子戏表演以及偶戏表演（图7-2-3、图7-2-4）。

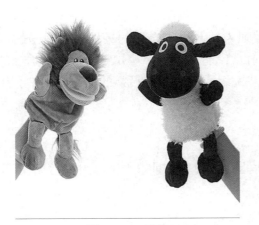

图7-2-3　手偶

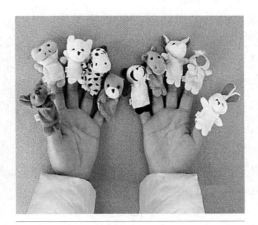

图7-2-4　指偶

（二）表演游戏的特点

1. 是幼儿根据文艺作品的内容进行艺术表演的活动

表演游戏中的角色和情节来源于文学艺术作品，不是真实的生活故事情节，所以表演游戏比角色游戏更具有夸张的戏剧特点，不但需要幼儿具有口头语言、形体表演等技能，而且需要舞台、道具等物质条件进行综合性展现。

2. 是幼儿进行创造性表演的游戏活动

表演游戏作为创造性游戏的一种表现形式，可以充分体现幼儿的创造力和想象力。幼儿表

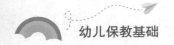
演游戏的道具很多都是幼儿自制的，创造性表现在幼儿在游戏的过程中会将自己的理解和想象加入表演的过程中。

（三）各年龄阶段幼儿表演游戏的特点

1. 小班

小班幼儿对表演游戏表现出很大的兴趣，但角色意识不强，同伴间互动交流较少，表演能力不强。小班幼儿往往会表现出文艺作品中的某个片段，不能完整地展示整个作品的全过程。小班幼儿的表演故事应该是情节简单、对话简洁且多重复，场景往往只有一个。

2. 中班

中班幼儿开展表演游戏时，目的性较差，虽能独立分配角色但角色意识欠缺。中班幼儿的表演主要通过动作来体现，主题意识不强，需要教师的提示才能坚持。中班幼儿开展游戏时的故事场景不宜过多，提供的道具材料要简单易操作，材料以2～4种为宜。

3. 大班

大班幼儿能够独立地分配角色，并能迅速进入角色状态，而且能就游戏的情节和规则进行协商，同伴间的交流互动较多。他们能用语言、神情、动作等技能来表现所扮演的角色，但表演技能仍有待提高。

（四）保教结合下表演游戏的组织与实施

1. 表演游戏开始前的准备工作

（1）帮助幼儿选择适合表演游戏的主题

幼儿表演游戏的题材主要来自听到的故事、童话、寓言等文学作品，以及看到的绘本与影视作品。选择的作品内容须是健康活泼的，具有一定的情节并适合于表演，有教育意义，有一定的情境和较多的对话。

（2）提供表演游戏所需的物质条件

根据故事的内容和角色需要，保育员协助教师为幼儿提供合适的场地，如简易的舞台和布景。为幼儿提供能够反映角色突出特征的服装和道具，还可以引导幼儿对角色进行适当的造型和化妆。服装和道具的设计与制作可以作为表演游戏的组成部分，在日常的美工活动中利用幼儿的日常玩具材料和废旧材料制作。

2. 表演游戏过程中的配合与协调工作

（1）引导幼儿熟悉表演的文学作品

幼儿在自主开展表演游戏前，保教人员与幼儿共同回顾之前文学作品中的关键情节和任务角色的特征，为接下来顺利开展游戏打下基础。

（2）指导幼儿分配角色

鼓励幼儿按照自己的意愿自主选择角色，引导幼儿认识到每个角色的重要性。小班幼儿的角色分配可以在保教人员的指导下开展，中、大班需要充分发挥幼儿的主动性，使其自主选择、分配角色。

（3）指导幼儿的表演过程

表演游戏的过程中，保教人员可通过示范表演、幼儿共同表演等方式指导幼儿，同时注意利用幼儿的生活经验对幼儿在表演过程中的口头语言、形态表现以及歌唱技能进行指导。引导幼儿通过观察角色特点、讨论交流表演内容和表演技巧，进行创造性的表演。

3. 表演游戏结束后的整理与反馈工作

表演游戏结束时，保教人员应引导幼儿进行场地和道具的收拾整理工作，对幼儿游戏的过程进行讲评，推动游戏的深入开展。保育员主要组织幼儿开展如厕、盥洗、饮水等活动，对游戏区和材料进行整理和消毒。

任务三　保教结合下规则性游戏的实施

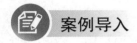 案例导入

　　小二班今天户外体育游戏的主题是"我是小勇士"，游戏的规则是幼儿使用投掷的动作打到教师事先准备好的小怪兽身上，但不能越过规定的线。方老师是幼儿园刚来的实习老师，她协助主班李老师在游戏前将场地和材料都准备好了。正式游戏时，很多小朋友都不能打到小怪兽，而且还有一部分幼儿直接跑到小怪兽的跟前，把沙包扔到它们的身上，甚至有一部分幼儿经过几次尝试失败后，直接对游戏失去了兴趣。这时李老师发现了关键问题，就是在布置场地时，方老师将投掷线与小怪兽们之间的距离设置得过远，导致很多幼儿不能体会到游戏胜利的喜悦。于是李老师迅速调整了投掷线和小怪兽们间的距离，当幼儿顺利打到小怪兽后，他们的游戏热情高涨了起来。

　　思考：作为幼儿园的保教人员，在准备和组织游戏时需要注意的问题有哪些？

一、保教结合下体育游戏的实施

（一）体育游戏的概念

　　体育游戏，又称活动性游戏或运动游戏，是根据一定的体育任务设计，由身体动作、情节、角色和规则组成的游戏，是幼儿体育活动的一种主要形式。

　　体育游戏有多种分类标准，按照场地不同分为室内体育游戏和户外体育游戏，按照游戏的活动形式分为接力游戏、追拍游戏、争夺游戏、角力游戏以及猜摸游戏，按照游戏活动内容分为走、跑、跳、投掷、平衡游戏，按照有无情节分成主题游戏和无主题游戏，按照游戏的组织形式分成自主体育游戏和体育教学游戏。

（二）体育游戏的特点

1. 运动性

　　体育游戏是以发展幼儿身体动作为主要目的的一种游戏活动，游戏过程中可以锻炼幼儿的走、跑、跳、投、爬、滚、钻等基本动作。同时，开展的过程中往往需要幼儿全身动作、注意力、控制力以及平衡能力的多方面参与，因此幼儿的运动系统、神经系统等都能得到锻炼和发展。

2. 竞赛性

　　体育游戏的开展经常会伴随着一定的胜负、快慢、多少等结果，所以幼儿，特别是大班幼儿，进行体育游戏时不仅会重视游戏的过程还会在意游戏的结果，使得游戏具有一定的竞赛性。

3. 趣味性

　　幼儿的体育游戏中一般会创设故事情境，用以激发幼儿的兴趣。同时，大多会借助一定的情节和幼儿的角色扮演来展开，这也是幼儿体育游戏与成人体育游戏的重要区别。

　　新《规程》第十八条规定：幼儿园应当制定合理的幼儿一日生活作息制度。在正常情况下，幼儿户外活动时间（包括户外体育活动时间）每天不得少于2小时，寄宿制幼儿园不得少于3小

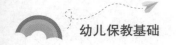

时；高寒、高温地区可酌情增减。

（三）各年龄阶段幼儿体育游戏的特点

1. 小班

小班幼儿的体力和身体素质比较薄弱，不能完全掌握基本动作，缺乏动作的协调性和控制力，对游戏的情节和角色比较感兴趣，但不关注游戏的结果。小班的体育游戏动作、情节简单，持续时间短，游戏内容多具有情境性。

2. 中班

中班幼儿更加活泼好动，动作趋于灵活协调，体力有所增强，注意力更加集中，空间知觉能力提升，有了一定规则意识和角色意识。除了有情节的游戏外，可增加无情节、有胜负结果的竞赛游戏，游戏的规则和情节更加复杂。

3. 大班

大班幼儿体力充沛，规则意识、角色意识增强，熟练掌握了身体的基本动作，关注游戏的结果，喜欢有胜负结果的游戏。可选择多个场景、动作复杂的游戏情节，增加竞赛游戏开展的频率。

案例
分析

案例：猎人打狐狸（中班）[1]

游戏目的：发展投准、灵活躲闪和跑的能力。

游戏准备：小球两个；在场地上画一个圈，圈的大小根据参加人数的多少而定。

游戏方法：从参加游戏的幼儿中选出4名当猎人，分别站在圈上四等分处，其中两人持球。其他小朋友当狐狸，站在圈内。听到开始的口令后，持球的猎人用球击打圈内的狐狸，狐狸要迅速躲闪避让，不让球击中。被击中的狐狸站到圈外，当有4只狐狸被打中后，这4个人便成为新猎人，猎人则成为狐狸，继续游戏。

游戏规则：狐狸不能跑出圈外，猎人也不能进入圈内用球击人。

分析：

通过这一游戏可以发展幼儿的投掷能力、反应能力以及对规则的遵守。进行创编时，可以将狐狸这一角色换成别的动作，对游戏的结果和玩法稍作改变，以丰富幼儿的游戏体验。

（四）保教结合下体育游戏的组织与实施

1. **体育游戏开始前的准备工作**

游戏前，教师根据教育目标和幼儿的年龄特点设计有价值的体育游戏，注重幼儿身体动作的全面发展；保育员根据游戏需要准备好器材和玩教具，并检查游戏场地及器材的安全性，向幼儿强调游戏时需要遵守的安全规则。根据天气情况，保育员要帮助幼儿及时增减衣物，检查幼儿的服饰和鞋子是否适合进行体育游戏，为幼儿佩戴好吸汗巾，还要准备好毛巾、纸巾、简易急

---

[1] 杨枫.学前儿童游戏［M］.北京：高等教育出版社，2019.

救药箱等。

2. 体育游戏进行中的配合与协调工作

组织幼儿开展体育游戏时，首先要集合幼儿，创设情境、分配角色；紧接着是游戏的热身环节，然后提出任务——幼儿进行自主探索，保教人员讲解和示范游戏玩法，幼儿分组开展练习。教师关注幼儿动作的正确性，提醒幼儿遵守规则等；保育员随时关注幼儿的游戏情况，注意幼儿活动量的多少、幼儿的安全性以及游戏中个别幼儿的需求。

3. 体育游戏后的整理与反馈工作

保教人员要把握游戏结束的时机，最佳时机是幼儿未充分满足但已适度疲劳，或虽未疲劳但已感到满足。教师要做好游戏后的放松活动，及时总结讲评游戏；保育员要引导幼儿收拾整理器材，并注意观察幼儿身体状态，回活动室后及时取掉幼儿的吸汗巾，组织出汗较多的幼儿更换衣物，提醒幼儿如厕、洗手、饮水、擦汗等。

二、保教结合下智力游戏的实施

（一）智力游戏的概念

智力游戏是根据一定的智育任务，通过有趣的游戏形式帮助幼儿增进知识、发展智力的一种有规则的游戏活动，主要由游戏的目的、结构、规则和结果四个部分组成。常见的智力游戏类型有发展观察力的智力游戏、发展注意力和记忆力的智力游戏，发展想象力和创造力的智力游戏，以及发展思维能力和操作能力的智力游戏等。

（二）智力游戏的特点

1. 益智性

智力游戏的目的在于提升幼儿的认知、丰富幼儿的经验、拓宽幼儿的思维，并通过观察力游戏、注意力和记忆力游戏、想象力游戏等来促进幼儿智力的发展。因此，智力游戏中蕴含着明确的教育意图，即引导幼儿在游戏的过程中实现智力的发展。

2. 阶段性

幼儿的智力游戏有着非常明显的阶段性，幼儿每一个年龄阶段都有其独特性且存在较大的差异，因此不同年龄阶段的游戏难度是不同的。比如，小班保教人员通过游戏帮助幼儿理解上下、前后、里外等方位词，中班引导幼儿能使用上下、前后、里外、中间、旁边等方位词，大班则是幼儿能够辨别自己的左右等。

3. 趣味性

智力游戏具有幼儿游戏的基本特点，以活泼、新颖的组织形式吸引着幼儿的注意。比如"图形配对连线"游戏，幼儿要在一定时间内完成连线配对，通过这种有挑战性、直观的方式来促进幼儿智力的发展。

（三）智力游戏的年龄特点

1. 小班

小班幼儿的智力游戏多利用玩具材料来进行，游戏的玩法简单、规则单一，游戏的趣味性大于知识性，注重激发幼儿参与智力游戏的兴趣和求知欲望。

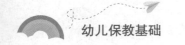

分析

案例：走出那一片小天地[1]

　　童童是个文静的女孩，经常躲在美术区画画，从不去别的区域玩，我在思量如何去引导她走出那一片小天地。一天早上，我看见她画了一个大太阳，还涂上了红色，我表扬了她："童童的太阳多漂亮啊！"为了让她也参与其他区域的活动，我又接着说："老师也有了一个画好的太阳娃娃，你想看吗？"童童一听，马上说："快给我看看。"我故作神秘地说："它变魔术分成几块藏了起来，你能把它找出来吗？"她兴奋得直点头："我们快去找吧！"于是，我把童童带到了益智区的拼图前，鼓励她把太阳娃娃找出来："把小图拼成一个完整的太阳。"这时她有点为难地看着我，我马上鼓励她："老师和你一起找！"于是我边拼边告诉她拼图的诀窍："外面的角都是方方正正的，里面要把颜色一样、图案一样的放一起，齿轮要吻合在一起……"我找一块让童童拼接一块，在我的引导和配合下，太阳娃娃终于拼好了，我们一起欢呼。为了巩固她的拼图技能，我再一次把太阳娃娃分开，对童童说："现在太阳娃娃想请你一个人把她找出来，好吗？"童童点点头。由于有我刚才的示范讲解和一起合作做铺垫，这次童童独立拼图很顺利。我对她竖起了大拇指说："你真棒！"听到我的表扬，她甜甜地笑了……

　　分析：

　　对于小班幼儿，保教人员需要用生动形象的、富有趣味性的游戏化语言去顺应幼儿的游戏需要，因势利导，让他们体验到成功的乐趣。

　　2. 中班

　　中班的智力游戏兼顾趣味性与教育性，游戏的规则和玩法比小班复杂，注重锻炼幼儿的操作能力和初步的探究能力。可提供有挑战性和趣味性的智力游戏材料，并在熟悉一种操作方法的基础上，鼓励幼儿探索材料的不同玩法；引导幼儿遵守游戏规则，并体会到游戏胜利的喜悦。

　　3. 大班

　　大班的智力游戏难度增大，有些游戏脱离玩具材料体现出初步的抽象性特点；方法和规则较为复杂，往往有多个任务；游戏的知识性大于娱乐性，具备独立完成游戏的能力。可提供丰富多样有挑战性的玩具材料满足幼儿的探索欲望，游戏的规则可由幼儿自己制订。

（四）保教结合下智力游戏的组织与实施

　　1. 智力游戏开始前的准备工作

　　智力游戏开始前，保教人员应对本班幼儿的身心发展特点尤其是认知水平有着充分的了解，进而根据幼儿的实际发展水平选择和编排适宜的智力游戏。保育员须准备好游戏所需要的场地和玩具材料，检查其安全性，并引导幼儿初步认识和熟悉游戏材料的玩法与规则。

---

[1] 莫美华.走出那一片小天地［J］.早期教育（教师版），2011（Z1）：43.

2. 智力游戏过程中的配合与协调工作

进入正式游戏阶段，教师需要给予幼儿充分的自主权，引导幼儿根据自己的意愿选择游戏。保教人员对游戏的规则、玩法进行讲解和示范，帮助幼儿正确开展游戏。注意引导幼儿遵守游戏规则，及时发现幼儿存在的问题并有针对性地进行指导。

3. 智力游戏结束时的整理与反馈工作

智力游戏的结束环节，保教人员需要对结束时间进行提醒，尽量保证幼儿能够在规定时间内完成游戏。教师与幼儿一起讨论游戏过程，对游戏进行评价和总结，给予幼儿充分表达的机会；保育员引导幼儿收拾整理玩具材料，组织幼儿进行如厕、盥洗、饮水等活动，并对智力游戏场地和玩具进一步进行整理和消毒。

迷宫游戏的设计

三、保教结合下音乐游戏的实施

（一）音乐游戏的概念

音乐游戏是指在音乐伴奏或歌曲伴唱下，按一定规则和要求开展各种活动的游戏，主要目的是发展幼儿的音乐感受力和音乐表现力。音乐游戏按照内容的不同，主要有音乐听觉游戏、节奏游戏、歌唱游戏和韵律游戏等类型。

音乐听觉游戏：幼儿通过听觉充分欣赏自然产生的、人工创作的各种音响效果，从旋律、音色、节奏等方面感知音乐的游戏类型。

歌唱游戏：指以唱歌形式开展游戏，让幼儿在游戏过程中享受歌唱的乐趣，培养音乐的感受力，发展运用嗓音进行艺术表现的能力。

韵律游戏：指幼儿在音乐或歌曲的伴奏下，随着节奏做相应的动作，用身体的姿态和动作进行的一种综合造型艺术。

节奏游戏：指通过各种手段来锻炼幼儿节奏感的游戏，可结合说、唱、律动、舞蹈、器乐等音乐活动形式来开展。

（二）音乐游戏的特点

1. 愉悦性

音乐游戏的形式活泼有趣，伴随着一定的音乐渲染，能够给幼儿带来身心的愉悦。

2. 情境性

幼儿的音乐游戏一般都以一定的情境作为基础，比如歌曲《我的好妈妈》《小兔子乖乖》《两只老虎》等，歌词朗朗上口、音乐情境强、容易理解和接受，也有助于激发幼儿的兴趣。

3. 综合性

幼儿的音乐游戏从游戏的目标、内容、过程、手段等方面都体现出综合性的特点，音乐游戏的开展不能将各种类型的音乐游戏完全割裂开来，一般会将歌曲、律动、舞蹈等形式综合在一起。另外，音乐游戏作为艺术领域的一种重要形式，与其他领域之间也存在着内在联系。

（三）各年龄阶段幼儿音乐游戏的特点

1. 小班

小班幼儿的肺活量较小，音准和节奏感较差，记忆歌词的能力不强，小班幼儿连续唱歌时间不超过7分钟，注意提醒幼儿保护嗓子。小班的音乐游戏宜节奏轻快、内容简单，主要在于加强幼儿对音乐的感知，培养节奏感和参加音乐游戏的兴趣，律动以简单模仿为主。

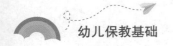

2. 中班

中班幼儿能感知到音乐所表达的不同情绪，有了合作的意识，音域、音准方面都有所提升。节奏感增强，初步具备鉴别音量大小、乐音高低等的能力，能用动作表达音乐，比如幼儿会根据《幸福拍手歌》节奏的变化，做出相应的肢体动作，体会音乐带来的乐趣。

3. 大班

大班幼儿对节奏的把控能力与律动协调性进一步增强，能够通过音乐感受和表达不同的情绪，音准方面也有所提升。大班幼儿连续唱歌的时间不超过15分钟，能够开展独唱、齐唱、合唱等，能够独立开展音乐游戏，过程中有合作与分工，可以通过夸张的表情和形体动作来表达自己的情感。

（四）保教结合下音乐游戏的组织与实施

1. 音乐游戏开始前的准备工作

保教人员应丰富幼儿相关经验，可创设音乐游戏区、小舞台等激发幼儿开展音乐游戏的兴趣。另外，开展音乐游戏前保教人员需要根据幼儿的发展水平为其创设适宜的音乐环境，设计好游戏的内容，根据需要做好物质上的准备，并确认场地和材料的安全。

2. 音乐游戏过程中的配合与协调工作

音乐游戏开始时，教师播放相关音乐，将幼儿带入游戏情境，然后观察、组织、指导幼儿的游戏过程。教师可运用语言、范例、角色变化等方式开展游戏的组织与指导，注意把握幼儿歌唱的时间，注重游戏过程中的音乐体验，给予幼儿充分表现自我的机会；保育员可提醒幼儿正确用嗓，以及打击乐器过程中的安全等事宜。

3. 音乐游戏结束时的整理与反馈工作

保教人员需提醒幼儿游戏结束的时间，结束时引导幼儿整理收拾场地和材料，对游戏的过程进行评价和总结。保育员组织幼儿如厕、盥洗、饮水等，同时进一步对游戏场地和材料进行收拾、整理和消毒工作。

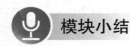 **模块小结**

　　幼儿园游戏活动中保教结合这一模块一共包括三个学习任务，首先是幼儿园游戏活动的概述，包括幼儿园游戏的概念、特点、种类以及开展幼儿园游戏活动的意义。接下来按照幼儿园游戏活动的类别，分别阐述保教结合背景下创造性游戏和规则性游戏的实施。创造性游戏包括角色游戏、结构游戏和表演游戏，规则性游戏包括体育游戏、智力游戏和音乐游戏，每种游戏类型都从游戏的概念、特点、年龄特点和指导要点四个方面来展开，在游戏指导方面详细阐述了游戏前、中、后三个环节的保教任务。

思考与练习

一、单项选择题

1. 著名心理学家帕登从（　　　）角度出发，对幼儿的游戏发展水平进行了研究。

   A. 社会性　　　　　　　　B. 创造性　　　　　　　　C. 有效性　　　　　　　　D. 想象力

2. 以下不属于表演游戏保教措施的是（　　　）。

   A. 表演的内容应该积极活泼向上

   B. 作品需要具有一定的情节

   C. 作品只有一个场景

   D. 作品应该包含较多的对话

3. 儿童利用不同的材料如积木、零部件、沙、水等进行建造的游戏叫作（　　　）。

   A. 角色游戏　　　　　　　B. 表演游戏　　　　　　　C. 结构游戏　　　　　　　D. 规则游戏

4. 婴儿喜欢将东西扔在地上，成人拾起来给他后他又扔在地上，如此重复，乐此不疲，婴儿的这种行为属于（　　　）。

   A. 角色游戏　　　　　　　B. 结构游戏　　　　　　　C. 机能性游戏　　　　　　D. 象征性游戏

5. 最早对游戏理论进行系统阐述的教育家是（　　　）。

   A. 蒙台梭利　　　　　　　B. 福禄贝尔　　　　　　　C. 陈鹤琴　　　　　　　　D. 杜威

二、判断题

1. 幼儿园游戏活动组织和开展是幼儿园教师的任务，和保育员无关。　　　　　　　　（　　　）

2. 在幼儿园游戏活动开展的过程中，保育员只做好保育环节就可以了。　　　　　　　（　　　）

3. 幼儿园以游戏为基本的活动方式，需要将游戏贯穿于幼儿园一日生活的始终。　　　（　　　）

4. 体育游戏不能促进幼儿智力、语言等方面的发展。　　　　　　　　　　　　　　　（　　　）

5. 角色游戏的情节和角色大部分来自文学作品。　　　　　　　　　　　　　　　　　（　　　）

三、简答题

1. 幼儿园游戏活动对幼儿发展的意义是什么？

2. 角色游戏的保教任务是什么？

3. 结构游戏的保教任务是什么？

四、实训任务

1. 尝试使用硬纸板制作七巧板，七巧板的原图为一正方形，包括五块等腰直角三角形（两块小型三角形、一块中型三角形和两块大型三角形）、一块正方形和一块平行四边形。

2. 制作简单的幼儿游戏迷宫，要求包含一定的游戏情境。

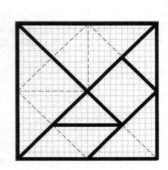

模块 八

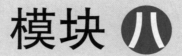

幼儿园环境创设

环境是无声的老师，幼儿园环境是幼儿园课程的组成部分，幼儿园应依据保教目标、有目的、有计划地创设保教环境，使环境能够符合幼儿身心发展的特点。保教人员在创设环境时，既要关注物质环境创设，又要创设良好的精神环境，以促进幼儿身心全面、健康地成长。

»» 学习目标

1. 了解幼儿园环境的概念，明确幼儿园环境创设的意义。
2. 知道幼儿园物质环境创设和精神环境创设的基本内容。
3. 能依据幼儿园环境创设的原则，在实践中加以运用。

»» 内容结构

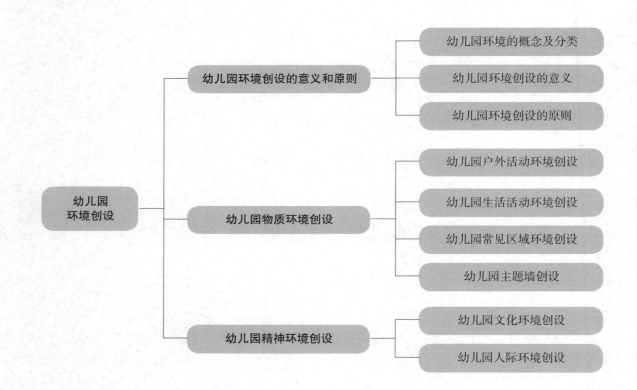

任务一　幼儿园环境创设的意义和原则

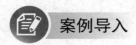 案例导入

小朱和小一班的老师们正在创设班级环境。王老师让小朱把幼儿的照片贴在茶水桶边，方

便幼儿找到自己的杯子。小朱将一张照片贴在了茶水桶最深处。王老师看到了，立刻制止："小朱，你要先想想，照片贴在哪里幼儿最容易确定自己杯子的位置，还有照片之间的距离该怎么判断。"

思考：按照王老师的指导，小朱应该怎么做？幼儿园环境创设的意义和原则又是什么呢？

《纲要》提出："环境是重要的教育资源，应通过环境的创设和利用，有效地促进幼儿的发展。"环境是幼儿成长的物理空间、心理空间和精神空间，幼儿园应为幼儿提供健康、丰富的生活和活动环境，满足他们多方面发展的需要，使他们在快乐的童年生活中获得有益于身心发展的经验。

一、幼儿园环境的概念及分类

（一）幼儿园环境的概念

根据终身教育理念和布朗芬·布伦纳的生态学观点，幼儿园环境有广义和狭义之分。

1. 广义的幼儿园环境

广义的幼儿园环境指的是幼儿园保教赖以进行的一切条件的总和，既包括幼儿园的内部小环境，也包括幼儿园外的家庭、社会、自然、文化等大环境。

2. 狭义的幼儿园环境

狭义的幼儿园环境指的是幼儿园的内部环境，且对幼儿身心发展产生影响的一切物质和精神要素的总和。物质要素包括幼儿园园舍建筑、运动场地、绿化、相关游戏设备、幼儿园大厅、走廊、楼梯、活动室与教室等的墙面、地面、门窗等硬件环境，精神要素包括幼儿园的办园理念、教职员工的道德品质和师德修养、保教人员的人格特点、幼儿园组织的活动等。幼儿园物质环境与精神环境共同作用，对幼儿的身心健康发展有深远影响。

（二）幼儿园环境的分类

幼儿园环境根据不同维度有不同的分类方法，主要包括以下三种。

1. 根据空间形式划分

幼儿园环境可以分为室外环境和室内环境。幼儿园室外环境包括自然生态环境、操场、大型器械、种植区、园门、门厅等，幼儿园室内环境包括幼儿园园舍内部建筑设计、空间规划、墙面装饰、活动区材料提供等。

2. 根据构成性质划分

幼儿园环境可以分为物质环境和精神环境。幼儿园物质环境包括一切有形的物质，如玩教具、生活设施等有形的物质，精神环境主要包括幼儿园氛围、活动气氛等。幼儿园物质环境与精神环境共同构成了幼儿园环境的整体。

3. 根据范围划分

幼儿园环境创设从范围来看，包括宏观环境，即幼儿园整体环境；中观环境，如各教室、活动室环境创设；微观环境，如各活动区域环境创设（语言区、建筑区、美工区等）。

二、幼儿园环境创设的意义

幼儿园环境的创设在于发挥环境的隐性教育功能，通过环境中各类有价值的信息对幼儿进行影响，进而达到教育的目的。

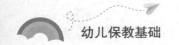

（一）幼儿园环境是幼儿园保育和教育的基本要素之一

幼儿园教育的基本要素包括教师、幼儿和幼儿园环境三个方面。环境是教育要素的重要内容，良好的环境创设，无论是环境的整体色彩、装饰，还是环境创设的内容，都会激发幼儿学习的兴趣，有利于启发幼儿的心智，养成幼儿良好的习惯，从而促进幼儿的发展。

幼儿园盥洗室布置的排队提示小圆点或小脚丫，能引导幼儿自觉排队，是行为习惯养成的提示。墙面消防安全知识图标的展示，是幼儿学习内容的拓展和延伸，体现了环境的教育功能（图8-1-1）。

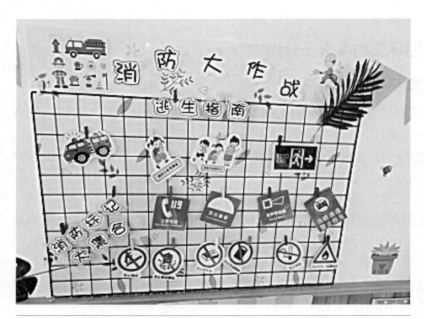

图8-1-1　消防大作战[1]

（二）幼儿园环境创设有助于幼儿认知的发展

幼儿通过使用材料、探究材料、发现问题、解决问题，从而获得对世界的认识，而良好的环境创设能激发幼儿探索的兴趣。例如，在主题活动"各种各样的房子"中，幼儿、保教人员和家长收集不同时期、不同民族、不同国家的特色房子图片、照片、模型等，分门别类整理后展示在班级中，幼儿仿佛置身于不同的时间和空间，激发了自主探索的愿望，幼儿可以分析房子的外观、历史、房子建筑的材料等，并用自己选择的材质盖出不一样的房子；在科学区中，幼儿使用各种材料，如泡沫板、小石子、珠子、塑料积木、木头积木、塑料瓶、装有水的塑料瓶、记录本、水、盆子等，通过与材料的有效互动，认识与学习"沉与浮"现象。

（三）幼儿园环境创设有助于幼儿情感及社会性的发展

幼儿园的环境创设应给予幼儿充分的支持以及安全感与归属感，形成良好的社会性发展氛围。例如，当幼儿表现好时，保教人员和同伴应给予肯定和赞扬，让幼儿获得自信心和自豪感；在幼儿园教室的某一角、走廊尽头或者楼梯下，可以设置"神秘小屋"，使幼儿可以在小空间里安静思考或者与同伴、保教人员交流，满足幼儿独处或释放负面情绪的需要。

幼儿园环境创设应有助于幼儿的交流互动。例如，保教人员可以将教室分隔成不同区域，

---

[1]　图片由上海市高欣幼儿园提供。

但不固化区域之间的边界，便于幼儿与同伴之间的合作或竞争；合理利用走廊、广场等公共区域，支持不同班级、不同年龄段幼儿的交往和互动。

幼儿园环境创设应有助于幼儿明确规则，树立规范意识，从而逐步适应社会。小脚丫经常作为提示图标在幼儿园使用，幼儿园洗手台、卫生间等地方的提示是告诉幼儿：人多的时候请排队。楼梯上使用小脚丫是告诉幼儿：请按照小脚丫方向上下楼梯，避免拥挤。

 知识链接

《幼儿园教育指导纲要（试行）》中关于幼儿园环境创设实施的要求

1. 幼儿园的空间、设施、活动材料和常规要求等应有利于引发、支持幼儿的游戏和各种探索活动，有利于引发、支持幼儿与周围环境之间积极的相互作用。

2. 幼儿同伴群体及幼儿园教师集体是宝贵的教育资源，应充分发挥这一资源的作用。

3. 教师的态度和管理方式应有助于形成安全、温馨的心理环境；言行举止应成为幼儿学习的良好榜样。

4. 家庭是幼儿园重要的合作伙伴。应本着尊重、平等、合作的原则，争取家长的理解、支持和主动参与，并积极支持、帮助家长提高教育能力。

5. 充分利用自然环境和社区的教育资源，扩展幼儿生活和学习的空间。幼儿园同时应为社区的早期教育提供服务。

三、幼儿园环境创设的原则

幼儿园环境创设的原则是幼儿园保教人员进行环境创设时应遵循的基本要求，这些要求是依据幼儿发展的特点及幼儿保教的原则和任务提出的，是环境创设的依据。幼儿园环境创设应遵循以下五条基本原则。

（一）安全性原则

幼儿年龄小，防范意识与能力比较薄弱，容易受到危险因素的伤害，这就决定了安全性原则是环境创设的首要原则。幼儿园的环境创设安全既包括物质环境的安全，也包括精神环境的安全。

幼儿园的园舍建筑、设施设备、活动场地、玩教具等要符合国家相关安全标准，不能含有毒物质、放射性物质等，且便于定期清洗、消毒、检查与维修。幼儿园需要制订相关安全措施，由专人负责检查和维护，保证设备使用的安全。新建园或改建园应保证园舍安全，成熟园所要定期检查与翻修。表8-1-1呈现了《上海市幼儿园装备指南（试行）》为幼儿园物质环境创设提供的安全指导。

同时，幼儿园应创设温馨、和谐、愉悦的精神环境，保障幼儿身心健康与安全。保教人员的态度、言行、情绪应是正面的、积极向上的，让幼儿感觉到安全和舒适；师幼之间应该建立互相尊重、信任和平等的关系，让幼儿感受到温暖、愉悦，形成安全感和信赖感；同伴之间应该建立互相关心、互相帮助、积极合作的关系，让幼儿感受到爱与被需要。

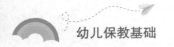

表8-1-1 上海市幼儿园装备指南（试行）——安全要求（部分）

内　容	安　全　要　求
户外场地	1. 户外活动场地地面平整防滑，井盖与地面齐平。合成材料面层应按照《学校运动场地合成材料面层有害物质限量》（T/SHHJ000003）标准铺设 2. 运动器械应固定安装在软质地面上
幼儿活动及辅助用房	1. 幼儿活动区域内不得有锋利的边角和突出物。易翻落的地方，如窗台、阳台等不得设置幼儿可攀爬的栏杆；不得摆放幼儿可攀爬的物品 2. 在走廊设置活动器具的，单面走廊净宽应不小于1.8 m，中间内廊净宽应不小于2.40 m，确保消防通道通畅 3. 幼儿能接触到的房门、橱柜门等开合处，应安装防止幼儿夹伤的保护装置 4. 幼儿园采用安全型电源插座，电源插座安装高度应不低于1.8 m 5. 幼儿园桌椅、玩具柜、茶水柜、幼儿床等，外表、内表及幼儿手指可触及的隐蔽处，均不得有锐利的棱角、毛刺及小五金部件的锐利尖端 6. 安装吊扇的，安装应牢固，风扇叶片距地面高度不应低于2.50 m。吊扇的安装高度应确保风扇叶片在灯具出光口平面上方，安装位置应避免影响灯具布置。卧室电扇应安装在幼儿站立在床上仍不能触碰到的位置
玩教具	1. 幼儿园配备的玩教具均应根据现有的玩教具相关标准执行，纳入《实施强制性认证的玩具产品目录》（2005年第198号公告）的玩教具（不含自制）产品应有通过3C认证的标识 2. 参照《玩具使用年龄判断指南》（GB/T28022）为各年龄段幼儿配备玩教具。为相关年龄段配备的玩具应与玩具产品说明书所示的年龄范围相符，并关注产品的安全警示标志与安全使用期限 3. 严禁将化学试剂、药品、玻璃制品及棱角锐利的物品等作为玩教具或材料 4. 供托班使用的玩教具及零配件中的小零件直径不得小于31.73 mm；供中、大班使用的玩教具及零配件均不得小于幼儿的耳道和鼻孔 5. 磁性玩具中的磁体和磁性部件，其磁通量指数应小于50 kG^{2}mm^2，或不得为小零件 6. 运动器械禁止使用不锈钢材质。运动器械上不得有遮挡视线的装饰物 7. 组合运动器械中禁止使用全封闭的滑梯和通道；组合器械中可供幼儿站立的最高平台，托、小班不得高于1.50 m，中、大班不得高于1.80～2.00 m 8. 自制玩教具设计、选材、制作和使用安全要求：严禁使用有毒、易燃、易碎物品，及可能存在各种残留物的容器作为玩教具；不得直接使用泡沫塑料、海绵等作为玩教具；不得使用尖锐物或在玩耍过程中易产生小零件的物品；不得使用粮食作为玩教具；不得使用带有强烈光源的设备，如激光笔作为玩具

注：各地学校可参考本地幼儿园装备指南中关于安全的要求。

（二）教育性原则

　　幼儿园环境创设应与幼儿园保教目标相一致，充分发挥环境的教育功能，为实现保教目标服务。为保证环境的教育性，保教人员创设环境时，应使环境能够促进幼儿德智体美的全面发展，不能顾此失彼。保教人员在进行环境创设时，只注重幼儿的智育发展，而忽视德育、美育的发展；或者只注重智育的某一方面，如重知识轻能力、重技能轻习惯，都是不可取的。例如，保教人员在洗手间设计了"七步洗手法"，不应只要求幼儿记住儿歌和会洗手，同时应培养幼儿养成爱清洁、讲卫生的好习惯。

　　在创设幼儿园环境时，要体现学期计划、月计划、周计划或具体活动计划的保教目标，环境创设应该与目标相匹配。如大班"我是中国人"主题活动下，可以将了不起的中国人、四大发明（图8-1-2）、中国之旅、不一样的房子等作为主题墙面装饰，在区域活动中可以装饰脸谱、制作蓝印花布、扎染等，从面到点帮助幼儿了解祖国的历史悠久、幅员辽阔、文化多样，激发幼儿热爱祖国的情感，体会身为中国人的自豪。

幼儿园环境创设还应根据幼儿的兴趣而变换。例如，在主题活动"去旅行"中，保教人员创设了旅游景点介绍、风俗文化等环境，在主题活动开展过程中保教人员发现幼儿非常关注"我乘坐什么交通工具去旅游""我们吃到或买到哪些特产""我见到了哪些不一样的风景"，保教人员便根据幼儿兴趣调整环境创设，使其更贴近幼儿生活实际。

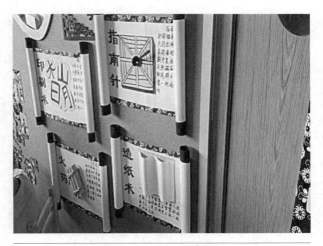

图8-1-2　四大发明[1]

（三）适宜性原则

幼儿园环境创设的适宜性原则包含两层含义：适应幼儿年龄、身心发展的特点和适应幼儿发展的个体差异。不同年龄段的幼儿，其兴趣和需要不同，幼儿园环境创设应适应幼儿身心发展的特点。同一年龄段的幼儿，其在兴趣、能力、学习方式等方面也存在不同，环境创设应该适应幼儿的差异。

幼儿园环境创设要适合幼儿年龄特点。总体而言，幼儿园环境创设应富有童趣，体现真善美。具体而言，小班环境创设注重整洁、温馨，以图形为主，生动活泼、具体形象、造型夸张、色彩鲜艳明快、富有感官刺激的环境创设能吸引小班幼儿的注意力；中班环境创设应突出材料的操作性，例如，保教人员可以提供半成品，用果壳拼图、用树叶作画，给幼儿更多实践的机会；大班环境创设对色彩的要求有所降低，更强调对材料的探索，体现幼儿的主动性和创造性，如保教人员设计了"我爱我家"板块，幼儿自己完成全家福的收集，在区域游戏中绘画"我的妈妈（爸爸）"，或"爸爸妈妈本领大"等内容，并完成主题墙的装饰。

在玩教具配备的数量、种类和难易度上，应该满足不同年龄段开展活动的需求。如小班幼儿以平行游戏为主，提供的玩具或材料数量要多，避免发生争抢；中班是角色游戏发展的高峰期，为幼儿提供的游戏材料可以一物多用，促进幼儿想象力的发展；大班幼儿还可以增加促进幼儿逻辑思维能力发展的材料。

对同一年龄段的幼儿，也需要创设适宜的环境，满足幼儿不同的发展需要。例如，中班部分幼儿不会使用筷子，保教人员可以多提供穿珠子、撕剪贴、捡豆子等的材料，促进幼儿小肌肉的发展。

（四）环保与经济原则

幼儿园的户外场地、活动室、教室、午睡室、玩教具等环境创设，要符合国家或地方政府颁布的卫生标准和环保要求，不能使用有毒的、有放射性的或者释放有毒气体的物品和装饰材料；幼儿园户外场地生活垃圾收集设施要依据《教育部办公厅等六部门关于在学校推进生活垃圾分类管理工作的通知》（教发厅〔2018〕2号）设置。

幼儿园环境创设还应考虑幼儿园自身经济条件，因地制宜办园。保教人员可以在幼儿生活经验的基础上，帮助他们进一步了解自然、环境与人类的关系，学习珍惜资源及合理利用资源，学会利用废旧物品创造环境（图8-1-3、图8-1-4）。如用矿泉水瓶做玩具小车、用开心果壳作画等。保教人员在利用废弃物品时，应做到一物多用，如广告纸可以做树叶、棍子、衣服、裙子或

---

[1]　图片由上海市浦东新区天虹幼儿园提供。

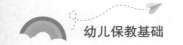
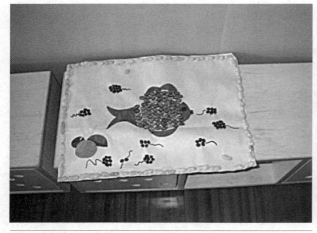

图8-1-3　用果壳作画

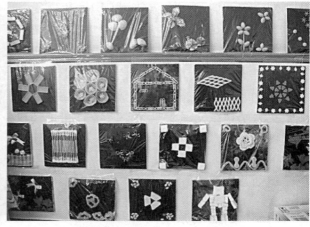

图8-1-4　废旧物品再利用

其他装饰等，既可以培养幼儿的创造力和环保意识，又能使其初步养成勤俭节约的习惯。

 知识链接

利津二幼：因地制宜，变废为宝

随着"南安吉，北利津"在学前教育领域声名远播，山东省东营市利津县第二实验幼儿园（以下称"利津二幼"）逐渐走入人们视野。利津二幼以本土资源综合利用为路径，坚守中国幼儿游戏的本土性原则，盘活资源，因地制宜，将一切不可能变为可能。例如，利津二幼把传统攀爬游戏项目综合在一起，设立了集吊环、爬竿、爬绳、秋千以及集爬网、天台、转角滑梯于一身的大型攀滑器；用废旧轮胎做成的轮胎攀爬墙、轮胎山、轮胎攀爬架；充分利用幼儿园里众多的大树资源，在大班幼儿中开展了爬树活动；在树干上架起高空滑索；在两棵大树间拴上两根铁链变成铁索桥等。[1]真正做到了因地制宜，变废为宝。

（五）共同参与原则

幼儿园环境的创设是幼儿与保教人员共同合作、共同参与的过程。幼儿参与环境创设体现在参与环境设计、参与材料收集、参与布置等方面，在参与创设的过程中实现与环境的互动。例如，大班主题活动"春天的童话"活动开展中，保教人员首先组织幼儿讨论，然后设计了"春天的花儿"版面；其次，保教人员带幼儿去幼儿园或附近公园中收集树枝等自然材料；最后，在班级中，保教人员提供黄色、红色、粉红色、绿色等颜色的褶皱纸、手工纸，让幼儿自己搓柳条、剪柳叶，做迎春花、桃花、海棠花。此外，幼儿还可以画小燕子，用橡皮泥做小蝌蚪等。在参与环境创设的过程中，幼儿对春天的变化有了更深的记忆。

[1] 邢蕊匀.利津游戏基本特征及其创新启示［J］.陕西学前师范学院学报，2018，34（01）：5-9.

任务二 幼儿园物质环境创设

案例导入

小朱本学期在大班实习，带班的叶老师是一位富有经验的高级教师。在"春天的童话"主题下，小朱和叶老师一起，设计了"春天的花儿"版面。为了让幼儿体验春天植物的多样性，丰富主题墙环境创设，叶老师组织幼儿参观公园、菜场等活动。进入菜场后，孩子们对各种各样的蔬菜兴趣浓厚，有的问自己班级的保教人员，有的问摊主，认识了很多蔬菜。相比之下，对公园的花草兴趣一般。下午，幼儿被全部接走后，叶老师把"春天的花儿"版面拆掉了，还问小朱："小朱，你知道为什么把这个拆掉吗？"小朱茫然地摇了摇头。叶老师说："你看到孩子们在菜场和在公园的不同表现没？"小朱想了想："我知道了，孩子的兴趣点和我们预设的有差异。"叶老师笑了："那么，小朱，你来想想，这个版面我们可以做什么？"

思考：如果你是小朱，你觉得可以怎么设计该版面呢？在创设主题墙环境时，是不是可以一成不变呢？

幼儿园物质环境是重要的教育因素，是幼儿学习的中介和桥梁，良好的幼儿园物质环境，可以保障幼儿的日常活动安全，促进幼儿身心健康发展。幼儿园应从总体进行把握，对建筑物、公共环境（内外墙、门厅、走廊、过道、活动室等）、绿化场地等进行总体规划，做到功能合理、方便管理。综合考虑班级保教人员在物质环境创设中的主要任务，本模块的幼儿园物质环境创设主要从幼儿园户外活动环境创设、幼儿园生活活动环境创设、幼儿园常见区域环境创设、幼儿园主题墙创设四个方面阐述。

一、幼儿园户外活动环境创设[1]

幼儿园户外环境主要分为户外运动器械区、沙水区、户外活动区、休息区。户外运动场地应宽敞，满足集体活动的需要，地面质地应多样化，软硬场地兼而有之，除了常见的塑胶、水泥地外，还可以提供自然的材质：草地、泥地、沙地、石子地等，有条件的幼儿园可以用木屑等材质，给幼儿不同的体验。户外宜设置30.00 m塑胶直跑道，且一般不少于3条。户外宜安装广播系统，有条件的幼儿园可以配备LED屏。

（一）户外运动器械区

户外场地上应有大型运动器械，大型器械一般是固定的，有单一功能的滑梯、攀爬架、跷跷板、秋千等；也有多功能的组合玩具，如勇敢者道路。

运动器械总量能满足1个班级幼儿同时学习的需要，攀爬架限高2 m；滑梯高1.8 m或2 m，与地夹角34度至35度，缓冲部分高0.25 m，长0.45 m。组合器械之间的距离不得小于3.00 m；超过30.00 cm跌落高度的器械下应设保护层，保护层厚度应在2.5 cm以上，并随着跌落高度上升

---

[1] 幼儿园物质环境创设中的配备和使用要求，主要借鉴了《上海市幼儿园装备指南（试行）》及《幼儿园玩教具配备目录》，各地学校可参考本地发布的幼儿园装备指南、规范或相关标准。

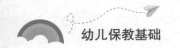

相应增加。设置秋千的，秋千限高1.9 m，秋千架上不得超过2个秋千座椅，秋千与其他运动器械之间，需增加1.5 m的环形区域或安装隔离装置。大型运动器械可单独设置，也可以组合，如滑梯的出口可以设置在沙子上，既保证幼儿游戏安全，又增加了趣味性。

大型运动器械上应设置安全标志，提醒幼儿注意运动安全。有攀岩、攀爬等设备的幼儿园，保教人员要准备好头盔、绳索、保护垫等物品。

（二）沙水区

玩沙玩水是幼儿最喜爱的活动之一。沙池的大小应满足半个班级幼儿同时活动的需求，深度为30.00～50.00 cm，可在底部设大粒砾石或焦炭衬底，并设排水沟。沙池应设置在向阳背风处，附近应设置水源，沙池排水性能要好，沙池的边缘要高于沙面，沙池应使用天然黄沙，沙池上宜有遮盖物。沙池旁边可配置水龙头，方便幼儿玩沙后清洗。水池的位置与沙池应保持适当距离，避免沙子冲入水池中，造成水池拥堵。水池形状可以多样，如圆形、方形、自然曲线形状等，以增加趣味性。玩水区水面下涉水深度应在0.15～0.3 m，面积不宜超过50 m^2，水底进行防滑处理，水池底部不能有苔藓、藻类植物。沙池和水池旁边要装配柜子，用于放置玩具和服装。

保教人员要提供玩沙玩水材料，可以是工具材料，如手推车、铲子、小桶、筛子、模具、滴管、吸管、海绵、小水车等，也可以提供自然材料，如篮子、鱼篓、木碗等，还可以提供辅助材料，如矿泉水瓶、管道类材料等。此外，还需要提供幼儿游戏时需要的鞋套、雨鞋、防罩衣、围裙、安全帽等，全面支持幼儿游戏。

（三）户外活动区

保教人员应该根据幼儿动作技能要求、活动材料性质和本园实际，创设不同的运动区域，发展幼儿的基本动作，丰富幼儿运动经验。比如幼儿园可以创设平衡区、球类区、骑行区、钻爬区、投掷区等。投掷区一般设置在场地边缘，保留独立的、较大的空间，与其他区域保持安全距离；钻爬区和平衡区可以相邻，设置钻、爬、走、平衡等联合游戏；骑行区和球类区，都需要较大的独立运动空间，应与其他空间做好分隔，避免互相干扰，可参见图8-2-1。

保教人员应为户外活动区提供足够材料。如球类区球类总量应满足每个年龄段1个班级幼儿同时玩耍的要求，球类玩具不少于3种，全园皮球数量40只，直径一般为18.00 cm；其他球类玩具有羊角球、玩具篮球、玩具足球、板羽球、保龄球、乒乓球等。全园应配备车辆玩具，不少于3种，总量应不少于15辆，车辆玩具有三轮车、滑板车、扭扭车、小推车、健身车、踩踏车、无链条幼儿自行车等。全园应配备不少于3种能满足幼儿动作发展的运动玩具，每种的数量应满足1个班幼儿同时玩耍的需求。户外活动区还应配备防护垫，有条件的幼儿园宜配备运动手环。

（四）休息区

休息区可以为幼儿在户外活动疲倦时提供休息场所，补充能量。休息区需要设置在相对安静、安全的地方，空间不需要太大，能同时满足6～8名幼儿休息，但需远离运动区域，可设置在幼儿园户外场地，比较靠近角落的地方。夏天的时候，可以将休息区设置在阴凉处；冬天的时候，可将休息区设置在背风、太阳能晒到的地方。休息区可设规则提醒：如热了要擦汗；人多的时候喝水要排队；休息好了才能继续玩耍等。

保教人员在休息区提供擦手毛巾、擦汗毛巾、干净毛巾收纳筐、脏毛巾收纳筐、茶水桶、消毒过的杯子、使用后的杯子收纳桶、椅子、垃圾桶等物品，满足幼儿擦汗、喝水、休息需要。

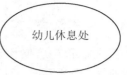

材料提供（三轮车、扭扭踩踏车、自行车、头盔、护膝、护肘等）

骑行区

（带 P 标志的停车区及起点图示）（带方向指示标志的骑行道）（终点图示）

（红绿灯）

幼儿休息处

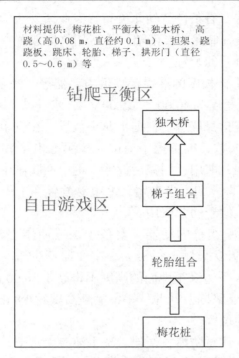

材料提供：沙包（重 100～150 克）、自制纸球、小皮球、飞镖、背篓等

投掷区

（靶子）

小飞镖

（低栏杆做分隔）

沙包战

（甲方）

（乙方）

材料提供：梅花桩、平衡木、独木桥、高跷（高 0.08 m，直径约 0.1 m）、担架、跷跷板、跳床、轮胎、梯子、拱形门（直径 0.5～0.6 m）等

钻爬平衡区

自由游戏区

独木桥

↑

梯子组合

↑

轮胎组合

↑

梅花桩

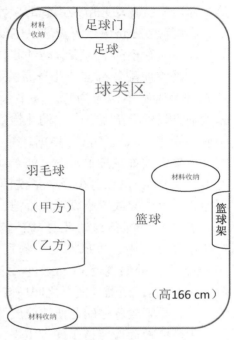

材料收纳

足球门

足球

球类区

羽毛球

（甲方）

（乙方）

材料收纳

篮球

篮球架

（高166 cm）

材料收纳

图 8-2-1 幼儿园户外活动区域设置图

二、幼儿园生活活动环境创设[1]

生活活动环境创设是指睡眠室、盥洗室、进餐室、饮水区等生活场所的环境创设。在创设幼儿园生活环境时，应利用材料和设备等物质资源，创造出供幼儿学会自我服务、自我选择等的机会。

以日托幼儿园为例，一般情况下，睡眠室应分班设置、靠近班级教室并远离楼梯口。临街的幼儿园，睡眠室的窗可以加隔音窗或窗帘，减少噪声干扰。盥洗室应分班设置，盥洗室使用频繁，应紧靠活动室、睡眠室和教室，也可以设置在教室内，但要有门作为分隔。如幼儿园条件允许，进餐室也应单独设置，靠近班级教室；如条件不允许，进餐室可以与活动室共用，但要做好消毒工作。每个班级都要设置饮水区，可设置在教室一角，但饮水区的位置应便于幼儿自由取水，不拥挤，有明显的标志。

● 经验小贴士 ●

生活环境中的巧妙提示

在生活环境创设中，需要巧妙使用各种图形、符号、文字、方向标志等，通过无声的提示，让幼儿在有序、自主和愉快的环境中，自然而然地养成良好的生活习惯。生活环境的创设，小班以图形为主，中班做到图文并茂，大班可以适当增加文字。

---

[1] 幼儿园生活环境创设中的相关数据，主要借鉴了《上海市幼儿园装备指南（试行）》，各地学校可参考本地发布的幼儿园装备指南、规范或标准。

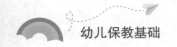

（一）盥洗室

盥洗室布局应便于教师观察，总面积不小于15 m²，每班应配备不少于4个幼儿坐便器，2个小便池，4个洗手台面或6～8只水龙头。如幼儿园条件允许，盥洗区和卫生区宜隔开设置。盥洗室地面铺大块防滑瓷砖，既易清洗、便于保持卫生，又相对安全。盥洗室应安装恒温热水器，热水器应安装在幼儿触碰不到的位置。有条件的幼儿可布置专业紫外线消毒灯，开关需做明显标记，高度应在2 m以上。盥洗室应设置储藏柜，清洁、消毒用具应放置在储藏柜中，柜内标注用具用途，储存柜门上应安装防幼儿打开的装置。

盥洗室应配备符合幼儿身高、手臂长度的洗手台、毛巾盛器等。洗手台高度为50～55 cm，幼儿洗手时水不倒流为宜。洗手台宽度为40.00～45.00 cm，水龙头间距为35.00～40.00 cm，靠墙上方设置梳洗镜，便于幼儿检查自身仪态。根据水龙头数量，在洗手台上放肥皂盒（肥皂盒中放小肥皂）或洗手液。根据幼儿人数，准备擦手毛巾：擦手毛巾可共用，由保育员将消毒好的毛巾集中放置在洗手台上，便于幼儿取用，用完后放置于毛巾回收筐中（筐上应写明"已使用毛巾"字样），由保育员及时清洗消毒。如毛巾专用，毛巾需放置在毛巾架上，要有每名幼儿专用标志，毛巾架放置应靠近洗手池，便于幼儿取用。

盥洗室应配备与幼儿身高、坐高相符的便器。女孩子一般使用小马桶，男孩子使用小马桶和小便斗，中、大班幼儿如厕宜男女分厕。每班大、小便器不少于4个，坐便器高度不超过30 cm，坐口处的直径30 cm，小便斗下边缘至地面的高度不得高于30.00 cm。每个厕位的尺寸为0.8 m×0.7 m，便器与便器之间应安装隔断及幼儿扶手，隔断高度约0.8 m，每个便器旁边都配备垃圾桶，厕纸放置在幼儿便于取放的位置。

盥洗室地面应保持干净、干燥，注意防滑，便池、洗手池应无水渍，干净清洁。盥洗室的环境创设的符号或图片应具有暗示性，有助于良好习惯的养成。如洗手台旁创设七步洗手法示意图，提醒幼儿规范洗手。小便池前，可贴上带有指引性图片，让幼儿关注自己小便颜色，进而注意饮水量；也可以贴好擦屁股、提衣服、塞裤子的步骤图，让幼儿学习便后整理。地面可以用小脚丫等标志，提醒幼儿排队。对大年龄段幼儿，考虑幼儿性别意识的发展，可以做男女分厕的标志。

（二）进餐室

幼儿园进餐室环境的创设应有利于幼儿的进餐，有利于保教人员指导幼儿进餐，有助于幼儿养成良好的进餐习惯。幼儿园进餐室应采光良好、空气清新、干净卫生。如果是独立进餐室，地面可铺设防滑、耐磨、易清洁的地砖，独立进餐室还应安装洗手设备，配备洗手液、擦手毛巾或纸巾。

进餐室的色彩应该以暖色为基调，辅以高亮度、低彩度的色调，局部可以用鲜艳的色调，如容易促进食欲的橘红色，这样的色彩，既可以让餐厅显得活泼、温暖，也可以增强食欲；进餐室的桌椅高度要适合幼儿身高，桌子高度37～52 cm，椅子高度26～28 cm。进餐室安装紫外线杀菌灯的话，应单独设置控制装置，并标注清晰，避免误开。

活动室兼做进餐室的幼儿园，可铺设桌布、用屏风分隔等方法，让幼儿感觉到进餐环境的特别；要为幼儿提供消毒过的餐具，小班以碗、勺子为主，中班可以用碗、筷子、勺子，大班以碗、筷子为主。

根据班级幼儿的需要和特点，保教人员应创设适宜的进餐环境：如创设"我会擦嘴巴"（图8-2-2）、"正确用筷子"、"用餐步骤"等内容，帮助幼儿养成正确的行为习惯；也可以创设"光盘行动"（图8-2-3）、"粮食成长记"等内容，提醒幼儿爱惜粮食；创设"夏季蔬菜""健康饮食金字塔"等环境，有助于幼儿养成健康的饮食理念和习惯。

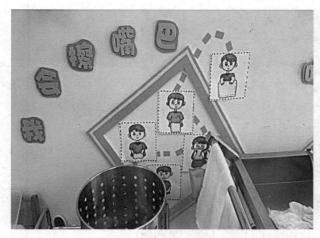

图8-2-2 进餐礼仪[1]

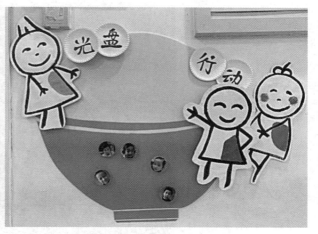

图8-2-3 "光盘行动"光荣榜[2]

● 经验小贴士 ●

进餐的精神环境创设

进餐的精神环境是进餐时的氛围。进餐环境应该是轻松、愉悦的，这样才能激发幼儿进餐的兴趣，唤起幼儿的食欲。

保教人员可以在餐前组织谈话、讲故事之类的安静活动，或者介绍食谱，引起幼儿进餐兴趣；进餐前、中、后不处理问题，以免让幼儿感觉到紧张；根据幼儿需要，进餐时可播放优美舒缓的音乐；进餐过程中对个别不守纪律的幼儿，保教人员应轻声个别提醒。

（三）饮水区

饮水区在班级中所占地方不大，但对于幼儿的健康有着举足轻重的作用。

每个班级都应配备饮水设备。根据幼儿园实际，可配备饮水设备1套或饮水桶1个，饮水桶具有保温功能。配备茶水柜1个，水杯不少于每生1个。茶水柜要放在幼儿可自由取水处，茶水柜上层放保温桶，保温桶要上锁；保温桶水龙头的正下方放空桶。口杯柜应放置在饮水桶旁，有的茶水柜侧边可放置口杯。口杯柜要有密闭纱门，柜内要有隔板，口杯柜上要做好明显标记，帮助幼儿正确选择自己的杯子。幼儿园饮水区应保持清洁、干净、卫生、地面无水渍。

保教人员可在饮水区创设良好的环境，"宝贝爱喝水""今天你喝了几杯"等，幼儿通过插小旗子、放名片等方式，可以关注自己的饮水量是否达标（图8-2-4）。

饮水区的环境创设中，小班以图形、方向标志和数字为指引，提醒幼儿按照顺序饮水；中班幼儿在按步骤喝水的基础上，开始关注饮水量。口杯的识别，可以根据幼儿的年龄，进行不同的指导，如小班可以通过寻找自己的照片或自己喜欢的图片找口杯的位置；中班可以按照分组、学号等方法帮助幼儿确定自己口杯的位置；大班可以通过讨论的方式参与环境创设，确定自己口杯的位置。

---

[1] [2] 图片由上海市浦东新区天虹幼儿园提供。

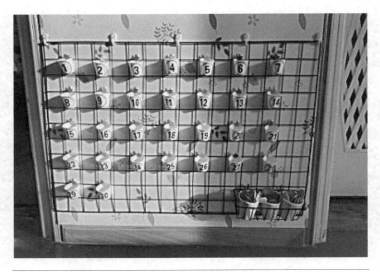

图8-2-4　饮水区环境创设[1]

（四）睡眠室

睡眠室是幼儿休息的地方，睡眠室的环境创设应以温馨、舒适为主，要注意色调搭配和光线柔和，睡眠室要有窗帘，窗帘遮光度与颜色不能影响保教人员对幼儿的观察。

睡眠室地面应铺设木质地板或软质材料。幼儿园应每生1床1席，床可以是固定的或者可叠放、可收藏的小床，叠床之间有一定高度，保证被褥透气、卫生；睡眠床长度应与幼儿身高相宜，超高、超重的幼儿应配备规格稍大的幼儿床；幼儿床之间应保证有通道，通道宽度不应小于60.00 cm，便于保教人员巡视、照顾和管理；卧室设置收纳空间，放置幼儿备用衣物；睡眠室安装空调和电风扇，空调出风口不能直吹幼儿床铺；睡眠室安装暖气的幼儿园，需做好防护罩，避免烫伤幼儿。睡眠室应安装紫外线消毒灯，保育员在幼儿离园后消毒睡眠室，并做好记录。

睡眠室还可以布置一些"嘘""安静"等图片提醒幼儿养成安静、自觉入睡的习惯；创设"钻被子"流程图，帮助小班幼儿学习自己打开被子、钻进被子、盖好被子的方法；还可以设计穿脱衣服步骤的图片，帮助幼儿学习穿脱衣服。

三、幼儿园常见区域环境创设

区域活动是幼儿学习与成长的重要方式，幼儿园进行区域环境创设时要考虑以下因素：首先是清晰的界限，使用柜子、架子、现成的桌椅或其他障碍物来区分空间，并在设置界限时区分活跃和安静的区域，如语言区要和表演区分开；其次是清晰的规则要求，使用图片、符号、文字等帮助幼儿知道可以进入哪些区域，在参与游戏过程中应该怎么做以及做到什么程度；最后是充足的材料，确保足够的材料供幼儿使用，且在提供材料时要考虑到班级幼儿的喜好，定期添加或轮换材料，让幼儿保持新的体验和兴趣。

（一）角色游戏区域环境创设

角色游戏区域环境创设应有一定的主题，如家庭生活模仿类的娃娃家及职业体验类的超市、小医院、银行、美发店、市场等。

---

[1]　图片由上海市浦东新区高欣幼儿园提供。

如果幼儿园空间允许，可以设置单独的角色游戏活动室，满足幼儿角色游戏的需要。如没有单独活动室，但教室空间足够，可以在教室围绕不同主题设置角色游戏，小班角色游戏区的面积大概占教室总面积的$\frac{1}{3}$或$\frac{1}{4}$，随着幼儿年龄增长，角色游戏区域的面积可以递减。如果教室空间有限，可以合理利用走廊等空间，拓展游戏区域，或者每个班级设置1～2个角色游戏区，实行走班制，实现班级之间资源共享。

很多幼儿都喜欢角色游戏，因此设置游戏规则时需要限定人数；对于有入口、出口的角色游戏，如小超市、小医院等，要做好指示标志，排队从进口入，从出口离开；角色游戏中需要扮演不同的角色，同伴间可以协商但不能争吵；另外，还有爱惜玩具、物归原处等基本要求。

保教人员应提供丰富多样、安全、有序、有趣的材料，且材料要具有操作性和开放性，可以以物代物，既丰富游戏材料，又发展幼儿想象力。如以小吃店为例，保教人员既可以为幼儿提供塑料餐具、自制食物、不同职业身份的服装、名牌等，也可以提供橡皮泥或超轻黏土、纸张等，让幼儿根据自己的需要，自制点心、钱币、收款码等。在幼儿游戏过程中，需要按照游戏情节的发展和需要随时调整材料。

（二）建构区环境创设

建构区也被称为建筑区、积木区，保教人员可以将建构区设置在班级的角落，或者走廊、班级阳台、过道等地方，场地尽量要大，保证每一名幼儿都有足够的活动空间。保教人员可以用矮柜、架子做分隔，使幼儿能专心游戏。建构区内尽量少放桌椅，可以铺设软垫、泡沫垫等，有助于幼儿以坐着、跪着、趴着等姿势搭建，垫子要保持干净、清洁、卫生。材料的数量和场地成比例，放置材料的柜子要保证安全。

建构区材料比较丰富，游戏结束时需要分类整理，所有玩具要放回原处；建构区很多作品需要合作完成，玩耍的时候可以轻声商量，但不能大声喧哗。此外，还应遵守游戏的人数要求，搭建时要大胆有创意。

保教人员要提供足够数量品种的材料，例如：建构区常用卡纸、硬纸板、KT板创设墙面背景，以建筑图案为主；纸质类，如纸墙砖、纸盒、纸箱、纸筒（卷纸芯）、一次性纸杯和纸盘、牛奶盒、纸牌、报纸、卡纸等；塑料类，如乐高、雪花片、塑料瓶、小栅栏、吸管等；木质类，如棒冰棍、木圆柱、木条、长木板、炭烧木、木质栅栏等；其他类，如磁铁玩具、泡沫片、奶粉罐、饮料罐、牛奶瓶、薯片桶、扭扭棒等，还有辅助类的交通指示牌、绳子、绿植、仿真花草、公仔等。建构区内准备足够的收纳盒，方便幼儿分门别类地整理建构材料。

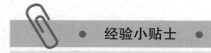

经验小贴士

一 物 多 用

保教人员可根据幼儿发展水平及主题活动的开展对材料进行适当调整，尽量做到一物多用，激发幼儿创造力。如卷纸芯是生活中常见的物品之一，幼儿可以将卷纸芯两头封闭，作为圆柱形积木使用；也可以和硬纸板结合，进行建构；还可以在卷纸芯上剪出小口，进行插塑式搭建。

（三）语言区环境创设

语言区应远离过道，避免噪声影响，一般创设在光线充足、自然采光好，环境相对安静的地方。可以用矮柜、架子、小栅栏、桌椅及自制屏风等，形成半围合空间，使幼儿能专注阅读。保教人员还需要提供适合幼儿身高的桌椅、软的地垫及小沙发或靠椅等，创设宽松温馨的阅读环境。

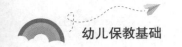
保教人员可以提供书架、陈列架等放置图书的材料，空间要开放，便于幼儿自主选择、自主整理。

语言区需要幼儿能静下心，认真仔细阅读，要安静，不能影响他人；幼儿可以根据自己的爱好自由选择喜欢的内容，但要爱护书籍，不能在图书上乱写乱画，甚至撕坏书籍；要记得选取的材料要物归原处。

保教人员提供的语言区材料，应满足幼儿在听、说、读、写四个方面发展的需要。语言区可提供小型播放机、点读笔、数码语音设备等，满足幼儿视听需要，但使用时要注意分贝值不能超过65 dB；需要提供画面清晰、生动形象的图书，以图为主，若有文字，以大字体为宜，小年龄段图书每本不超过10页，图书内容可涵盖文学、生活、科学等类型；保教人员还可以根据幼儿兴趣自制图书，如师生合作，制作《小蝌蚪找妈妈》（图8-2-5），让幼儿学习看图讲述。或者通过家园合作，制作个性化阅读资料，如家长和幼儿制作图画书《北京之旅》，通过幼儿视野，介绍在北京旅行的所见所闻，拓宽未去过北京的幼儿的知识面。

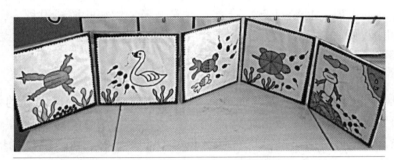

图8-2-5　自制图书[1]

（四）益智区环境创设

保教人员应将益智区设置在相对安静的环境，光线好，如果空间允许，建议将益智区分隔成更小的空间，如数字操作一个空间、棋类游戏一个空间等。避免将益智区和建构区、角色游戏区等毗邻，可以靠近阅读区、科学区。保教人员可以用低矮的柜子围住班级某一墙面，做出半开放空间，墙面或柜面上可以用KT板创设如"小动物的家在几楼""盖房子"等环境，帮助幼儿体验数字和生活的关系。柜子里面准备收纳篮，上面做好明确标注，帮助幼儿对玩具进行区分，方便幼儿物归原处。

幼儿在益智区域内应保持安静，专注于思考；当碰到困难的时候，可以小声讨论或求助；玩具需要归类整理，保持条理性。保教人员可提供符合幼儿需要，能够激发幼儿探索兴趣的玩具，如配对玩具、记忆玩具、接龙玩具、排序玩具、迷宫玩具、幼儿棋牌、数字卡片（图8-2-6）、数棒、几何拼图、玩具钟、听音筒、触觉板、嗅觉瓶、摸袋、数字棋（图8-2-7）等。也可以根据本班幼儿实际情况进行制作，如保教人员可根据幼儿年龄特点，和幼儿一起制作棋类游戏、确定玩法和规则等。保教人员还需要根据幼儿的发展情况及时调整材料。

（五）科学区环境创设

科学区应远离活动室门口或窗口，尽量和需要安静活动的区域相邻，避免靠近嘈杂的区域，面积为4～6 m²即可。保教人员可以用多层材料柜、材料架等作为隔挡，形成半封闭半开放的空间，保证科学区的相对独立和安静，便于幼儿专心操作和探究。如幼儿需完成记录表，还应在科学区准备桌椅，方便其书写。科学区可提供通透性强的材料来收纳玩具，便于幼儿选择。

---

[1]　图片由上海市松江区方塔幼儿园提供。

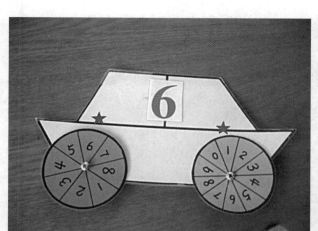

图8-2-6　自制小汽车[1]

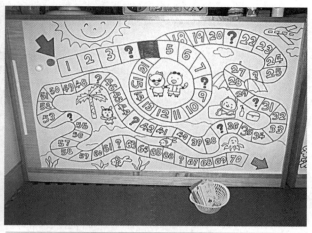

图8-2-7　自制数字棋[2]

科学区内需要保持安静，进入区域玩耍的幼儿应轻声交流，取放材料也要轻拿轻放；学习科学知识需要认真探索，大胆尝试，愿意操作，不怕困难和失败；如有玩水探索时，应做到不用水泼人，不弄湿地板。

科学区环境创设中要注意给予幼儿更多动手操作的机会，幼儿往往通过看一看、做一做、玩一玩、摸一摸获得科学知识。科学区可以提供的材料：生命科学知识类——植物、动物的生长图片、动物标本及人体模型等；物理科学知识类——平面镜、放大镜、塑料量杯、塑料试管、磁铁、齿轮、手电筒、显微镜、天平、一次性杯子、绳子等；地理科学知识类——地球仪、矿石等；医药科学类——中草药、人体模型、穴位图等。科学区还可以提供科学玩具，如遥控玩具、发条玩具、电动玩具、光影玩具等，激发幼儿学习和探索的兴趣。

（六）美工区环境创设

美工区整体色调与风格要统一、协调；需要设置在阳光充足的地方，可以靠窗台，有利于幼儿对颜色的辨别；幼儿在绘画时，需要清洗画笔，美工区最好靠近水源，便于幼儿取水、换水；美工区空间位置应利于幼儿个体活动与自由组合，空间要大，避免幼儿拥挤，桌椅数量要充足，椅子数量比区域限定人数多2把左右；美工区最好保留一定位置的墙壁图板，供幼儿自由绘画；美工区要有足够的收纳柜和展示空间，用来放置美工区材料与展示幼儿作品，如柜子背面做成展示板，展示创意作品；美工区还需要足够的收纳盒，便于不同材料的规整。

美工区材料多样，保持材料的整齐、桌面和衣物的整洁干净尤为重要；美工区中会用到剪刀等物品，幼儿应学会注意安全，保护自己，不伤害别人；美工材料的物归原处与垃圾的处理是必不可少的要求。

美工区的活动内容很丰富，有绘画、纸工、泥塑等。可以提供的材料有：各类纸张——素描纸、宣纸、瓦楞纸、皱纹纸、牛皮纸、报纸、蜡光纸等；绘画工具——油画棒、勾线笔、蜡笔、记号笔、水彩笔、毛笔、调色盘、颜料、彩铅、画架、围裙等；泥塑工具——橡皮泥、超轻黏土、软陶泥、泥塑工具等；还有辅助工具——订书机、压花机、胶水、胶棒、透明胶、双面胶、打孔机、剪刀、花边剪刀等。此外，还有生活中收集到的废旧材料：纸盒、牛奶盒、牛奶瓶、酒瓶、饮料瓶、绳子、棉签、雪糕棒、布头、毛线等。保教人员在提供材料时，要把安全与卫生放在重要位置，生活中收集到的物品应先清洗、消毒后再使用。保教人员还应准备好垃圾

---

[1] [2]　图片由上海市松江区方塔幼儿园提供。

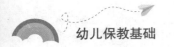

桶，督促幼儿在游戏结束后将不能再使用的废、旧材料扔到垃圾桶。

● 经验小贴士 ●

班级应配备的美工工具材料

美工工具材料的提供，需要根据幼儿年龄特点和人数进行思考，以满足不同年龄段幼儿的需要。

1. 班级内应配备绘画工具和材料，绘画工具应每生1套。

（1）绘画工具和材料：画笔（勾线笔、油画棒或蜡笔、毛笔、水粉笔）、纸、颜料等。

（2）绘画工具应方便幼儿操作、拿捏，托、小班绘画工具应短而粗。

2. 班级内应配备手工工具和材料。

纸工工具应每人1套，塑造泥应每人1份，泥工工具及穿编材料应能满足每班6个幼儿同时使用的需要。手工工具和材料有儿童剪刀、胶棒、纸、穿编材料、幼儿泥工刀、泥工板、滚筒、模具、塑造泥等。

3. 班级内应配备拓印工具和材料，拓印工具的总量应能满足每班半数幼儿同时使用的需要。拓印工具和材料有拓印模具、印章、颜料、纸张等。

4. 全园应配备各种艺术欣赏资料（图书、画册、光碟、作品等）。

四、幼儿园主题墙创设

主题墙的创设要目标明确、突出主题，如大班"我要上小学了"主题活动下，可以创设的主题环境墙饰有"幼儿园小学不一样""毕业照""学做小学生""课间十分钟，我们做什么"等内容，为幼小衔接打下基础。主题墙的创设应围绕主题目标和活动内容，发挥幼儿的主动性，让幼儿积极参与到活动中，促进幼儿认知、情感、能力等多方面的发展。

主题墙高度要适合幼儿身高，主题墙高度为0.6～1.6 m，方便幼儿观看和参与。幼儿参与创设的部分，应在1.3 m以下，超过这个高度，很难达到幼儿可摸、可操作性的效果。

主题环境创设应该是动态的，而不是一成不变的。保教人员可预设主题环境创设内容，并随着主题的推进和发展，在保教人员及幼儿的共同智慧下进一步完善。如"我是中国人"主题活动下，保教人员发现，因疫情原因旅行相关主题难以开展，因此，可以摒弃"我去过的地方""中国之旅"等内容，而创设诸如"多彩的民间文化"（图8-2-8）、"有趣的汉字"、"文房四宝"、"琴棋书画"等版面，幼儿依然能体会到作为中国人的自豪。

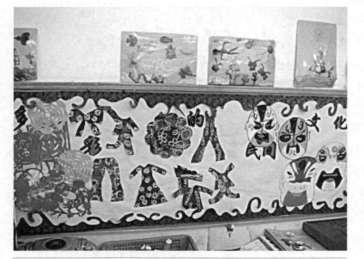

图8-2-8　多彩的民间文化[1]

---

[1] 图片由上海市松江区方塔幼儿园提供。

幼儿要参与主题墙创设。从主题的确立、材料的准备、墙面的布局等方面，保教人员都应引导幼儿参与，让幼儿获得成功的体验。以大班幼儿为例，春节前，保教人员通过发布调查表，引导幼儿积累相关经验；在自由活动中，通过幼儿讨论，确定下主题名称"欢欢喜喜过大年"；在主题引导下，幼儿讨论出设计的版面"甜蜜的礼物""开心大阿福"等；结合区域游戏，保教人员和幼儿共同收集材料、共同制作，完善主题墙。在此过程中，幼儿真正成为主题环境创设的主人。

● 经验小贴士 ●

家园联系栏

家园联系栏作为班级的门面，是家长进入班级后看到的第一个环境。保教人员可以利用班级门口、走廊等地方设计家园联系栏。家园联系栏可以为家长提供育儿知识，分享幼儿在园生活，介绍当前活动开展情况。家园联系栏应根据每周活动变化或主题内容的改变而及时更新。

任务三　幼儿园精神环境创设

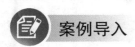 **案例导入**

欣欣是个活泼可爱的孩子，小朋友们都喜欢她。可是，今天早上在园门口，小朱老师碰到了欣欣，欣欣的妈妈正在软硬兼施地让她进园，欣欣拉着妈妈的手不松。小朱老师走过去，带着不情愿的欣欣往幼儿园走，小朱老师问："欣欣，老师看你每天都是高高兴兴来幼儿园，今天怎么了？"欣欣犹豫了半天，悄悄告诉小朱老师："昨天叶老师骂昊昊了，还要把他赶到小班去，我有点害怕。"

思考：如果你是小朱老师，你该怎么跟欣欣说？在日常工作中，保教人员应和幼儿建立什么样的师幼关系？

幼儿园精神环境是一所幼儿园风貌的体现，是由人际关系、文化观念等无形因素交织在一起形成的气氛或氛围，包括幼儿园教职员工和幼儿的精神面貌、人际关系、园所风气等，凸显着幼儿园的特色、管理理念、园所文化。幼儿园应建设良好的精神环境，创设和谐的关系，为幼儿健康发展提供保障。

一、幼儿园文化环境创设

（一）树立育人为本的儿童观

保教人员要正确理解育人为本的儿童观：教育不仅要关注幼儿的当前发展，而且要关注其长远发展，还要关注其全面发展。保教人员要树立育人为本的儿童观：幼儿是发展中的人，保教人员要用发展的观点看待幼儿，尊重幼儿的发展规律，挖掘幼儿成长的潜力，用纵向比较的方法评价幼儿；幼儿是独特的人，保教人员要把幼儿看作完整、独一无二的个体，要客观公正、一视同仁地对待幼儿，同时要尊重幼儿差异性，做到因材施教；幼儿是学习的主体，具有学习的主观能动性和自我教育的可能性，保教人员应促进幼儿主动探索，而不是对幼儿进行灌输教

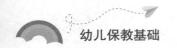
育；幼儿是权利的主体，具有和成人相同的价值，保教人员应尊重和保护幼儿，树立全心全意为幼儿服务的意识，不能随意讽刺、挖苦幼儿。

（二）营造积极向上的园所文化

园所文化由传统、风气和行为准则构成，是幼儿园精神环境创设的重要内容之一，园风、教风、学风是幼儿园园所文化的外在表现。优良的园风具有强烈的感染力，是幼儿园文化的灵魂，能激发和凝聚幼儿园教职员工的内在动力，能让幼儿感到幸福和快乐。好的教风和学风来自优良的园风，三者构成了良好的园所文化。良好的园所文化应该是积极向上的，有利于启迪幼儿智慧、陶冶幼儿情操、提高幼儿素质。

对于保教人员而言，认同幼儿园管理理念，遵守幼儿园规章制度，对幼儿园有归属感和责任感，有助于营造积极向上的园所文化。对幼儿而言，人文环境的润物细无声，自立自信自理能力的养成，自主学习，自信交往能力的提升，也是积极园所文化的价值体现。

二、幼儿园人际环境创设

（一）创设和谐的师幼关系

幼儿园是幼儿除了家庭外，生活时间最长的场所。幼儿园保教人员是幼儿在园密切接触的对象，保教人员和幼儿之间应建立和谐的师生关系。

1. 公正、平等地对待幼儿

幼儿园保教人员应公正、平等地对待每一名幼儿，关注幼儿成长，保护幼儿安全，尊重幼儿的人格和权利。幼儿来自不同的家庭，个性化差异较大，保教人员应用爱心、耐心、责任心，关爱和包容每一个幼儿。对在园不爱表达表现的孩子，保教人员应不吝自己的赞美与表扬，让幼儿感觉到保教人员是喜欢、信任自己的，幼儿才会感觉到安全、快乐，充分表现自己；对于好奇好动的幼儿，保教人员也不要一味指责，而是明确原因，允许幼儿充分表达自己的想法，通过疏导的方法而不是压制的方法，幼儿才能感受到爱与平等，形成良好的性格。

2. 正确与幼儿对话

幼儿是在模仿中掌握语言的，保教人员在日常生活中应注意使用恰当、规范的语言。在工作时间内，尽量不要使用幼儿用语，如吃饭饭、睡觉觉等。保教人员应使用积极的语言引导、启发幼儿，帮助幼儿学会自我学习、判断与成长。当幼儿使用不恰当语言时，保教人员应及时表达自己的心情和想法，或提醒幼儿换位思考，用伙伴式的方式交流，让幼儿感到心理安全，感受到温暖和自由。

此外，保教人员与幼儿的对话，也可以采取非语言的方式。保教人员的点头、微笑、抚摸和拥抱都是对幼儿的肯定、关心、爱护、鼓励等，这些有利于亲密师生关系的建立。

（二）建立友爱的同伴关系

良好的同伴关系有助于幼儿学习与人交往，建立良好、和谐的关系，对其适应社会有深远影响。

1. 帮助幼儿学习交往技巧

幼儿在交往过程中，会发生各种矛盾，如果缺乏处理的技巧，可能会出现比较严重的后果。而且年龄越小的幼儿，处理矛盾的方式往往越简单粗暴，时常会发生打人的现象。保教人员应明确幼儿身心发展的特点，教会幼儿交往的技巧。比如：提高幼儿语言表达能力，教幼儿学说礼貌用语，如"谢谢""对不起""没关系"等，不说不礼貌的话；为幼儿创设良好的交往环境，如小班幼儿刚入学时容易产生不安焦虑等心理，保教人员可以组织混龄游戏，让幼儿在与哥哥姐姐的交往过程中，感受友爱、学会适应幼儿园生活、学会交往。保教人员还应对幼儿交往的进步及时肯定和鼓励，增强幼儿交往的自信。

2. 给予幼儿解决问题的机会

保教人员应给予幼儿足够的信任，放手让幼儿自己决定和解决一些事情。幼儿在成长过程中，很难一直一帆风顺，因此，需要具备解决问题和分析问题的能力，这些能力需要后天的学习和锻炼。当幼儿碰到交往问题时，保教人员应避免直接介入，因成人的直接介入会影响幼儿解决问题的尝试和学习，而应给予其自主解决的机会，并择机引导。

为帮助幼儿之间建立良好的同伴关系，保教人员在日常活动中还应该引导幼儿学会关心他人，学会换位思考，学会观察他人的喜怒哀乐，学会了解他人的情感状态等，全面促进幼儿友爱同伴关系的建立。

（三）建设良好的同事关系

幼儿年龄小，模仿性强，幼儿园保教人员之间建立良好的同事关系，不但能使自己身心愉悦，也给幼儿的人际交往提供了学习的榜样。保教人员待人诚恳，愿意关心他人、帮助他人，幼儿也容易产生类似行为；反之，保教人员对人对事都漠不关心，在对幼儿进行教育的时候，也很难达到良好效果。

幼儿园每个班级的保教团队一般由两位教师、一位保育员构成，班级工作需要教师和保育员共同努力，才能保证幼儿健康和谐发展，保教人员应该默契配合，做到保中有教、教中有保。保教人员在相处时，应坦诚相待、尊重他人，遇到事情及时沟通，友好协作。这样的班级容易形成良好的氛围，既有助于班级保教活动的开展，也能对幼儿的发展产生积极的、正面的影响。

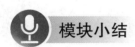

模块小结

　　环境是重要的教育资源，对幼儿的成长与发展有特别重要的意义。本模块的任务一包含了幼儿园环境的概念及分类、幼儿园环境创设的意义、幼儿园环境创设的原则，是关于幼儿园环境基本理论知识的概述。在任务一的基础上，任务二详细说明了幼儿园物质环境创设的内容，结合幼儿园保教人员工作任务，选择了户外环境、生活环境、区域环境和主题墙四块内容，从环境创设、材料提供等方面进行梳理，帮助学习者全方位认识幼儿园物质环境。任务三从精神环境层面进行阐述，学习者通过认真学习，对个人儿童观的形成及师德发展有积极作用。

思考与练习

习题测试

一、单项选择题

1. 以下不属于幼儿园环境创设原则的是（　　　　）。

　A. 安全性原则　　　　　　　　　　B. 教育性原则

　C. 快乐性原则　　　　　　　　　　D. 环保与经济原则

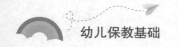

2. 幼儿园环境按照幼儿活动形式划分，可以分为语言环境、运动环境、游戏环境和（　　）。

    A. 劳动环境　　　　　　B. 精神环境　　　　　　C. 物质环境　　　　　　D. 生活环境

3. 根据（　　），幼儿园环境可以分为室内环境和室外环境。

    A. 空间形态　　　　　　B. 构成性质　　　　　　C. 感受方式　　　　　　D. 呈现形态

4. 下列哪种植物不能出现在幼儿园中？（　　）

    A. 杨树　　　　　　　　B. 竹子　　　　　　　　C. 爬山虎　　　　　　　D. 夹竹桃

5. 保教人员的良好精神风貌对幼儿的影响属于（　　）。

    A. 精神环境影响　　　　　　　　　　　　　　　B. 物质环境影响

    C. 内部环境影响　　　　　　　　　　　　　　　D. 外部环境影响

二、判断题

1. 幼儿园墙面装饰的布置高度应该以保教人员的视线为标准。　　　　　　　　　　（　　）

2. 幼儿园环境创设要以空间为本，充分利用班级空间和条件等资源。　　　　　　（　　）

3. 走廊属于幼儿园的楼内开放空间。　　　　　　　　　　　　　　　　　　　　（　　）

4. 在幼儿园户外活动场地环境创设中，要体现以人为本。　　　　　　　　　　　（　　）

5. 幼儿园户外活动场地要以沙地为主。　　　　　　　　　　　　　　　　　　　（　　）

三、简答题

1. 幼儿园环境创设的意义是什么？

2. 幼儿园环境创设应遵循的基本原则有哪些？

四、综合实训

    请任意选择一个年龄段，根据以下给定材料，进行班级区域环境规划设计，写出设计方案，并简单阐述自己的想法。

    给定材料：地垫8块、收纳柜8个、6人长桌椅2套、4人桌椅2套、书架2个、玩具收纳架4个、积木、纸箱，其他创造性材料。

模块 九

幼儿园与家庭、社区的合作共育

任务一 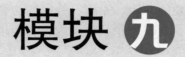 幼儿园与家庭的合作共育

任务二 ➡ 幼儿园与社区的合作共育

模块导读

《纲要》指出："幼儿园应与家庭、社区密切合作，共同为幼儿创造一个良好的环境。"新《规程》也指出："幼儿园应当充分利用家庭和社区的有利条件，丰富和拓展幼儿园的教育资源。"科学实施保教工作，需要幼儿园、家庭、社区通力合作，发挥协同育人的效果。保教人员必须充分理解合作共育的意义，掌握合作共育的内容和要求，共同促进幼儿的健康成长。

学习目标

1. 了解幼儿园与家庭、社区合作共育的内容和方式。
2. 能根据合作共育的要求，尝试解决幼儿园与家庭、社区合作中存在的问题。
3. 能体会幼儿园与家庭、社区合作共育对幼儿健康成长的意义。

内容结构

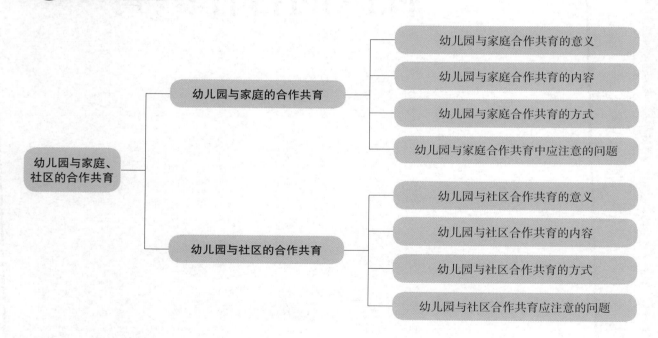

任务一　幼儿园与家庭的合作共育

案例导入

　　东东是小一班比较喜欢动手的孩子，经常有意无意地打到其他孩子，其中，瓜瓜就是经常被东东打到的孩子之一。后来，瓜瓜动手打人的行为也逐渐增多。班上老师问及原因后才得知，瓜瓜把挨打的事情告诉了他爸爸，他爸爸便教育瓜瓜如果其他小朋友欺负他，就一定要打回去，不能受别人欺负。瓜瓜的爸爸还教瓜瓜怎么和小朋友打架，瓜瓜爸爸的态度是不能让自己的孩子受到欺负。

思考：如果你是班上的老师，你会如何和瓜瓜爸爸沟通他的教育方式问题？

《纲要》中指出："家庭是幼儿园重要的合作伙伴。应本着尊重、平等、合作的原则，争取家长的理解、支持和主动参与，并积极支持、帮助家长提高教育能力。"2021年我国颁布了《中华人民共和国家庭教育促进法》，家庭教育由传统家事上升为重要国事。幼儿园与家庭合作共育，意味着家庭和幼儿园一样肩负着教育幼儿的责任，双方要共同完成对幼儿的教育。

一、幼儿园与家庭合作共育的意义

（一）有利于幼儿园保教工作的开展

家园合作具有举足轻重的意义，大多数家长关心幼儿的教育，只要对幼儿的发展有利，家长都乐意支持和配合幼儿园的各项教育工作。幼儿园的工作也需要家长的配合才能发挥更好的效果。建立起良好的家园合作关系，可以使幼儿园从家长那里获得更多的支持，比如人力、物力等方面的支持。幼儿园教师让不同职业的家长参与幼儿园教育活动，能够丰富幼儿园的教学内容和幼儿的知识经验。

（二）有利于家庭教育的开展、亲子关系的改善

父母是孩子的第一任老师，孩子在进入幼儿园之前许多生活习惯、行为习惯都在家庭中基本养成，但孩子的社会化需要进入更广阔的集体生活中方能进一步得到锻炼。由于家长素质、家庭结构、大众媒介等因素，当前家庭教育仍然存在家长教育观念不正确、教育方式不科学等问题。幼儿园作为指导家庭教育的重要主体，能给家长提供更科学的育儿服务，提升家长的育儿能力，缓解家长的育儿焦虑。例如，小一班的东东喜欢动手打人，班上老师也应及时与东东的家长了解造成东东动手打人的原因，如果东东是因为受到家庭教养方式或大众传播媒介的影响，应及时引导东东家长在家庭生活中尽量采用民主权威型的教养方式，选择具有正面榜样作用的文学作品读给东东听。通过家园合作，可以让家长有机会了解幼儿在幼儿园的学习和生活，以更好地关注幼儿的发展状态。家长参与幼儿园的亲子活动，也可以让幼儿有机会了解父母的"本领"。在亲子活动中，家长与幼儿共同解决问题，会促进亲子交往、密切亲子关系。

（三）有利于幼儿的身心全面发展

幼儿的发展是一个整体的发展，幼儿园和家庭是幼儿生活与学习最重要的两个环境，幼儿园和家庭中的教育者——保教人员和家长，对幼儿的发展都有着至关重要的影响。幼儿每天从家到幼儿园，再从幼儿园到家，两点一线的生活使得两个环境之间产生了紧密的联系。这种联系决定了幼儿教育的效果在很大程度上取决于两个环境对幼儿的教育方向是否一致。家园合作有利于将幼儿园和家庭资源结合起来，更好衔接幼儿园与家庭这两个发展空间，为幼儿创设良好的物质环境和精神环境，从而提升幼儿教育的质量，为幼儿良好品行以及身心发展打下坚实的基础。

二、幼儿园与家庭合作共育的内容

（一）了解幼儿在家庭与幼儿园的情况

了解幼儿在家庭中的生活习惯和行为表现是家园合作的基础内容，有助于教师更准确地理

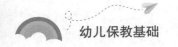

解幼儿在幼儿园一日生活中的言行举止，全面掌握幼儿的发展水平，进而针对幼儿的行为情况给予更精准的支持，对家长提供更高水平的育儿指导。

（二）保障家长参与幼儿园管理和监督

保障家长参与幼儿园的管理和决策、发挥家园共育作用，既是《纲要》的要求，也是幼儿园本身发展的要求，更是社会发展的必然趋势。家长参与幼儿园管理和监督主要以"家长委员会"这一形式展开，当幼儿园有重大活动时，家长委员会也是重要的决策者。幼儿园应制订有关家长参与管理的相关政策，让家长在园务管理工作方面担任一定的角色，鼓励家长参与幼儿园相关决策工作。例如：评价、监督幼儿园日常工作；负责收集家长们对幼儿园及家委会活动的建议和评价，并及时向幼儿园反馈和沟通；协调幼儿园、班级与家长的关系；积极参与幼儿园教育理念的探讨，对教育改革措施提出合理建议；及时了解、反映家长自身成长的需求，配合幼儿园组织家长论坛、家长咨询、家长开放日等活动；关注幼儿园的环境美化和安全保护工作等。

（三）鼓励和引导家长参与幼儿园教育

参与幼儿园教育活动，是家长增进了解幼儿园教育和自己孩子的重要途径之一。鼓励、引导家长直接参与到幼儿园的教育过程中，共同商议教育计划、参与课程设计、参加幼儿游戏活动等，与教师携手共同开展幼儿园的教育活动，也是家园合作的重要内容。幼儿园应该最大限度地听取家长的意见，充分发挥家长自身专业的优势，引导和鼓励家长深入参与幼儿园的教育活动，共同教育幼儿。例如，邀请交警、医生、消防员等特殊职业的家长参与主题活动，可以帮助教师开展交通安全、疾病防治、火灾预防与避险等各类教育活动，丰富幼儿园教育的内容与形式。

（四）指导家长学习家庭教育知识

1. 指导家长学习家庭教育基本理论，帮助家长掌握幼儿身心发展知识

幼儿园保教人员应积极指导家长掌握家庭教育知识，具体包括指导家长阅读相关心理学、教育学、卫生保健等书籍，学习基本的教育理论、教育原则和教育方法，帮助家长认识和理解幼儿身心发展的一般规律和特点，理解幼儿之间的个体差异性。同时指导家长将这些理论转化成家庭教育的实际能力，提高家长了解幼儿需求的能力、评价幼儿行为的能力、协调亲子关系的能力、处理幼儿实际问题的能力。

2. 指导家长重视家庭环境，营造良好的家庭氛围

家庭环境包括物质环境和精神环境两方面，幼儿园保教人员应积极指导家长营造整洁有序的物质环境、健康和谐的精神环境。物质环境方面，主要是物品摆放有序、幼儿有属于自己的空间并承担自己力所能及的事，包括整理玩具、摆放桌椅、折叠衣服等。精神环境方面，主要是家庭成员应和睦相处、父母互爱互助，家庭成员达成一致的育儿理念和采取一致的教养方式，营造浓厚的好学上进氛围，形成良好的家风。

3. 指导家长以身作则，保障幼儿的基本权益

"其身正，不令则行；其身不正，虽令不从。"家长只有严格要求自己，作为幼儿学习的榜样，才能掌握保育和教育的主动权。幼儿园保教人员应帮助家长认识到自己的一言一行对幼儿身心发展的重要价值，并宣传普及《中华人民共和国未成年人保护法》《中华人民共和国预防未成年人犯罪法》《中华人民共和国收养法》《中华人民共和国家庭教育促进法》等法律法规和《儿童权利公约》，提高家长的法治意识，保障幼儿的基本权益。

中华人民共和国家庭教育促进法（节选）

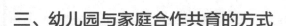

三、幼儿园与家庭合作共育的方式

幼儿园与家庭合作共育可以分为幼儿园与家长互动沟通的方式、家长直接参与幼儿园教育的方式。

（一）幼儿园与家长互动沟通的方式

幼儿园与家长互动沟通的方式主要分为个别沟通和集体沟通。

1. 个别沟通

个别沟通主要指幼儿园保教人员与个别幼儿家长通过对话、书信、社交软件等手段，围绕幼儿成长的问题进行"一对一"沟通的方式。个别沟通的方式主要包括园内交谈、书信来往、电话联系、社交软件联系、家访等。

（1）园内交谈

园内交谈主要指保教人员在家长接送幼儿时，针对幼儿当日或最近比较频繁出现的行为问题和拟解决的方式进行及时的沟通。

（2）书信来往

书信来往有利于教师对于特殊需要的家长进行个别指导，也有利于教师、家长针对一些不方便当面交流的问题进行沟通。

（3）电话联系

利用电话开展家庭教育指导，针对性强，也能迅速、及时地反馈幼儿在园的行为表现和情绪状态。电话联系是一种双向的联系，对于不经常接送幼儿的父母而言是最好的家园合作方式之一。

（4）社交软件联系

在互联网社会，网络的便捷性极大地提升了家园合作的效率。通过QQ、微信进行家园联系，打破了时间和空间的限制，教师和家长可以随时随地进行育儿交流。

（5）家访

幼儿的在园表现与家庭教育有极大关系，教师可以通过有针对性的家访拉近教师与家长的距离，感受幼儿生活的家庭氛围，与家长共同寻找幼儿行为背后的原因，商讨解决措施。

（6）家园联系手册

家园联系手册是沟通家园联系的重要桥梁，是实现家园联系的一种简便有效的形式。通过家园联系手册，家长可以经常得知幼儿在园的点滴表现以及家长配合幼儿园的具体要求，保教人员则可以从中获取家长的反馈信息，了解幼儿在家的表现以及家长的意见和要求，从而双向促进幼儿的身心发展。

2. 集体沟通

集体沟通主要指幼儿园保教人员根据家长的共同问题或需要而组织的一种指导形式，具体包括家园联系栏、家庭教育讲座、家长会、家长学校、开放日活动等方式。

（1）家园联系栏

家园联系栏也称家园宣传栏、家长园地，是家园共育的重要途径之一，一般布置在各班级的外墙、走廊处。家园联系栏的内容必须基于幼儿的发展，考虑幼儿的一日生活，同时考虑家长的需求和疑惑，切忌花里胡哨、内容空洞。家园联系栏不仅是家长的阅读栏，更是家庭与幼儿园的联系栏，因此，家园联系栏中应有家长参与和发言的位置，比如"热点关注""请您支招"等。

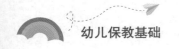

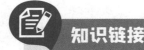

1. 以活动告知为主要内容的"家园联系栏"，让家长更加了解幼儿在园内的活动安排，以及获得家长的资源配合。

表9-1-1　家园联系栏1

栏　目	内　容
★主题预告	告知家长即将要开展的主题活动，包括主题的目标、基本内容以及要求家长共同参与的内容
★每周活动安排	本周集体教学、区角活动等的具体安排，使家长对一周活动安排做到心中有数
★温馨提示	提示家长根据天气情况为幼儿添加衣物，提醒家长周一幼儿要穿校服，收费公告以及需要家长提供的主题活动材料等
经验交流	给家长提供一个相互交流育儿经验的平台，好经验大家共享
健康心理	结合季节特点向家长介绍儿童保健常识

（★为重点内容，在版式设计及内容组织上要醒目）

2. 以育儿等教育类话题为主要内容的"家园联系栏"，为家长提供更加丰富的教育经验信息，拉近教师和家长的距离。

表9-1-2　家园联系栏2

栏　目	内　容
温馨提示	向家长介绍本周中主要活动及特别的情况等，如秋游注意事项、幼儿园开放活动、预防接种等
请您关注	介绍本周的主题活动内容，使家长及时了解主题活动的具体内容
★向您推荐	向家长推荐一些独特的育儿经验和知识，或是一些好的育儿书籍，使家长获得正确的育儿知识和方法
★本日话题	和家长讨论共同关注的问题，如"集体过生日"的方案：怎样让幼儿在园内过一个有意义的生日
★家长聊天室	介绍家长成功的教育经验，提出家长在教育中的困惑

（★为重点内容，在版式设计及内容组织上要醒目）

（2）家庭教育讲座

家庭教育讲座主要是幼儿园发起的、以幼儿发展过程中某一问题为切入点进行的专题讲座，通过专家专题讲座，家长可以更全面了解幼儿的学习与发展。例如，幼儿园可以从医院邀请儿科

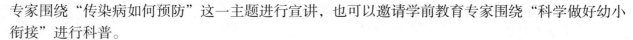

专家围绕"传染病如何预防"这一主题进行宣讲，也可以邀请学前教育专家围绕"科学做好幼小衔接"进行科普。

（3）家长会

家长会是促进家长和教师交流的重要途径，通过开展班级家长会、年级家长会，教师可以将相同年龄段幼儿的基本情况、学习心理和学习特点介绍给家长，便于家长今后开展科学的家庭教育。

 知识链接

幼儿园家长会主题列表

1. 向家长介绍这个年龄段幼儿的特点，和家长一起努力帮助幼儿适应环境。（重点交流）

2. 向家长介绍这个学期班级的一些主要活动：4月的运动会、5月"我爱劳动"的综合活动、6月"六一"儿童节活动。（一般告之）

3. 向家长介绍本学期的课程安排，分析其背后的教育内涵。（重点交流）

4. 使家长了解幼儿成长记录册的填写情况，配合仔细填写。（一般告之）

5. 提醒家长入园离园的注意事项。（一般告之）

（4）家长学校

家长学校主要指以幼儿家长为主要对象，以传授科学育儿方法为主要内容的教育形式。主要任务是面向幼儿家长宣传正确的教育方针、相关法律法规以及科学的家庭教育理念、知识和方法，引导幼儿家长树立正确的儿童观、教育观和人才观。家长学校通常会组织形式多样的家庭教育实践活动，增进亲子交流，帮助解决家庭教育中的难点问题。

（5）家长开放日活动

开放日活动主要指幼儿园邀请家长来幼儿园参观或体验活动，让家长了解幼儿在幼儿园的生活、学习情况及幼儿园的教育目标和教育内容。在家长开放日活动中，家长要以体验者的身份参与幼儿的生活、学习活动。

（二）家长直接参与幼儿园教育的方式

1. 亲子活动

亲子活动是指父母陪着孩子参与的有益于孩子成长的活动，旨在促进亲子感情，发展幼儿的人际关系，激发幼儿探索的兴趣，促进幼儿能力的发展。家长可以参与幼儿园组织的亲子活动，如户外踏春活动、亲子餐体验活动、亲子体育游戏等。在参与各类亲子活动的过程中，家长与幼儿园共同启发幼儿的智慧，激发幼儿的内在潜能，同时也能及时发现相关问题并提出调整建议。

2. 家长助教

家长助教是一种新型的家园共育方式，其开展的成效如何，主要取决于家长参与的积极性和参与的力度。对于幼儿园而言，家长属于重要的教育资源，每个家长都有自己的特长，并来自不同的行业，能为幼儿园教育提供极大的助力。例如，在"爸爸妈妈真能干"的活动中，来自不

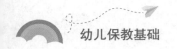

同家庭的家长能帮助幼儿呈现不同行业、工作的特点。

3. 家长委员会

家长委员会是由家长代表成立的组织，是增进家庭与幼儿园沟通的桥梁。家长委员会代表一般不限制人数，幼儿园可以提供商议讨论的场地，也可以由家长委员会成员自行组织讨论。新《规程》中指出，家长委员会的重要任务是帮助家长了解幼儿园的工作计划和要求，协助幼儿园的工作；及时反映家长对幼儿园工作的意见和建议；协助幼儿园组织交流家庭教育的经验。家长委员会一般由各班教师推荐2～3名热心支持幼教事业的家长代表组成，任期一年，家长委员应定时开会，每学期一次，家长委员会应积极参与幼儿园民主管理，促进幼儿园保教质量的提高，提高家长的家庭教育水平。家长委员会的具体职责应包括定期听取幼儿园园长对幼儿园工作计划、总结、工作情况的介绍；对幼儿园各项工作提出建设性意见；广泛听取家长对保教工作、幼儿伙食等方面的意见，并及时与园长联系，交换意见。

四、幼儿园与家庭合作共育中应注意的问题

（一）家园合作是平等的、双向互动的活动

家园合作目前已成为广大幼教工作者的共识，家园合作也已成为幼儿园的重点工作之一。但在实践中，幼儿园和家长在家园合作中的地位是不平等的，幼儿园拔高了自己的地位，而家长放弃了自己的权利。地位的不平等使得家长难以发挥主动性，也使得幼儿园与家长双方的合作交流常常是单向的。家园合作应该是平等的、双向互动的，但整体比较而言，我们会发现目前家园合作更多是由幼儿园作为主体发起，家长主动发起的家园合作相对较少。

（二）追求家园合作效益最大化

家园合作不是形式化、表面化、走过场，家园合作共育应追求合作效益最大化。有效的家园合作可以发挥幼儿园和家庭的优势，互相取长补短。但目前家园合作中，存在着流于形式、缺乏实效的问题。在许多幼儿园，家长委员会在某种程度上来说形同虚设，家长并没能真正参与幼儿园工作的管理与决策。例如，有些教师坦言："有些工作确实是幼儿园为应付检查而要求教师做的，如家园联系栏的布置、家长开放日活动、家访工作等，我们没有时间细致地去做，有时也只能是形式主义地应付一下。"确实，在家园合作中，大家比较关注各类活动是否已组织以及活动的频率高不高，而较少关注活动的效果及影响力。分析其原因，客观原因一是教师工作量大，没有足够的时间和精力；二是幼儿园的评价标准和体系较为关注可操作的显性成果。主观原因是幼儿园管理者和教师没有从根本上认识到家园合作的重要性，因此，合作的实效无从谈起。此外，家园合作的形式既涵盖了园内的也包括了园外的，但整体比较而言，会发现在幼儿园外的家园合作相对较少。园外的家园合作更多的还是以家访、网络互动等形式展开。受家园合作实施者的主观因素、外在环境因素的影响，家园合作的效果还有较大的提升空间。

任务二 幼儿园与社区的合作共育

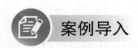 案例导入

元旦前，幼儿园开展元旦游园会，为营造喜庆热闹的游园氛围，幼儿园里的老师们精心策

划了游园方案，布置了游园主题环境。此外，还请来了小区里的糖画师傅、舞狮团队，现场还有画脸谱等传统文化活动。幼儿在与糖画师傅、舞舞狮团队、画脸谱师傅的互动过程中，一个个带着新奇的表情，尝试着要作糖画、舞狮、画脸谱……整个活动现场既欢乐又有趣。

　　思考： 幼儿园在元旦游园活动中邀请社区的糖画师傅、舞狮师傅、画脸谱师傅与幼儿互动，这样做有何意义？

　　社区一词源于拉丁语Communis，意思是共同的东西和亲密的伙伴关系。20世纪30年代初，我国社会学家费孝通在翻译滕尼斯的《社区与社会》一书时将英文"community"译为"社区"。社区是社会的基础，是幼儿出生后最早接触的社会形态，对于幼儿社会认知、情感和行为的发展都会产生潜移默化的影响，幼儿园应重视和加强与社区的合作。幼儿园与社区合作共育，是幼儿园与其所在的社区密切结合，通过相互沟通和双向发展，共同为幼儿的健康成长服务，进而促进教育的社会化和社会的教育化。

一、幼儿园与社区合作共育的意义

　　幼儿园与社区合作共育，不仅是我国学前教育依法治教的需要，而且是发挥学前教育整体功能、促进幼儿身心全面发展的需要，同时还能有助于提升幼儿家长的育儿水平。

（一）利用社区资源，更好地开展幼儿园教育

　　社区资源是社区内可供社区教育活动开发和使用的人力、物力、自然环境、社会组织等各种要素的综合。它是相对于幼儿园而言的一种环境资源，幼儿可以在社区中的博物馆、图书馆、游乐园、植物园、科技馆、商场、超市、电视台、邮局、银行等公共设施中学习并获得广博的科学知识。陈鹤琴先生提出"大自然、大社会都是活教材"，社区教育资源可以丰富幼儿的知识，开阔幼儿的视野。引入社区资源，可以为幼儿园教育增添助力，提升幼儿园教育质量。

（二）发挥幼儿园的教育优势，为社区教育提供文化支持

　　幼儿园是一个专门的教育机构，具有很多教育优势。幼儿园可以为社区内的家庭提供专业的学前教育服务，可以根据社区居民的实际需要提供一些其他方面的教育服务，如在社区举办"科学育儿"知识讲座、开展社区亲子活动等。幼儿园还可以发挥自身优势参与社区的文娱表演等群众性活动。所有这些，支持了社区的文化教育事业发展，促进了社区的精神文明建设，进而共同创造良好的社会环境。

（三）有助于幼儿身心全面和谐发展

　　幼儿是在与周围环境主动建构中获得发展的，应保持幼儿生活环境的生态平衡。幼儿园、社区都是幼儿生活的环境，这两个环境相互独立却又相互依存，教育者如果忽视任何一个环境的作用，都会使幼儿教育的效果大打折扣，幼儿在切换不同时空时也容易混淆自身的判断与行为。因此，教育者应该为幼儿创建良性的生活环境，使幼儿园、社区资源相互整合，帮助幼儿身心全面和谐发展。

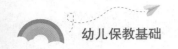

二、幼儿园与社区合作共育的内容

（一）充分利用社区资源，为幼儿发展服务

社区资源可以分为自然资源、社会资源、人力资源。

1. 自然资源

自然资源是社区中的自然环境，如公园、草地、湖泊、山川、名胜古迹等。社区所在的地理位置通常是城市或乡镇。城市中的社区附近通常都有公园、河流等自然资源，而乡镇上的社区本就是当地自然环境的一部分，或依山或傍水，都可以为幼儿提供亲近自然、观察自然、关注人类生存环境的有利条件，以弥补幼儿园园内空间的局限。幼儿天生热爱自然中的一切事物，他们渴望用自己的小手亲自去触摸，用自己的小脚亲自去丈量。社区是幼儿熟悉的自然环境，可以为幼儿进行自然探索活动提供安全的物质环境与心理氛围。

2. 社会资源

社会资源是教育活动中所需要的各种有形和无形资源，具体包括各种物质材料、设施设备、社会组织等。社区因人们共同生活的需要而产生，通常都建有方便人们生活的各类生活设施与设备，服务机构与组织，如菜市、超市、邮局、电信局、银行、公交车站、工厂、学校、医院、消防队等。幼儿园可以充分利用这类教育资源，组织幼儿参观，使其认识到人们生活的相互依存性，了解与人类生活相关的科学技术及规律。

3. 人力资源

人力资源是能对幼儿教育活动有所帮助的各类专业人士，如警察、医生、护士等。社区居民通常由从事各行各业，不同年龄与性别的人组成。幼儿园可以邀请社区居委会领导或工作人员来园介绍社区当前建设的主要内容，引导幼儿关心当前的社会生活热点，培养幼儿的主人翁精神和公民意识等。如邀请医生、护士来园做健康卫生知识讲座，以弥补保教人员在医学知识储备上的不足。

（二）发挥自身教育优势，为社区建设服务

幼儿园作为教育机构，应积极行动起来，发挥自己的优势，向社区辐射教育功能，为创建持久的合作关系而努力。

幼儿园要主动为社区提供服务，如社区内有的父母较忙，未能按时接送孩子，可以增设晚托班；有的幼儿园为解决社区内小学生中午用餐难的问题，专门在幼儿园开设"家庭小饭桌"，收取低廉的餐费，让小学生在幼儿园用餐和午休，这不仅可以为家长解除后顾之忧，还扩大了幼儿园在社区的影响力；还可为社区的新生儿父母开展0～3岁幼儿保健护理知识讲座，为社区居民举办育儿知识讲座，为特殊幼儿家长提供家教服务。教师可带领幼儿在社区内开展各种公益活动，如"美丽家园人人有责"的环保活动、"为爱伸出你的手"的献爱心活动等。幼儿园是社区幼儿教育的核心，拥有齐全的幼儿教育设施设备，幼儿园可以开放这些物质资源，适时适度地向婴幼儿、家长开放，为居民提供便利条件。

三、幼儿园与社区合作共育的方式

幼儿园与社区合作共育可以通过"请进来"和"走出去"两种途径开展。不管采用何种途径，为提升幼儿园与社区合作共育的效果，幼儿园首先要提升自身的专业水平，定期开展社区教育培训，包括加深认识社区教育的实施原则和实施方式，梳理和挖掘社区资源。幼儿园必须充分

利用社区人力资源，创造幼儿与社区互动的机会，增进幼儿与社区互动的深度，通过"请进来、走出去"的方式开发、整合园内外教育资源。

（一）"请进来"——将优秀的教育资源引入幼儿园

"请进来"，可以理解为把"客人"请到自己"家"里来交流，从而达到学习的目的。从幼儿发展的角度出发，幼儿园可以采用"请进来"的形式，把社区里不同职业的人士适时适当地请到幼儿园来参与幼儿教育活动。例如，在节庆活动中，幼儿园可以引入当地的节日风俗，将社区文化资源和人力资源同时带入幼儿园，可以请当地的具有名望的长者给幼儿园介绍节日的来源、本地过节的习俗等。

（二）"走出去"——组织幼儿走进社区文化

"走出去"，可以理解为自己走出家门，充分利用外界条件学习成长。幼儿园可以采用"走出去"的形式，带领幼儿到幼儿园附近的小区、幼儿家庭附近的小区，在幼儿生活的小区中感受和体验真实的社会生活（图9-2-1），获取生活知识与技能。例如，在"我的家乡"这一主题活动中，幼儿园可以带领幼儿游览当地博物馆、科技馆、图书馆、农场等，在系列实践活动中进行体验与学习。

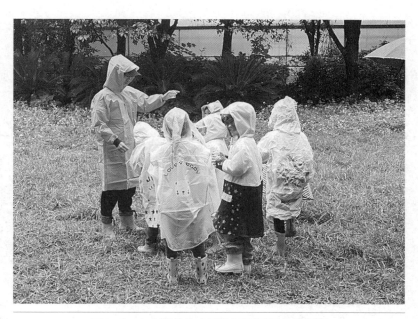

图9-2-1 大班幼儿走进小区里开展自然课程

四、幼儿园与社区合作共育应注意的问题

（一）改变传统教育观念，树立大教育的观念

传统的教育观念认为学校教育应当是在学校中实施的教育，有固定的场所、专门的教师和一定数量的学生，有一定的培养目标、管理制度和规定的教学内容。幼儿园教育是整个教育体系的基础，主要面对的保教对象是3～6岁幼儿。但幼儿学习与生活的场所不仅在家庭、幼儿园，还包括更广阔的社会。利用开放的教育环境对幼儿进行教育，是教育者应该树立的大教育观。因为幼儿的成长受到多方面的影响，幼儿园不能关起门来办教育。面对外界环境的复杂影响，幼儿园应采取积极的态度，主动与外界合作，让家庭、社区更进一步了解幼儿和幼儿园，使幼儿教育

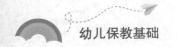

获得家庭、社区的支持和配合。

（二）充分利用社区资源，提高利用效益

幼儿园与社区的合作一般有两种形式，但目前大多数幼儿园更多的是采用"请进来"这一形式，"走出去"的活动还比较少。因此，幼儿园与社区合作共育应因时制宜，在符合规范和安全要求的前提下，适当增加"走出去"的活动。

（三）加强深度合作，建立长效机制

目前来看，虽然幼儿园希望与社区进行合作，但是由于人力、物力、时间、空间的有限性，没有与社区达成长期的共育关系，双方的合作大多是短期的、一次性活动，合作的深度不足，无法产生长期、持续的效果。因此，幼儿园应主动跟周围社区建立长期、常规的合作，探索长效合作机制。

教育部等九部门关于进一步推进社区教育发展的意见（节选）

 模块小结

无论是幼儿园与家庭的合作共育，还是幼儿园与社区的合作共育，都应是双向、平等的关系。在本模块中，任务一从幼儿园与家庭合作共育的意义、内容、方式、幼儿园与家庭合作共育应注意的问题四个方面展开。无论从哪方面阐述，幼儿园与家庭合作共育，其最终目的其实都是促进幼儿身心健康发展。任务二同样包括幼儿园与社区合作共育的意义、内容、方式、幼儿园与社区合作共育应注意的问题四个方面。值得学习者注意的是，幼儿园与社区合作共育应建立在双向共赢的基础之上，这样的合作共育才具有长效的生命力。通过本模块，学习者学习到的不仅仅是合作共育的内容、方式，更重要的应是教育观念的转变。

思考与练习

一、单项选择题

1.《幼儿园教育指导纲要（试行）》中指出:"(   )是幼儿园重要的合作伙伴，应本着尊重、平等、合作的原则，争取家长的理解、支持和主动参与，并积极支持、帮助家长提高教育能力。"

A. 社区　　　　B. 家庭　　　　C. 家长　　　　D. 幼儿

2. 以下不属于幼儿园与家庭合作共育的个别沟通方式的是（   ）。

A. 家访　　　　B. 家长会　　　　C. 电话联系　　　　D. 家园联系手册

3. 社区一词源于（   ）语。

A. 拉丁　　　　B. 汉藏　　　　C. 日耳曼　　　　D. 印度

4. 从社区资源的角度看，家长属于（   ）。

A. 人力资源　　　　　　　B. 社会资源　　　　　　　C. 自然资源　　　　　　　D. 文化资源

5. 关于幼儿园与社区合作共育，以下表述有误的是（　　　　）。

A. 幼儿园与社区合作共育，应改变传统教育观念，树立大教育的观念

B. 幼儿园与社区合作共育，应充分利用社区资源，提高利用效益

C. 幼儿园与社区合作共育，应加强深度合作，建立长效机制

D. 幼儿园与社区合作共育，应首先考虑幼儿园的利益

二、判断题

1. 幼儿园与家庭合作共育有利于家庭教育的开展、亲子关系的改善。　　　　　　　（　　　）

2. 保障家长参与幼儿园管理和监督不属于家园合作共育的内容。　　　　　　　　　（　　　）

3. 幼儿园应鼓励和引导家长参与幼儿园教育。　　　　　　　　　　　　　　　　　（　　　）

4. 社区资源包括人力资源、社会资源、自然资源。　　　　　　　　　　　　　　　（　　　）

5. 幼儿园与社区合作共育的方式包括"请进来"和"走出去"这两种方式。　　　　　（　　　）

三、简答题

1. 简述幼儿园与家庭合作共育的内容。

2. 简述幼儿园与社区合作共育应注意的问题。

四、实训任务

请设计一个大班幼儿走进社区的活动方案，包括活动名称、活动背景、活动目的、活动内容、活动过程、其他注意事项等。

模块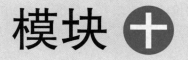

幼儿园保教评价

任务一 ➡ 幼儿园保教评价概述

任务二 ➡ 幼儿园保教评价的主要内容与标准

PP 教学课件

≫ 模块导读

　　幼儿园保教评价是幼儿园保教工作中的重要组成部分，是了解保教的适宜性、有效性，调整和改进保教工作，促进每一名幼儿发展、提高保教质量的必要手段。本模块聚焦幼儿园保教评价概述、幼儿园保教评价的主要内容与标准等方面的学习任务，以解决"为什么要进行幼儿园保教评价""幼儿园保教评价评什么"等疑问，让学习者学会从更专业的角度审视保教实践，同时也实现自我成长。

≫ 学习目标

　　1. 理解幼儿园保教评价的含义和作用。
　　2. 知道幼儿园保教评价的原则。
　　3. 能对照幼儿园保教评价的主要内容与标准，在实践中对保教工作质量进行思考和提升。

≫ 内容结构

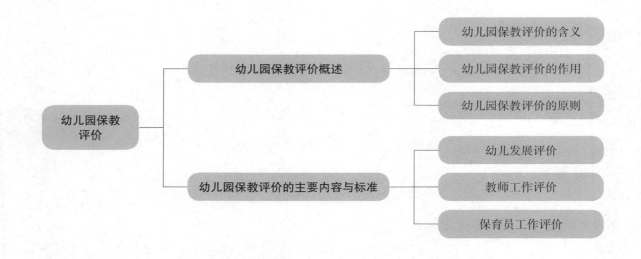

任务一　幼儿园保教评价概述

案例导入

　　小吴所在的幼儿园本学期要迎接市一级幼儿园评估验收，小吴负责整理幼儿园近三年的各项荣誉及相关证书，和小吴一起搭班的小林老师要准备一节供验收的公开课，公开课设计前前后后也经过了多次修改……一天，小吴看着忙碌的小林，突然问："我们幼儿园为什么要参加市一级幼儿园评估？我们自己做好自己不就行了吗？"小林一听，觉得小吴的话有些道理，可又觉得不完全对。

思考：幼儿园保教工作是否有必要接受评价？幼儿园保教评价的作用又体现在哪里？

一、幼儿园保教评价的含义

评价是指对事物的价值进行判断的过程。幼儿园保教评价，是对与幼儿园保教活动有关的各个方面进行科学的价值判断的过程，从评价对象的角度看，通常包括对幼儿发展情况、教师工作情况和保育员工作情况三方面的评价。当然，科学的幼儿园保教评价，要依据正确的保教价值观，运用科学的方法来进行。

二、幼儿园保教评价的作用

幼儿园保教评价是了解幼儿园保教工作的适宜性、有效性，调整和改进保教工作，促进每一个幼儿发展，提高保教质量的必要手段。评价可以是全面的、综合的，也可以是部分的、单向性的。具体说来，幼儿园保教评价具有如下作用。

（一）诊断作用

幼儿园保教评价通过认定、判断，评价一个幼儿园保教质量的合格与否、保教水平的高低等，可以比较客观地判定本幼儿园的保育和教育现状，保教人员、管理人员的综合素养，了解幼儿发展的基本情况等，进而掌握幼儿园保教质量的真实情况，明确努力的方向。

（二）调控作用

在保教活动过程中，保教评价可以防止教育过程跑偏或出现疏漏，及时有效地发现问题，调控活动目标与程序。例如，教师通过对课程实施过程进行评价，及时发现幼儿对课程内容的兴趣度、幼儿学习方法的适宜性，从而及时调整课程内容与实施方法，以保证课程的实施效果。

（三）鉴定作用

在保教活动结束或幼儿园总体发展经历了一段时期之后，根据一定的目标或标准，通过搜集、整理和分析相关的信息资料，可以鉴定幼儿发展、保教活动结果或幼儿园总体发展是否达到了目标或合乎标准，并且给出质量优劣分级。例如，幼儿发展水平鉴定、教师资质鉴定、幼儿园办园质量鉴定等。

（四）改进作用

评价的重要作用之一是促进保育教育的改革。在评价过程中可以发现不足和问题，及时地通过信息反馈引起注意，以促进保教工作的改进及防止问题长期存在造成更严重的后果。

（五）导向作用

幼儿园保教评价的标准是依据新《规程》《纲要》等文件的指导思想确立的，具有鲜明的方向性。评什么和怎样评对保教实践产生直接的导向作用。例如：对教学活动的评价，如果只以幼儿获得知识技能的多少来评价其效果的话，就会引导教师忽略在教学过程中培养幼儿的态度与情感，不重视幼儿主动参与活动，不重视发展幼儿的创造性，而热衷于采用"满堂灌"的教学方式，让幼儿死记硬背、机械模仿、反复训练。因此，评价的导向作用是十分重要的，须依据正确的保教观念来确定评价标准。

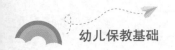

三、幼儿园保教评价的原则

（一）方向性原则

所谓方向性原则是指幼儿园保教评价的过程中坚持社会主义办园方向，坚持引导保教工作更好地贯彻国家的教育方针，落实立德树人的根本任务，坚持保育教育结合，将培育和践行社会主义核心价值观融入保育教育全过程，为培养德智体美劳全面发展的社会主义建设者和接班人奠定基础。

例如，对幼儿发展的评价必须是对幼儿全面发展的评价，是对幼儿健康与动作发展方面的评价、认知和语言方面的评价以及品德与社会性发展方面等的综合评价。如果在评价工作中只重视对某个方面的评价，那么就违背了幼儿发展的目标，没能正确体现幼儿发展评价中的方向，这样的幼儿园保教评价势必造成社会、家庭和幼儿园对幼儿发展目标的错误理解，并最终导致幼儿的片面发展。

（二）科学性原则

幼儿园保教评价的科学性原则是指在评价的过程中，评价者不能只凭借自身的主观意识或兴趣偏好对保教的条件、过程或幼儿的发展给出评价结果，而是需要采用科学的工具、方法，通过规范化的程序来开展评价。评价者自身要具有较为全面的科学素养，在评价开始前需要对评价对象进行全面的了解，做好评价前的准备工作。评价实施过程中，所使用的评价工具要有科学性的标准以及广泛的适用性，评价过程要规范科学。评价结束后，能对评价结果进行科学的分析和反馈，促进保教质量的提升。

（三）尊重性原则

尊重性原则是指在整个评价过程中，评价者要给予被评价者充分的尊重，评价双方的关系是平等的。无论是对保教过程还是对保教人员的评价都应该秉持客观公正的态度，体现激励与促进的正面引导。

评价的过程实质就是学习的过程。评价的标准不仅仅是一个目标，而且可以告诉被评价者应该怎么达到这个目标。评价的结果，主要是用来指导被评价者改进自己的行为，使之获得反思自己行为的依据，从而促进其发展。当评价者和被评价者的关系从相互对立或紧张戒备的状态，变为相互尊重、协同和合作的关系，才能真正发现问题、解决问题，从而共同发展。

（四）全面性原则

全面性原则是指评价的项目要全面，收集的信息要全面，不能片面强调评价指标中的某一项目。只有遵循了全面性原则，才能保证评价标准的全面性和在评价过程中收集信息的全面性，从而使评价工作更科学、准确。

在幼儿园保教评价过程中，首先评价内容上要全面，不但要有条件性的评价指标，如客观的物质环境和师资人员的构成、幼儿园管理等方面；而且要有过程性的动态评价指标，如师幼互动、卫生保健等方面；还包括幼儿发展情况这一结果性的评价指标。其次，评价的方法也要多样全面，幼儿园保教评价要注重评价中人文因素的影响，注意量化评价的局限性，应该将"量"的评价和"质"的评价结合起来。

任务二 幼儿园保教评价的主要内容与标准

案例导入

幼儿保育专业的小李同学，在幼儿园实习已经一个月了。本周幼儿园例会的时候，幼儿园保教主任说，幼儿园准备对保育员的工作进行考评，想请每一位保育员拟一份保育员工作评价表，幼儿园会综合大家的意见，思考从哪些方面对保育员的工作进行科学评价。保教主任微笑着交代小李："你也要交哦。"小李一下子有点迷茫，觉得要评价的内容很多，也不知道怎么将这些内容梳理出来。

思考： 如果你是小李同学，你觉得幼儿园保育员工作的评价内容都包括什么？又该如何开展评价呢？

幼儿园保教评价主要包括幼儿发展评价、教师工作评价、保育员工作评价三大方面，下面择其主要内容进行介绍。

一、幼儿发展评价

全面、客观地评估和了解每个幼儿发展的水平和特点，是保教人员因人施教的前提和重要依据，也是检测幼儿园保教方案效果的重要手段。

幼儿发展评价是否科学、恰当，主要取决于幼儿发展评价方案是否科学。因此，对幼儿的发展进行评价前，要选择科学、有效而又切实可行的评价方案，有条件的地方可以组织力量根据当地的实际情况编制此类评价工具。

幼儿发展评价的内容主要涉及幼儿健康与动作发展、语言与认知发展、品德与社会性发展、艺术与情感发展、习惯与自理能力发展等方面。

（一）健康与动作发展评价

健康与动作发展评价的内容包括生长发育水平（身高、体重、视力等）、大肌肉动作（走、跑、跳、投掷、攀登等）、小肌肉动作（画、剪、折等）。这里，生长发育水平的评价主要靠评价者用精确的测量仪器进行测量或医务人员进行检查来进行。有些项目如对身高、体重、血色素等的评价还要评价者根据实际测量所得的数据与这些项目的常模相比较，才能进行科学的判断，而对牙齿健康等项目的评价主要靠医务人员进行。大、小肌肉动作的评价可以通过观察、测试等多种方式进行。表10-2-1中列举了大、小肌肉动作发展评价内容及相应的评价标准，可供参考。

表10-2-1 幼儿大、小肌肉动作发展状况评价内容参考表[1]

评价内容等级		Ⅰ级	Ⅱ级	Ⅲ级	方法
大肌肉动作	走	上体正直自然地走	上下肢协调地走	听信号步伐均匀地走	观察

[1] 陈幸军.学前教育学［M］.北京：人民教育出版社，2011.

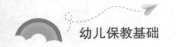
评价内容等级		I 级	II 级	III 级	方法
大肌肉动作	跑	两臂在体侧，自然地跑	协调，轻松地跑	听信号变方向，变速跑	观察
	跳	立定跳远 60 cm	立定跳远 75 cm	立定跳远 90 cm	测试
	平衡	能单脚站立 10 秒	能单脚站立 20 秒	能单脚站立 35 秒	测试
	拍球	单手连续拍球 10 下	左右手交替拍球 15 下	单手运球 100 m	测试
小肌肉动作	画	能用笔描出直线	会画圆圈并均匀地涂色	能完成点线画并涂色	观测
	剪	能沿画好的直线剪下	会剪简单图形	会剪较复杂的图形	观测
	折	会对边折，对角折	会折简单图形	会折较复杂的图形	观测
	穿珠	30 秒内穿珠子 5 个	30 秒内穿珠子 7 个	30 秒内穿珠子 8 个	测试

（二）认知与语言发展评价

1. 认知能力

幼儿认知发展评价内容包括感知能力、思维能力（分类、想象、推理、守恒、数概念）、知识经验（季节、动物、植物、社会角色、音乐、美术等）等。下面是幼儿认知发展评价的部分指标：

（1）感知能力

①认识空间。

——I级：知道上下、里外；II级：知道前后、高低、远近；III级：知道以自身为中心的左右。

②认识时间。

——I级：知道白天、黑夜、早、晚；II级：知道今天、明天和昨天；III级：知道时间的某一点。

③观察力。

——I级：能感知事物的明显特征；II级：能发现事物的功用；III级：能发现相似事物的细微差别。

（2）思维能力

①分类。

——I级：能根据事物的明显特征分类；II级：能根据物体的功用分类；III级：能根据概念分类。

②想象。

——I级：能根据图形进行想象；II级：能根据图形进行较丰富的想象；III级：能根据图形创造想象。

③推理。

——I级：能根据图形进行推理；II级：能根据图形间关系进行推理；III级：能根据图形间较复杂关系进行推理。

④ 守恒。

——Ⅰ级：5 以内数的守恒；Ⅱ级：10 以内数的守恒；Ⅲ级：长度和体积守恒。

2. 语言发展

幼儿语言发展的评价内容包括倾听、语音、表达、阅读等方面，其内容正在不断拓展，从单纯评价幼儿发音、掌握词汇的数量等知识能力指标逐步扩展到评价幼儿是否学会倾听，说话是否主动自信，能否自然地与人交谈等语言发展中表现出的心理和社会性发展等层面。下面是幼儿语言能力评估的参考指标体系：

（1）自信心

——在大多数情景下，能自在地说话；

——会主动地说话。

（2）发音

——口齿清晰，咬字准确；

——其他人（幼儿或成人）能听懂他的说话。

（3）词汇

——正确地说出别人的姓名和物品名称；

——会用简单的动词、形容词、代词。

（4）语意的理解

——能听从教师简单的指示；

——对于其他幼儿的问题或要求，能及时正确地反应。

（5）倾听

——能安稳地坐着静听他人讲故事；

——当教师在另一个地方呼唤他时，会循声找到教师；

——当字词重复出现时能正确地辨认。

（6）说话的积极性

——呼叫他的名字时，有反应；

——能主动说话；

——游戏或用餐时，能和别人自然地说话；

——会用完整的句子回答问题；

——会提问、提要求；

——能主动地参与谈话，表达自己的想法和感受。

（7）阅读

——会一页一页翻看图画书；

——理解图画书的主要内容；

——说出图画书的主要内容；

——知道看文字书的方法。

（8）理解作品

——知道故事角色和发生的事情；

——能按顺序说出故事的情节；

——能概括故事的主题思想。

（三）品德与社会性发展评价

品德与社会性发展评价的内容包括社会性情感（关心他人、同情心、责任感）、社会性认知

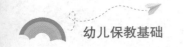

（相应的社会规则、社会生活常识）、社会交往（适应能力、交往能力、人际关系和解决冲突的能力）、文明行为（礼貌、友爱、诚实、合作、遵守规则）、自我意识的发展（独立性、自尊心、自制力、主动性）等。

对幼儿品德与社会性发展的评价主要依靠日常观察，因为无论是幼儿的社会性情感、社会性交往还是文明行为，都是在日常生活中自然表现的，不适合用测量的办法进行评价。表10-2-2呈现了幼儿品德与社会性发展评价内容。

表10-2-2　幼儿品德与社会性发展评价内容参考表[1]

评价内容		Ⅰ级	Ⅱ级	Ⅲ级	方法
自我系统	自我认识	知道自己的姓名、性别、年龄	知道自己的爱好	知道自己的优缺点	观测
	自信心	对完成简单事情或任务有信心	对完成稍有难度的任务有信心	对完成没有做过或有较大难度的任务有信心	观察
	独立性	在教师鼓励和要求下能独立做事	自己能做的事不请求帮助	喜欢独立做事情和独立思考问题	观察
	坚持性	能有始有终做完一件简单的事	能坚持一段时间完成稍有难度的任务	经常在较长时间内主动克服困难实现目标	观察
	好胜心	在感兴趣的活动中努力做好	在竞赛活动中努力争取好成绩	做任何事情都努力争取好结果	观察
情绪情感	表达与控制情绪	情绪一般较稳定，经劝说能控制消极情绪	情绪状态较好，一般能自己调节与控制消极情绪	情绪状态良好，能用恰当方式对不同情境做出适宜反应	观察
	爱周围的人	热爱、尊敬父母	亲近班里的老师和小朋友	关心父母、老师和小朋友，喜欢帮助他们做力所能及的事	观察
	爱集体	喜欢幼儿园，愿意参加集体活动	在教师引导下能关心班里的事，为集体做好事	能主动关心班里的事，维护集体荣誉	观察
品德行为	礼貌	在成人提醒下能使用礼貌用语	能主动使用礼貌用语	能在不同情境下主动使用礼貌用语，举止文明	观察
	诚实	不说谎话，不随便拿别人东西	做错事能承认，拾到物品主动交还	做错事能承认，并努力改正，不背着成人做禁止做的事	观察
	合作	能与小朋友一起游戏	喜欢与小朋友合作游戏和做事	能成功地与小朋友合作游戏和做事	观察
	遵守规则	经提醒能遵守规则	能自觉遵守规则	能自觉遵守并维护规则	观察
交往行为	与教师交往	对教师的主动交往能做出积极反应	有时能主动与教师交往	常主动发起与教师的交往	观察

---

[1]　陈幸军.学前教育学［M］.北京：人民教育出版社，2011.

评价内容		Ⅰ级	Ⅱ级	Ⅲ级	方法
交往行为	与客人交往	见到客人不害怕、不回避	对客人的主动交往有积极反应	能主动与客人交往	观察
	与小朋友交往	对小朋友的主动交往能做出积极反应	有时能主动与小朋友交往	经常主动发起与小朋友的交往	观察
	解决冲突	与小朋友发生冲突时经成人帮助能和解	能用适宜的方式自己解决与同伴的冲突	能帮助解决其他小朋友之间的冲突	观察

（四）艺术与情感发展评价

艺术与情感发展评价的内容包括幼儿的情绪情感，对音乐、美术的感受和表现力等。下面的评价指标可供参考：

——关心父母、老人、病人，爱护小动物，友爱同伴，关心班上的事。

——有一定的责任感、集体荣誉感，爱家乡、爱祖国、爱父母和亲人。

——情绪、情感积极愉快，会适当表达自己的基本情感，一般能控制消极情绪。

——对同伴有感情。

——能感受大自然和文学作品的美；对音乐有一定的感受力、理解力和表现力；对美术作品有感受力和理解力，会用线条、构图、色彩、剪贴、折纸、泥工等进行创造和表现。

（五）习惯与自理能力发展评价

习惯与自理能力发展评价的内容包括生活习惯（如厕、进餐、穿衣、个人卫生、环境卫生等）、学习习惯（学习兴趣、注意力、任务意识）、自我保护的能力（躲避危险、安全意识）等。幼儿习惯与自理能力是在日常生活中（如进餐、睡眠、如厕以及平时的各种活动中）表现出来的，因此，对它的评价离不开长期在日常生活中的观察。表10-2-3中列举的评价指标可以作为评价幼儿习惯与自理能力的参考。

表10-2-3　幼儿习惯与自理能力发展评估内容参考表[1]

评价内容		Ⅰ级	Ⅱ级	Ⅲ级	方法
生活习惯	如厕	能自己如厕	能自理大小便，便后会冲水	便后能整理好衣服	观察
	进餐	能用勺子进餐，会清理桌面	会用筷子进餐，并保持桌面干净	进餐时保持桌面、衣服干净	观察
	穿衣	能自己穿简单衣裤	能自己系扣子、拉拉链	会系鞋带、能穿各式各样衣服	观察
	个人卫生	在提醒下能做到饭前便后洗手	饭前便后主动洗手，会用手帕	经常保持手脸干净、服装整洁	检查

[1]　陈幸军.学前教育学［M］.北京：人民教育出版社，2011.

评价内容		Ⅰ级	Ⅱ级	Ⅲ级	方法
生活习惯	环境卫生	会收玩具，不随地大小便	能将果皮纸屑放在指定地方	公共场所不乱丢废物，不乱涂乱画	检查
学习习惯	学习兴趣	对新奇事物感兴趣	对较多活动感兴趣，问"为什么"	喜欢动手摆弄，自己寻找问题的答案	观察
	注意力	学习活动中需提醒、暗示	学习活动中能自己调整注意力	学习活动中能保持注意力集中	观测
	任务意识	几经教师提醒能完成任务	一经教师提醒能完成任务	能主动按时完成任务	观测
自我保护	躲避危险	不玩、不触摸危险品	知道躲避危险	不独自上街，上街不乱跑	观察
	安全意识	有初步的安全意识	知道避开危险的事物	知道常见的解决安全问题的方法	观察

二、教师工作评价

幼儿园教师工作评价，即对教师的各项教育工作的质量进行的评价。幼儿园教师工作评价，可以使园长管理幼儿园工作时克服盲目性、主观性，从主观经验型的管理逐渐向科学的管理过渡；可以使教师了解自己的优势，树立自信，明确自己的努力方向；可以调动教师的工作积极性，将提高教育工作质量变为自己的自觉行动。

幼儿园教师工作评价着重围绕一日生活的组织与指导、教育活动的设计与组织、师幼互动质量、环境创设工作、家长工作等方面来进行：

（一）一日生活的组织与指导

科学组织和指导幼儿园一日生活，具有非常重要的意义。一日生活既是幼儿园课程的载体，也是促进幼儿的学习与发展，进而实现教育目标的基本过程。对一日生活组织与指导的评价，涉及以下两项内容。

1. 是否执行适合幼儿的生活作息制度，一日活动的安排是否合理

良好的生活作息制度是培养幼儿良好生活卫生习惯的基础，合理的一日活动安排也是促进幼儿健康成长的重要方面。教师要严格执行合理的作息制度，保证幼儿的正常生活秩序。下面呈现了可供参考的生活作息制度评价指标：

（1）运动
　　——是否保证了幼儿充足的户外活动时间；
　　——是否保证了幼儿的活动量；
　　——是否给幼儿提供了适当的休息时间；
　　——活动安排是否注意了动静交替。
（2）学习
　　——时间安排是否恰当；
　　——活动内容是否符合幼儿的接受水平和身心特点。
（3）进餐
　　——进餐环境是否安静；

————进餐前是否组织幼儿进行安静活动；

————进餐前是否提醒幼儿洗手；

————进餐心理环境是否宽松。

2. 是否根据幼儿的需要建立科学的生活常规，培养幼儿良好的生活、卫生习惯及生活自理能力

生活常规是幼儿每天在幼儿园一日生活的各项活动中应该遵守的基本行为规范，是幼儿在日常生活过程中经常使用的标准、法则或习惯。教师应当结合本园本班的实际情况适当调整并用于指导幼儿的生活，培养幼儿的生活能力，养成良好的生活习惯。生活常规明确了幼儿什么时候进行什么活动，活动中应遵守什么要求，哪些事情应该做，哪些事情不应该做等。

《纲要》明确指出："建立良好的常规，避免不必要的管理行为，逐步引导幼儿学会自我管理。"良好生活常规的建立，可以起到规范和引导幼儿行为方向的作用，对于幼儿良好个性品质的形成和保证一日生活质量具有重要的意义。

建立生活常规情况的评价，一般是以检查一日生活中幼儿常规表现来进行的。实际上，可以从教师如何引导幼儿制订活动规则、怎样执行规则等方面去考察。下面的评价指标可以作为评价教师建立科学生活常规能力的参考：

（1）安全与保育

————是否为幼儿创设安全、卫生、温馨、自主的班级生活环境；

————环境中是否有幼儿易于识别的安全、健康、生活等规则提示；

————能否让幼儿自主、有序、愉快地进行进餐、盥洗及睡眠。

（2）行为观察

————能否顾及每个幼儿在生活上的不同需要，注意观察幼儿在一日生活中的语言、行为、情绪等变化，给予及时的关爱；

————能否与家长、其他工作人员及时沟通；

————是否对幼儿行为有记录和分析。

（3）自我服务

————能否充分利用自主盥洗、分发碗筷等生活活动，让幼儿获得亲身体验，提供幼儿练习、锻炼和表现的机会；

————教师对幼儿的行为是否有要求、有指导。

（4）交往机会

————能否提供有助于幼儿积累共同生活经验的机会，如沟通、协商、合作、分享；

————是否让幼儿在生活活动中学习情感体验与表达，适应集体生活。

 知识链接

美国幼儿教育协会：关于活动日程表的制订

美国幼儿教育协会（NAEYC）评价标准体系：制订满足儿童需要与能力的日程，在课程目标指导下制订活动日程表，具有常规性和灵活性，关注个体儿童的特别需要；日程表含过渡性活动的时间和措施，包括室内和户外活动；支持儿童对身体动作、感官刺激、

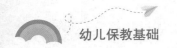

新鲜空气、休息和营养的需要，保存儿童最近的成果（如图画、手工等，在教室的展示中占主要的部分，其中部分在儿童等高位置展出）。

（二）教育活动的设计与组织

广义上，幼儿园的教育活动泛指以幼儿为对象所进行的教育活动，是幼儿园内所发生的一切活动。狭义上来说，是指由幼儿教育工作者根据社会要求，对在园幼儿所实施的有目的、有计划、有组织的幼儿园教育活动。幼儿园的教育活动主要包括游戏和教学活动两大类。

对教育活动设计与组织的评价涉及教师的教育观念、对教育内容的选择和教育活动设计、教育方法的运用、教育重点的安排及教师组织教育活动的基本技能等。

教育活动设计与组织的评价标准与制订者的教育观、课程观等直接相关。选择什么样的教育活动设计与组织评价标准，要在不断吸收新的教育理念、教育改革成果的同时，结合本园实际情况来确定。下面列举的是一份幼儿园教学活动评价表（见表10-2-4）。

表10-2-4　幼儿园教学活动评价表

课题 _____　　　　　　执教者 _____

评价项目	评　价　标　准	总分100分		
		分值	得分	小计
教学目标10%	活动目标凸显本领域教育价值，能体现多元化、层次化，注重促进幼儿兴趣、情感、能力等方面的全面发展	5		
	目标定位明确、具体，体现适宜性、可操作性	5		
教学内容10%	选材符合幼儿兴趣、现实需要和发展水平，有一定的挑战性	5		
	内容能围绕教育目标，体现教育领域的相互渗透，兼顾群体需要和个体差异	5		
教学过程50%	活动的方式、手段合理、恰当、有效	10		
	活动中各环节清晰，围绕目标层层递进，重点突出，时间安排合理	10		
	为幼儿提供合适的环境、材料，满足幼儿操作需要，为幼儿创造自主探索、观察、情感体验的机会与条件	15		
	教师能观察幼儿，根据幼儿需要提供有效支持，师幼互动积极良好	15		
活动效果10%	幼儿在活动中情绪愉快、态度积极，参与意识强，各种能力在原有水平上得到提高	5		
	活动目标能在过程中基本得以落实	5		
教师素质20%	教态亲切自然，与幼儿关系和谐融洽，善于调动幼儿积极性	6		
	语言简练、规范、富有感染力，提问简洁明了	6		
	教师基本功扎实，调控活动能力强，有灵活的教学机智和应变能力	8		

续　表

评价项目	评　价　标　准	总分100分		
		分值	得分	小计
简要评语：		合计		

评价人 _____

（三）师幼互动质量

师幼互动是指在幼儿园一日活动各环节中，教师与幼儿之间发生的各种形式、性质、程度的心理交互作用或者行为的相互影响。从社会学的角度来看，幼儿园中所有的保教活动同时也是社会交往活动，教学计划、活动安排都必须在教师与幼儿的互动中得到开展和落实。所以说，师幼互动的水平如何，决定了保教质量的高低。

幼儿园师幼互动具有交互性、网络性、情境性、情感性四个特征。

1. 交互性

师幼互动具有交互性的特点，也就是说教师和幼儿的互动是双向进行、相互作用的。一方面，教师发起的互动能引导幼儿的思考，调节幼儿的行为，并影响幼儿社会性的发展；另一方面，幼儿的行为也会给教师带来影响，在一定程度上决定了教师是否会向幼儿发起互动或者回馈、进行何种性质的互动以及达到何种深度的互动。

2. 网络性

幼儿和教师处于班级、园所这样的大环境之中，大环境中的各种角色在互动过程中形成一张大的网络。网络中任意两个主体发生的互动行为都会给整个网络带来影响。因此，师幼互动带来的影响并不仅仅局限于当下发生互动的师幼双方，还会给其他幼儿、其他教师等多种主体间的互动带来影响。例如，教师A比较严厉地批评了幼儿A，其他幼儿和教师目睹或者听说了这一事件。幼儿A自然会对教师A的亲近程度有所改变，甚至对同为教师身份的其他教师也会产生一定的惧怕心理。面对幼儿A被批评这一事件，其他幼儿可能会受到教师评价的影响，改变对幼儿A的评价，从而改变与他的互动内容与方式，在教师A面前也会更加小心谨慎。

3. 情境性

在不同情境中，师幼互动的内容和方式也会有明显的不同。在幼儿园一日活动中，集体教学活动是教师高控制的，师幼互动的方式更多是面向群体的；区域活动是幼儿自主进行的，师幼互动的方式则是面向个体的。而在生活活动环节，教师面向幼儿的互动内容主要是针对洗手、喝水等生活活动的要求、指令和提醒；在户外活动环节，幼儿向教师发起的游戏邀请、征询许可的比例会上升。

4. 情感性

情感性是师幼互动非常重要的特征之一。对于幼儿来说，幼儿园是他们第一次以独立的身份进入的外界环境。这个环境对幼儿来说是否安全、温暖，对于他们在幼儿园的生活、学习十分关键。因此，教师与幼儿的互动不仅仅是事务性的，互动过程中的情感交流尤显重要。

下面介绍一个专门用于师幼互动评价的工具：课堂互动评估系统。课堂互动评估系统（Classroom Assessment Scoring System，CLASS）是针对课堂中的师幼互动进行评估、赋分的专业工具。下面列举的是一份以CLASS为研究工具，对某幼儿园音乐教育活动中师幼互动行为进行的观察评价（见表10-2-5）。

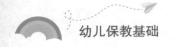

表10-2-5　幼儿园音乐教育活动师幼互动质量评价

评价维度	子　维　度	小班观察记录评分		中班观察记录评分		大班观察记录评分		平均值
		第一轮	第二轮	第一轮	第二轮	第一轮	第二轮	
情感支持	积极氛围							
	消极氛围							
	教师敏感性							
	尊重幼儿							
班级管理	行为管理							
	课堂效率							
	教学安排形式							
教育支持	概念发展							
	反馈质量							
	语言模式							

说明：在大、中、小班各进行两轮音乐教育活动的课堂实录，收集到6个有效的音乐教育活动视频样本，评分采取7点计分制，如果每个指标下有很多的行为表现，那么评分应该落在高的区间（6，7）；如果有一些行为表现，那么分数应该是中等水平（3，4，5）；如果在这个指标下没有或者很少有行为表现，那么分数是比较低的（1，2）。

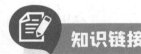
知识链接

课堂互动评估系统[1]

2008年，由弗吉尼亚大学教育学院的罗伯特·皮安塔等人开发的课堂互动评估系统（简称CLASS），通过观察幼儿园中的师幼互动过程来评估师幼互动质量。该系统分成三个领域，即情感支持、班级管理和教育支持。

1. 情感支持。描述了幼儿的需求，并能够考虑幼儿的兴趣、动机和观点，能让幼儿安全地探索并乐于承担学习的风险。主要包括积极氛围（评估教师与幼儿、幼儿和幼儿之间所呈现出的情感联系和通过口头与非口头互动建立的积极的情感），消极氛围（评估教师和幼儿表现的各种消极情绪），教师敏感性（评估教师意识和回应幼儿学习与情感需求的能力），尊重幼儿（评估教师尊重幼儿的观点、鼓励幼儿自主的意识和行为）。

2. 班级管理。班级管理描述了通过设定明确的期望并提高幼儿的自我调节能力和管理

---

[1]　薛启迪.幼儿园语言教育活动中师幼互动策略的设计与应用——以CLASS评估系统为借鉴［D］.长春：东北师范大学，2020.

能力，为幼儿提供高水平的行为支持，从而使他们能够充分利用自己的实践和注意力从事有意义的活动。包括行为管理（评估教师提出清晰的行为期望、有效防止和纠正不正当行为的能力），课堂效率（评估教师如何组织教学活动、完成常规任务、提供各种活动让幼儿有机会参与学习），教学安排形式（评估教师提高幼儿学习兴趣、鼓励幼儿持续地参与活动的能力）。

3. 教育支持。教育支持描述了提供高水平的教育支持，通过有效的策略来改善幼儿的高阶思维能力同时提供高质量的反馈意见，以扩大幼儿的学习范围。包括概念发展（评估教师通过各种形式促进幼儿认知和高级思维能力发展的能力），反馈质量（评估教师能否给予恰当的反馈，从而促进幼儿的学习，即对知识的理解并鼓励幼儿持续地参与活动等），语言模式（教师在多大程度上鼓励和协助发展幼儿的语言）。

（四）环境创设工作

教师能不能给幼儿创设一个丰富多彩的、有多种学习和探究的机会、有不同选择性的安全、卫生、益智、温暖的环境，是判断教师专业素质和业务水平的重要依据。

幼儿园环境包括物质环境和精神环境。

1. 物质环境

对物质环境的评价，包括对物质环境量的考察和质的考察两个方面。量的方面主要是考察幼儿园物质环境各要素是否齐全和有足够的数量，质的方面考察各种物质配备是否达标，如对图书设备的考察就涉及以下两点：

—— 全园（班）图书拥有量、人均拥有量是否达标；
—— 图书种类是否多样。

幼儿园墙饰布置、活动区角的创设直接受教师影响，也是影响幼儿园教育的重要方面，因此，评价幼儿园墙饰布置及活动区角的创设显得十分重要。下面是某幼儿园这方面的评价标准，可供参考：

（1）活动区角
—— 内容丰富，有教育性；
—— 标志明确有启发性；
—— 布局美观，便于幼儿操作、观察；
—— 体现班级年龄特点；
—— 有大量的自制物及废旧物可供利用；
—— 有多个区角，其材料经常更换。
（2）墙饰布置
—— 教育性强、幼儿的参与性强；
—— 能反映近期教育主题及线索；
—— 布局美观；
—— 家园联系栏内容设计适当，布局美观，标记清晰；

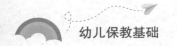

—— 有浓郁的幼儿情趣。

（3）阅读区幼儿图书

—— 书中的主角容易得到幼儿的认同；

—— 书中的情景是幼儿熟悉的；

—— 插图有鲜艳明亮的色彩；

—— 图画和文字的比例适宜；

—— 有新奇有趣的字词和字音；

—— 有精彩生动的动作，有圆满的结局；

—— 有正面教育的意义；

—— 故事简短，可以一次说完。

2. 精神环境

精神环境是幼儿园环境评价不可忽视的部分，对幼儿的身心发展具有非常深远的影响。幼儿园的气氛、园风、教风，教师与教师以及教师与幼儿之间的关系都属于精神环境的范围。幼儿园精神环境的评价应该着重考察以下方面的内容：是否有助于形成和发展幼儿健康的个性，是否有助于幼儿的心理健康，是否有助于幼儿积极的社会性行为，等等。下面是评价幼儿园精神环境的部分指标：

—— 幼儿园、班级的气氛是否宽松、和谐、向上，是否温暖、充满了爱和关心；

—— 是否有利于幼儿智力、体力、语言、道德的发展；

—— 是否有助于幼儿自我概念、自信心的发展；

—— 是否鼓励幼儿产生兴趣和内在的学习动机；

—— 是否有利于鼓励幼儿探索与创新；

—— 是否尊重幼儿的个人权益，并培养幼儿良好的品质。

（五）家长工作

幼儿园可以通过评价提高幼儿教师家长工作的技能，促进家长工作的开展。评价教师家长工作的内容一般有以下三点。

1. 与家长沟通的技巧

这可以从以下角度来考察：是否及时向家长传达幼儿园的各种通知和要求；能否经常与家长交流幼儿在园情况；能否就家长对幼儿园工作的意见及时反馈并进行相应的改进；能否平等地与家长交流；能否准确地向家长介绍本园、本班教育教学情况；等等。

2. 家长学校的工作

即教师对家长的教育和引导工作做得怎样，是否注意对家长进行教育常识的培训等。

3. 吸引家长参加幼儿园的活动

这方面可以从家长参加幼儿园活动的积极性等方面考察。

三、保育员工作评价

保育员工作评价是依据一定的标准和程序，有计划、有目的、有组织地对保育员的工作进行科学调查，并做出价值判断的过程。

对保育员的工作进行评价是为了及时、准确地发现保育中存在的问题，以更好地做好保育工作，进而促进幼儿健康发展。保育员工作评价的内容包括环境管理、生活照料、安全健康管理、教育活动的支持、家园合作共育等方面。

（一）环境管理

保育员的环境管理工作主要包括环境准备、物品管理、清洁消毒等。如能配合教师合理布置幼儿一日生活区域；能维护保养日常所需的设备与材料；能保管好班内设备、物品，并贴好设备、用品标签；能标记特殊用品的使用方法及注意事项；能按程序做好室内外环境、物品预防性消毒等。

下面是保育员在创设清洁卫生室内环境方面的部分评价指标：

—— 经常保持室内空气流通，定时开窗通风换气，室内无异味；
—— 室内干净、整洁，物品摆放整齐；
—— 厕所清洁通风，随时打扫、定时消毒；
—— 玩具保持清洁，定期清洗、消毒，半月一次；
—— 水果洗净削皮后再吃，饭桌先用84消毒液擦洗，再用清水擦洗干净；
—— 教室内外墙体、窗台、卫生间的墙面、地面、水池四周无污渍。

（二）生活照料

保育员的生活照料工作主要包括进餐、饮水、盥洗、睡眠、如厕等的保育。例如：能引导幼儿尝试和接受多种食物；能引导幼儿独立自主进餐；能根据幼儿的特殊需求（肥胖、挑食、拒食、过敏等），做好相应的保育；能引导幼儿进行力所能及的穿脱衣裤、鞋袜等；能引导幼儿独立入睡；能及时发现幼儿午睡环节中的各种问题，及时处理并排除危险因素；能引导幼儿正确盥洗；能鼓励幼儿及时表达大小便需求；能在日常照料中与幼儿进行适宜的互动等。

下面是保育员在照料幼儿个人卫生方面的一些评价指标：

—— 幼儿个人卫生用品摆放整洁，专人专用，不相互污染；
—— 幼儿饭前便后用肥皂和流动水洗手，经常保持清洁；
—— 饭后漱口，中、大班幼儿每天早晚刷牙；
—— 幼儿可以随时喝到干净的饮用水；
—— 各种卫生用品干净、便于幼儿取用；
—— 保持幼儿服装整洁，衣服、被褥、床单勤洗勤晒。

（三）安全健康管理

保育员的安全健康管理工作主要包括健康管理、伤害预防、应急处置等。例如：能配合教师进行学期体检工作，并能对体检结果异常的幼儿提出应对的建议；能配合保健老师做好晨检工作，能做好全日观察，并根据幼儿的健康情况进行适当的保育；能对幼儿常见病进行早期识别并进行适当的保育；能对幼儿传染病进行早期识别，并在保健老师的指导下做好幼儿的适当保育以及教室、环境的终末消毒；能发现幼儿的健康状况和异常行为，根据幼儿的不同情况进行适当的保育；能预防小外伤、烧烫伤、动物伤、窒息、溺水等意外伤害；能对幼儿进行安全教育；能对幼儿小外伤、烧烫伤、动物伤、窒息、溺水等意外伤害进行初步处理；等等。

下面是保育员在伤害预防工作方面，室内安全检查的部分评价指标：

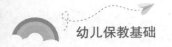
（1）活动室
　　——门、窗是安全的，有护窗；
　　——室内装饰材料、家具及其油漆符合环保要求；
　　——儿童的玩具、材料无毒、无害，易清洗；
　　——插座、药品等放在儿童拿不到的地方；
　　——室内没有钉子，家具、墙边无棱角；
　　——儿童的桌椅是安全的、无棱角的。

（2）寝室
　　——消毒灯开关儿童够不着；
　　——通畅；
　　——床的高矮适当，无棱角；
　　——无小球、小刀等杂物。

（3）盥洗室
　　——清洁，防滑；
　　——无棱角；
　　——热水应在70℃以下；
　　——消毒、清洁用品放在儿童拿不到的地方。

（四）教育活动的支持

保育员对教育活动的支持主要包括配合教师组织运动、学习、游戏活动的组织与开展。例如：能适当参与到运动、学习、游戏方案的讨论中；能根据幼儿的年龄特点以及运动、学习、游戏的内容，配合教师准备安全、适宜、卫生的环境，准备数量充足的材料；能辅助教师制作玩教具；能熟练精准地开展运动、学习、游戏中"三位一体"保育工作，做到站位准确，观察点明确，保育工作合理到位；能和幼儿进行适当的互动，并对个别幼儿进行指导；能在运动、学习、游戏过程中随时关注幼儿的身体状况，并及时采取适宜的保育措施；能根据幼儿的年龄特点，帮助指导幼儿收拾整理材料；能将运动、学习、游戏中观察的幼儿活动情况、发现的问题等及时反馈给老师等。

（五）家园合作共育

保育员在家园合作共育方面的工作主要包括沟通交流、育儿指导。例如：能鼓励家长提供幼儿在家里的基本情况和重要事件；能根据观察记录，向家长介绍幼儿每日情况和重要事件；能配合教师组织家园共育活动；能配合教师做好家长会环境布置、材料准备等。

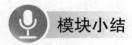

模块小结

本模块主要包括两个方面的学习任务，任务一是理解和掌握幼儿园保教评价的基础知识，包括幼儿园保教评价的含义和作用、幼儿园保教评价的原则等。任务二是幼儿园保教评价的主要内容与标准，从幼儿发展评价、教师工作评价、保育员工作评价三个方面进行介绍，同时结合幼儿园教育的培养目标和保教人员的工作职责，确定了每一方面要涉及的具体内容。通过任务二的学习，学习者能对照幼儿园保教评价的主要内容与标准，在实践中对保教工作质量进行思考和提升，这也是本模块的主要学习目标。

≫ 思考与练习

一、单项选择题

1. 幼儿园保教评价的作用不包括（   ）。
   A. 诊断作用　　　　B. 标签作用　　　　C. 改进作用　　　　D. 导向作用

2. 幼儿园保教评价的（   ）是指在评价的过程中，评价者不能只凭借自身的主观意识或兴趣偏好对保教的条件、过程或幼儿的发展给出评价结果，而是需要采用科学的工具、方法，通过规范化的程序来开展评价。
   A. 方向性原则　　　B. 科学性原则　　　C. 尊重性原则　　　D. 全面性原则

3. 对幼儿品德与社会性发展评价主要依靠（   ）。
   A. 测量　　　　　　B. 日常观察　　　　C. 笔试　　　　　　D. 面谈

4. 教师工作评价的内容不包括（   ）。
   A. 认知和语言工作　　　　　　　　　B. 一日生活的组织与指导
   C. 环境创设工作　　　　　　　　　　D. 教育活动的设计与组织

5. 保育员要做好伤害预防工作，下列哪种做法违背了室内安全要求（   ）。
   A. 消毒、清洁用品放在儿童拿不到的地方　　B. 盥洗室热水应在80℃以下
   C. 寝室通道方便行走　　　　　　　　　　　D. 活动室门窗是安全的，有护窗

二、判断题

1. 园长巡视班级工作时，十分关注每个班的孩子是否有礼貌，主动打招呼。后来，各班老师注意到这个特点，加强了幼儿文明礼貌教育。这体现了评价的导向作用。　　　（　　）

2. 无论是对保教过程还是对保教人员的评价都应该秉持客观公正的态度，体现激励与促进的正面引导。　　　（　　）

3. 是否关心他人及有同情心、责任感等的评价属于幼儿习惯与自理能力发展评价的内容。　　（　　）

4. 师幼互动的水平如何，决定了保教质量的高低。　　　　　　　　　　　　　（　　）

5. 幼儿园保教工作评价，与保育员的工作无关。　　　　　　　　　　　　　　（　　）

三、简答题

1. 幼儿园保教评价应坚持哪些原则？
2. 幼儿发展评价的具体内容包括哪些方面？

四、实训任务

结合小班幼儿的年龄特征和发展目标，尝试制作一份幼儿园小班生活自理能力测评表。

图书在版编目(CIP)数据

幼儿保教基础/张徽,黎晓莉主编. —上海：复旦大学出版社，2022.8(2024.3 重印)
ISBN 978-7-309-16190-8

Ⅰ.①幼⋯　Ⅱ.①张⋯②黎⋯　Ⅲ.①婴幼儿-哺育-职业教育-教材　Ⅳ.①R174

中国版本图书馆 CIP 数据核字(2022)第 094326 号

幼儿保教基础
张　徽　黎晓莉　主编
责任编辑/赵连光

复旦大学出版社有限公司出版发行
上海市国权路 579 号　邮编：200433
网址：fupnet@ fudanpress.com　http://www.fudanpress.com
门市零售：86-21-65102580　团体订购：86-21-65104505
出版部电话：86-21-65642845
杭州日报报业集团盛元印务有限公司

开本 890 毫米×1240 毫米　1/16　印张 13.75　字数 388 千字
2024 年 3 月第 1 版第 2 次印刷

ISBN 978-7-309-16190-8/R・1942
定价：48.00 元